イラストでわかる
物理療法

上杉 雅之 監修
杉元 雅晴・菅原 仁 編集

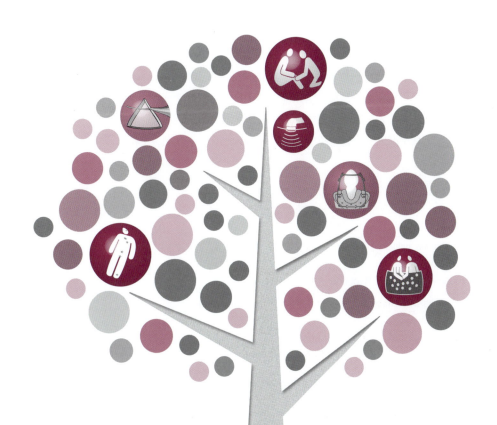

医歯薬出版株式会社

執筆者一覧

監修者

上杉　雅之（うえすぎ まさゆき）　神戸国際大学リハビリテーション学部理学療法学科

編集者

杉元　雅晴（すぎもと まさはる）　富山リハビリテーション医療福祉大学校理学療法学科
　　　　　　（前）神戸学院大学総合リハビリテーション学部
菅原　仁（すがわら ひとし）　東京工科大学医療保健学部理学療法学科

執筆者（50音順）および担当章

安孫子幸子（あびこ さちこ）　伊藤超短波㈱マーケティング・技術研究本部学術部（第14章）
植村弥希子（うえむら みきこ）　関西福祉科学大学保健医療学部リハビリテーション学科（第11，12，15章）
大矢　暢久（おおや のぶひさ）　湘南医療大学保健医療学部リハビリテーション学科理学療法専攻（第6章）
金原　一宏（きんばら かずひろ）　聖隷クリストファー大学リハビリテーション学部理学療法学科（第13章）
齋藤　弘（さいとう ひろし）　辻内科循環器科歯科クリニックリハビリテーション科（第15章）
菅原　仁　前掲（第5，15章）
杉元　雅晴　前掲（第1，2章）
中西　亮介（なかにし りょうすけ）　神戸国際大学リハビリテーション学部理学療法学科（第8，9章）
平賀　篤（ひらが あつし）　帝京科学大学医療科学部理学療法学科（第10章）
藤田　峰子（ふじた みねこ）　神奈川県立保健福祉大学保健福祉学部リハビリテーション学科理学療法学専攻（第3章）
太箸　俊宏（ふとはし としひろ）　東京工科大学医療保健学部理学療法学科（第15章）
吉川　義之（よしかわ よしゆき）　奈良学園大学保健医療学部リハビリテーション学科（第4，7章）

This book is originally published in Japanese
under the title of :

IRASUTO-DE WAKARU BUTSURI RYOUHOU

(Physical Agents in Rehabilitaion to understand by Illustration)

Editors :
UESUGI Masayuki
　Professor, Faculty of Rehabilitation, Kobe International University
SUGIMOTO Masaharu
　Professor, Faculty of Rehabilitation Kobe Gakuin University
SUGAWARA Hitoshi
　Professor, Department of Physical Therapy, School of Health Sciences, Tokyo University of Technology

© 2019 1st ed.

ISHIYAKU PUBLISHERS, INC.
　7-10, Honkomagome 1 chome, Bunkyo-ku,
　Tokyo 113-8612, Japan

シリーズの序

　本シリーズは当初，単独で出版された『イラストでわかる小児理学療法』『イラストでわかる人間発達学』，さらに『イラストでわかる発達障害の作業療法』が多くの方から支持されたことによりシリーズ化されることになりました．すなわち本シリーズは，多くの養成校の教科書として採用された実績によって作られた企画です．きっと，キャンパスでたくさんの学生が本書を抱えて歩いていることでしょう．

　本書は，編集の先生方に，「イラストでわかるシリーズ」の共通した内容である，理学療法士・作業療法士養成校の学生に合った内容で，「わかりやすい」・「興味がもてる」・「ポイントを絞った」を目標に，平易な文章でイラストを多用しコンパクトにまとめていただきました．加えて，具体的な内容については編集者の「伝えたい思い入れ」に従って構成していただきました．そのため，テキストによっては，若干，構成が違う内容になっていると思います．

　監修にあたり，できるだけ読みやすくすることを心がけました．また，不適切な用語がありましたらご教授いただければうれしく思います．最後に，ご多忙のところ監修者のお願いをこころやすくお聞き入れてくださいました編集者・著者の先生方，および出版に労をいとわずにご尽力をくださった医歯薬出版株式会社編集部担当者に深くお礼申し上げます．

2019年5月
監修者　上杉　雅之

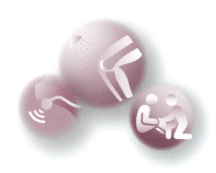

編集者の序

　物理療法学は，運動療法学とともに理学療法の両輪となる治療手段であるとされています．物理療法は，生体（細胞・組織）環境の設定を変換することにより，逸脱した治癒過程を自然な治癒過程に軌道修正する治療手段です．物理療法学は，生物学や物理学を基盤とする知識で物理刺激を理解する必要があり，敬遠されがちな専門領域です．そこで本書では，生物学や物理学の高度な知識がなくても理解できるよう，専門用語をわかりやすい語句に言い換えています．できるかぎり専門用語を統一し，英語の略語やカタカナ語を多用せずに意味を確認できるように原語のフルスペルを併記し，必要に応じて日本語に置き換えています．

　本書は教科書として使いやすくすることを基本方針としました．学生には理解を深めやすく，教員にも教材資料として教えやすいように編集しました．それゆえ，本書を15章の単元として，各章が90分の授業で納まる内容にいたしました．第1章の総論では，物理療法の定義，物理療法の変遷だけではなく，物理療法を適用するときに，物理療法の特性を理解して治療仮説をたてる意義と物理療法機器を選択するときの臨床意思決定プロセスの重要さについて述べています．この指針は各章に盛り込まれています．第2～13章は各物理療法手段を理解してもらうために，定義や概念，治療目的，物理療法の特徴や治療メカニズム，適応や禁忌の理由を含めて記載しています．第14章には，適応・禁忌を疾患名だけで覚えるのではなく，医療機器を取り扱う医療専門職としての実践的な医療安全について記載しています．第15章では，理学療法士と患者との会話を通して，治療前の説明や実施手順について臨床現場を意識してまとめました．

　各章には，冒頭に「エッセンス」を配置してその章の概要を理解してもらい，末尾に「確認してみよう！」を配置して，学生が1人で復習できるように内容をまとめています．文中には，最新の知識や基盤となる知識を「トピックス」として，臨床で物理療法を活用する際に物理療法機器をうまく取り扱う知恵を「先輩からのアドバイス」として掲載しています．重要な内容やキーワードは赤字で示し，「です・ます調」で学生にも親しみやすい文章にしました．

　本書を教科書として活用することによって，学生が，理学療法士にとって最も必要な「課題解決能力」を身につけ，臨床で力を発揮されることを期待しています．最後に，諸先生方の専門領域での最新の知識と，本書のために作成された概念図，実践場面のイラストや写真を掲載したことで，より充実した教科書となったことを心から感謝申し上げます．

2019年5月

編集者　杉元　雅晴

菅原　　仁

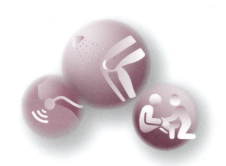

目次 イラストでわかる 物理療法

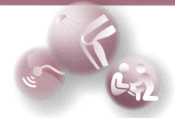

執筆者一覧 ････････････････････････････ ii
監修者の序 ････････････････････････ 上杉雅之　iii
編集者の序 ･･･････････････････ 杉元雅晴，菅原　仁　v

第1章　総　論　●杉元雅晴 ･･･････････････････････････････ 1

- エッセンス ････････････････････････････ 1
- 物理療法の定義と分類 ･････････････････ 2
- 物理療法の歴史的変遷 ･････････････････ 2
    - 理学療法士と物理療法機器の草創期〜1974年 ･･････････････････････ 2
    - 理学療法士と物理療法機器の展開期（1975〜2005年）･････････････ 5
    - 物理療法や物理療法機器の見直し期（2006年〜現在）･･････････････ 6
- 適応と禁忌 ････････････････････････････ 8
- 効果的な物理療法への提案 ････････････ 8
    - 物理的特性を理解して治療仮説を立てましょう ･･････････････････････ 8
    - 症状の病態像や治癒過程を理解して，治療仮説を立てましょう ･･･････ 9
    - 物理療法手段の最適条件を細胞や組織レベルで確認しましょう ･････････ 9
    - 物理療法と組み合わせて運動療法の効果を高めましょう ････････････････ 9
    - 臨床実習内容に物理療法の実施体験項目を作りましょう ････････････････ 9
- 理学療法の新たな展開 ･････････････････ 9
- 確認してみよう！・解答 ･･･････････････ 11

第2章　温熱療法（1）ホットパック療法・パラフィン浴療法（表在温熱療法）●杉元雅晴 ･････････ 13

- エッセンス ･･･････････････････････････ 13
- 定義 ････････････････････････････････ 14
- 治療目的 ････････････････････････････ 14
    - 適応 ･･････････････････････････････ 14
- 禁忌 ････････････････････････････････ 15
- ホットパック療法 ･････････････････････ 15
    - 症例 ･･････････････････････････････ 18
    - 物理療法実習体験 ･･････････････････ 19
- パラフィン浴療法 ･････････････････････ 19
    - 症例 ･･････････････････････････････ 19
    - 物理療法実習体験 ･･････････････････ 20
- 治療効果の判定手段（評価）･･････････ 20
- 確認してみよう！・解答 ･････････････ 22
- ●トピックス／ 14, 15, 16, 21
- ●先輩からのアドバイス／ 16, 17, 18, 20

第3章　温熱療法（2）エネルギー変換療法　●藤田峰子 ････････ 25

- エッセンス ･･･････････････････････････ 25
- 定義 ････････････････････････････････ 26
- 分類 ････････････････････････････････ 26
- 治療原理 ････････････････････････････ 27
    - 法則の考慮 ････････････････････････ 30
- 治療目的 ････････････････････････････ 31
- 適応 ････････････････････････････････ 31
- 禁忌 ････････････････････････････････ 31
- 注意事項 ････････････････････････････ 32
- 極超短波療法 ････････････････････････ 32
- 超短波療法 ･･････････････････････････ 33

物理療法と組み合わせると効果的な運動療
　法の紹介 ………………………… 34
　極超短波療法 …………………………… 34
　超短波療法 ……………………………… 34
物理療法実習体験 ………………………… 35

極超短波療法 …………………………… 35
超短波療法 ……………………………… 35
確認してみよう！・解答 ………………… 38
●トピックス／ **33, 36**
●先輩からのアドバイス／ **34, 36, 37**

第4章　温熱療法（3）超音波療法　●吉川義之 …………… 41

エッセンス ………………………………… 41
分類 ………………………………………… 42
定義 ………………………………………… 42
　超音波とは？ …………………………… 42
　超音波の物理的特性 …………………… 42
治療目的 …………………………………… 43
　温熱効果 ………………………………… 43
　機械的刺激効果 ………………………… 44
実施上の留意点 …………………………… 44
　周波数 …………………………………… 44
　照射時間率 ……………………………… 44
　強度 ……………………………………… 44
　ビーム不均等率 ………………………… 45
　有効照射面積 …………………………… 45
　伝播物質 ………………………………… 46
　深達度 …………………………………… 46
　超音波療法の禁忌・注意事項 ………… 46

物理療法手段 ……………………………… 47
　超音波療法の治療手順 ………………… 47
超音波療法の適応 ………………………… 48
　軟部組織短縮の改善 …………………… 48
　圧迫由来の神経症状の改善 …………… 49
　筋・腱部の炎症 ………………………… 49
　組織損傷（創傷・骨折） ……………… 49
　石灰化沈着 ……………………………… 50
　フォノフォレーシス …………………… 50
超音波療法と組み合わせることで効果的な
　運動療法の紹介 ………………………… 50
治療効果判定手段としての超音波 ……… 50
確認してみよう！・解答 ………………… 51
●トピックス／ **48**
●Point ／ **44, 45, 46**
●先輩からのアドバイス／ **47**

第5章　寒冷療法　●菅原　仁 ……………………………………… 53

エッセンス ………………………………… 53
定義 ………………………………………… 54
分類 ………………………………………… 54
寒冷による生体の変化 …………………… 54
　疼痛 ……………………………………… 54
　新陳代謝 ………………………………… 55
　血流 ……………………………………… 56
寒冷療法の実際 …………………………… 57
　適応 ……………………………………… 57
　禁忌 ……………………………………… 58
　注意事項 ………………………………… 58

　寒冷療法の実施方法 …………………… 58
コールドパック療法 ……………………… 58
　症例 ……………………………………… 58
アイスパック療法 ………………………… 58
クライオキネティクス …………………… 59
物理療法実習体験 ………………………… 59
治療効果の判定手技 ……………………… 60
確認してみよう！・解答 ………………… 61
●トピックス／ **55**
●Point ／ **57, 58**
●先輩からのアドバイス／ **55, 59**

vii

第6章 光線療法：紫外線療法・赤外線療法・レーザー療法 ●大矢暢久 ………… 63

エッセンス ………………………………… 63
定義と分類 ………………………………… 64
生体への影響 ……………………………… 64
　温熱作用 ………………………………… 64
　光化学作用 ……………………………… 64
紫外線療法 ………………………………… 66
　紫外線療法の治療手順 ………………… 67
　適応 ……………………………………… 68
　禁忌 ……………………………………… 68
　最小紅斑量テスト ……………………… 68
直線偏光近赤外線療法 …………………… 69
　直線偏光近赤外線療法の治療手順 …… 69

適応 ………………………………………… 70
禁忌 ………………………………………… 71
症例 ………………………………………… 71
低反応レベルレーザー療法 ……………… 71
　低反応レベルレーザー療法の治療手順 …… 71
　適応 ……………………………………… 71
　禁忌 ……………………………………… 71
治療効果の判定手段（評価）……………… 73
確認してみよう！・解答 ………………… 75
●トピックス／67
●Point／65, 66, 68, 69, 70, 72, 74
●先輩からのアドバイス／73

第7章 水治療法 ●吉川義之 ……………………………………… 77

エッセンス ………………………………… 77
分類 ………………………………………… 78
定義 ………………………………………… 78
　水治療法とは …………………………… 78
　水の力学的作用 ………………………… 78
　水の生理学的作用 ……………………… 79
治療目的 …………………………………… 81
　渦流浴療法・気泡浴療法 ……………… 81
　交代浴 …………………………………… 82

ハバード浴療法 …………………………… 82
水中リラクゼーション療法 ……………… 83
和温療法（軟式サウナ浴）………………… 85
物理療法と組み合わせると効果的な運動療法の紹介 …………………………………… 85
確認してみよう！・解答 ………………… 87
●トピックス／83
●Point／78, 86
●先輩からのアドバイス／81

第8章 電気刺激療法（1）電気刺激の基礎・測定 ●中西亮介 … 89

エッセンス ………………………………… 89
定義と分類 ………………………………… 90
　治療的電気刺激 ………………………… 90
　機能的電気刺激 ………………………… 91
電気刺激療法における基礎知識 ………… 92
　静止膜電位と活動電位 ………………… 92
　電流，電圧，抵抗 ……………………… 92
電気刺激療法の設定における基礎知識 … 92
　直流電流，交流電流，パルス電流 …… 92
　電流密度 ………………………………… 94
　刺激周波数 ……………………………… 94
　波形 ……………………………………… 95

立ち上がり時間と立ち下がり時間 ……… 96
パルス幅 …………………………………… 96
通電率 ……………………………………… 97
電気刺激療法の禁忌と注意点 …………… 97
　禁忌 ……………………………………… 97
　注意点：実施可能であるが，注意が必要な場合 ……………………………………… 97
電気刺激による生体測定の意義と活用方法 ……………………………………… 98
　強さ-時間曲線 ………………………… 98
　臨床現場におけるS-D曲線の使用場面 …… 99
　誘発筋電図 ……………………………… 100

客観的痛覚閾値の測定 …………………… 101
確認してみよう！・解答 …………………… 103
●トピックス／ **91**

●Point ／ **91, 93, 98, 101**
●先輩からのアドバイス／ **95, 96**

第9章 電気刺激療法（2）知覚神経刺激　●中西亮介 …………… 105

エッセンス …………………………………… 105
経皮的神経電気刺激の定義 ……………… 106
疼痛の種類 ………………………………… 106
　急性疼痛と慢性疼痛 ……………………… 106
　複合性局所疼痛症候群 …………………… 107
TENS を用いた疼痛の緩和機序 ……… 108
　内因性オピオイド系 ……………………… 108
　疼痛を伝達するAδ線維とC線維の神経ブロック
　ク ……………………………………………… 109
　ゲートコントロール仮説（理論）………… 109
　下行性疼痛抑制系 ………………………… 110
TENS の実施方法 ………………………… 110
　刺激強度 …………………………………… 110
　波形 ………………………………………… 110
　電極貼付位置 ……………………………… 111

刺激時間 …………………………………… 113
干渉波電流刺激療法 ……………………… 113
TENS と IFC の手順 …………………… 115
TENS の適応と禁忌と注意点 ………… 116
　適応 ………………………………………… 116
　禁忌 ………………………………………… 116
　注意点：実施可能であるが，注意が必要な場合
　 …………………………………………………… 117
TENS の実際 ……………………………… 117
TENS と運動療法 ………………………… 117
物理療法実習体験 ………………………… 119
確認してみよう！・解答 …………………… 120
●トピックス／ **112**
●Point ／ **108, 111**
●先輩からのアドバイス／ **114, 115, 116, 118**

第10章 電気刺激療法（3）運動神経・筋刺激療法　平賀　篤 ‥ 123

エッセンス …………………………………… 123
分類 …………………………………………… 124
治療的電気刺激療法の歴史 ……………… 124
神経・筋電気刺激療法の定義 …………… 125
治療目的 …………………………………… 125
生理学的作用 ……………………………… 125
　筋力増強作用 ……………………………… 125
　筋萎縮の抑制・予防作用 ………………… 125
　随意運動の促通―神経・筋再教育 …… 126
　痙性抑制作用 ……………………………… 127
筋力増強目的の NMES の実際 ………… 129
　適応となる疾患 …………………………… 129
　禁忌 ………………………………………… 129
　注意事項 …………………………………… 130
　実施方法 …………………………………… 130
筋萎縮の抑制・予防目的の NMES の実際 ‥ 132
　適応となる疾患 …………………………… 132
　禁忌 ………………………………………… 132
　注意事項 …………………………………… 132

実施方法 …………………………………… 133
随意運動の促通―神経・筋再教育目的の
　NMES の実際 ……………………………… 134
　適応となる疾患 …………………………… 134
　禁忌 ………………………………………… 134
　注意事項 …………………………………… 134
　実施方法 …………………………………… 134
痙性抑制目的の NMES の実際 ………… 134
　適応となる疾患 …………………………… 134
　禁忌 ………………………………………… 135
　注意事項 …………………………………… 135
　実施方法 …………………………………… 135
NMES 適応の症例 ………………………… 136
物理療法実習体験 ………………………… 136
　筋力増強効果の即時的体験と周波数による疲
　労の確認 …………………………………… 136
機能的電気刺激の定義と歴史 …………… 136
FES の実際 ………………………………… 137
　適応となる疾患 …………………………… 137

ix

禁忌 ……………………………… 138	機能的電気刺激と動作との関連（下肢）:

禁忌 …………………………………… 138
注意事項 …………………………… 138
実施方法 …………………………… 138
症例 …………………………………… 140
物理療法実習体験 ……………… 141
　機能的電気刺激のタイミング体験（上肢）:
　　食事動作 …………………………… 141

機能的電気刺激と動作との関連（下肢）:
　歩行 ………………………………… 141
治療効果の判定手段（評価）……… 141
確認してみよう！・解答 …………… 142
●トピックス／ **126, 128, 129, 132, 139**
●Point ／ **126, 128, 132, 133, 134**
●先輩からのアドバイス／ **129, 133, 135, 140, 141**

第11章　電気刺激療法（4）組織刺激　●植村弥希子 …………………… 145

エッセンス ………………………… 145
定義 …………………………………… 146
治療目的 …………………………… 146
　適応 ………………………………… 146
創傷治癒効果 ……………………… 146
直流パルス微弱電流刺激療法 … 146
高電圧パルス電流刺激療法 …… 148
　循環改善 ………………………… 149
薬剤導入（イオントフォレーシス）療法 … 149

バイオフィードバック療法 ……… 150
禁忌・注意を要する事象 ………… 151
症例 …………………………………… 152
筋電図バイオフィードバック療法 … 152
　治療効果の判定手段 …………… 154
物理療法実習体験 ……………… 154
確認してみよう！・解答 …………… 155
●Point ／ **147**
●先輩からのアドバイス／ **146, 148, 151**

第12章　牽引療法（持続法・間欠法）　●植村弥希子 …………………… 157

エッセンス ………………………… 157
定義 …………………………………… 158
分類 …………………………………… 158
治療目的 …………………………… 159
　適応 ………………………………… 159
禁忌 …………………………………… 159
注意事項 …………………………… 159
牽引療法の実施方法 …………… 159
頸椎牽引療法 ……………………… 160
　牽引方向 ………………………… 160
　牽引力と牽引時間 ……………… 161

腰椎牽引療法 ……………………… 162
　牽引方向 ………………………… 162
　牽引力と牽引時間 ……………… 163
牽引療法の問題点 ……………… 163
症例 …………………………………… 164
治療効果の判定手段 …………… 164
物理療法体験実習 ……………… 164
確認してみよう！・解答 …………… 165
●トピックス／ **163**
●Point ／ **159, 161**
●先輩からのアドバイス／ **161, 162**

第13章　マッサージ療法　●金原一宏 ………………………………………… 167

エッセンス ………………………… 167
定義と効果 ………………………… 168
　定義 ………………………………… 168
　治療効果 ………………………… 168
　生理学的作用 …………………… 168
　適応と禁忌 ……………………… 170

徒手によるマッサージ療法の基本手技 … 170
　軽擦法 …………………………… 170
　揉捏法 …………………………… 171
　強擦法 …………………………… 172
　圧迫法 …………………………… 172
　叩打法 …………………………… 174

振動法 ……………………………… 175
パウダーマッサージとオイルマッサージの相
　違点 …………………………………… 176
　パウダーマッサージ …………………… 176
　オイルマッサージ ……………………… 177
間欠的空気圧迫法の特徴 …………… 177
　間欠的空気圧迫法の作用 ……………… 177
　間欠的空気圧迫法の実践 ……………… 178
リンパマッサージ療法 ………………… 178
　リンパシステムと心臓血管系の関係 …… 178

リンパ浮腫 ……………………………… 179
徒手的リンパドレナージ ……………… 180
弾性包帯の装着方法 ………………… 182
　弾性包帯の装着方法 …………………… 182
　治療効果の判定手段 …………………… 182
確認してみよう！・解答 …………… 184
●トピックス／ 171
●Point ／ 174, 177, 179, 181, 182
●先輩からのアドバイス／ 172, 173, 175, 178, 183

第14章　安全管理　●安孫子幸子 …………………………………………… 187

エッセンス ……………………………… 187
安全管理の総論 ……………………… 188
理学療法士の安全管理 ……………… 188
　物理療法を用いる目的 ………………… 188
　PDCAサイクルによる治療プランの運営 … 189
　危険信号 ………………………………… 189
禁忌・注意事項 ……………………… 190
　リスクとベネフィットの関係 ………… 190
　禁忌・注意事項の説明 ………………… 190
患者側の安全管理（受ける物理療法の理解）
　………………………………………… 192
物理療法機器の管理（誤作動・誤操作）… 193
　電磁両立性 ……………………………… 193

機器の安全性 ………………………… 194
医療事故 ……………………………… 196
　インシデントと医療事故の違い ……… 196
　公益財団法人日本医療機能評価機構による
　　医療事故情報収集等事業 …………… 197
原因の分析と改善策 ………………… 197
　SHELLモデル …………………………… 197
　4M5Eモデル …………………………… 198
　報告 …………………………………… 198
確認してみよう！・解答 …………… 202
●トピックス／ 191, 194
●Point ／ 195, 196, 197
●先輩からのアドバイス／ 192, 196

第15章　疾患別物理療法 ………………………………………………………… 205

エッセンス ……………………………… 205

① 運動器疾患への物理療法（関節形成術）●太箸俊宏 ……………………… 206

人工膝関節置換術患者に行う物理療法 … 206
　人工膝関節置換術 ……………………… 206
　人工膝関節置換術患者のリハビリテーション
　　医療 ………………………………… 206
　術前の物理療法の実践例（温熱療法：極超短波
　　療法）………………………………… 207
　術後の物理療法の実践例1（寒冷療法：アイス
　　パック）……………………………… 208

　術後急性期の物理療法の実践例2（電気刺激療
　　法：TENS）…………………………… 209
　術後急性期の物理療法の実践例3（電気刺激療
　　法：NMES）…………………………… 211
●トピックス／ 208, 209, 210, 211
●Point ／ 209
●先輩からのアドバイス／ 210, 211

② 中枢神経疾患への物理療法（痙縮筋への物理療法）●齋藤　弘，菅原　仁 ……… 212

脳卒中の回復段階における物理療法 … 212

痙縮の問題点と治療方法 …………… 212

xi

痙縮の問題点…………………………212
痙縮の治療……………………………213
脳卒中急性期の物理療法……………213
脳卒中回復期の物理療法……………215
脳卒中維持期の物理療法……………216
　脳卒中患者に対する足関節背屈の FES の実践
　例………………………………………216

脳卒中患者に対する肩関節亜脱臼の NMES の
　実践例……………………………………218
脳卒中患者の痙性筋に対する振動刺激の実践
　例……………………………………………218
●トピックス／215
●Point／214
●先輩からのアドバイス／216

③ **組織障害への物理療法（褥瘡への物理療法）**●植村弥希子……………………………220

症例……………………………………220
治療場面………………………………220

確認してみよう！・解答……………224

●トピックス／222
●Point／220
●先輩からのアドバイス／223

索引 ……………………227

カバー・表紙・本扉・目次デザイン／三宅正登
イラスト／町田あつ子，花輪泰憲

第1章　総論

総　論

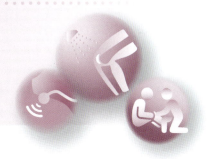

エッセンス

- 物理療法の歴史は古く，古代ギリシャの医師ヒポクラテスのころから自然エネルギーとして物理刺激が活用されていました．その後，効能の高い薬物療法や安全な手術療法の発展とともに，物理療法は衰退していきました．
- 物理療法とは，物理的エネルギー（熱，水，光線，電気，徒手など）を体外から病態部位に適用し，①血液循環の改善，②疼痛の緩和，③自然治癒の促進，④筋力強化，⑤神経・筋協調性能力の向上，⑥リラクゼーションなどの目的で行われる治療法です．
- 物理療法は，物理的刺激を生体に加えることにより正常な生体反応を導き，生体の自然治癒力を賦活させます．
- 従来から使用されている物理療法の最適刺激条件を解明し，現在の理工系知識や技術に基づく介入刺激を創り出し，客観的評価手段に基づいて生体への反応を検証する研究の必要性があります．
- 物理療法の展望は，移植医療や再生医療が行われる時代に，移植された細胞や臓器の体内（細胞）環境を整備することに貢献させることです．
- 理学療法士（physical therapist：PT）の治療手段は，物理療法，運動療法，日常生活活動練習（指導）があります．これらの治療手段の意義を再考しないでいると，自らの専門職を失うことになると危惧します．

物理療法の定義と分類

物理療法の歴史は古く，古代ギリシャの医師ヒポクラテスのころから自然エネルギーとして物理刺激が活用されていました．

物理療法の分類には，温熱療法，水治療法，光線療法，電気刺激療法，マッサージがあり，いままで物理的手段別にまとめられてきました（図1）．この分類は，教えるには都合のよい分類です．しかし，理学療法士（physical therapist：PT）が物理療法手段を選択し患者に適用するときに，選択を容易にするものではありません．

物理療法は，自然エネルギーや人工エネルギー（熱，水，光線，電気，徒手など）を体外から病態部位に適用し，①血液循環の改善，②疼痛の緩和，③自然治癒の促進，④筋力強化，⑤神経・筋協調性能力の向上，⑥リラクゼーションなどの目的で行われる治療法です（理学療法白書1985）．そこで，手段別に物理療法を考えるのではなく，治療目的別に物理的手段の選択を考えることが重要です．①〜③を治療目的別に図示しました（図2）．

物理的刺激が生体組織に加わり，生体反応が覚醒されることにより生体機能が整えられ，細胞や組織が本来の機能の獲得を促すように導きます．そのためには，発生した症状・徴候の原因や病態像を評価し，適切な生体反応を引き出します．それゆえ，いままで以上に，病態の把握と治療仮説に基づく，物理療法の適用（介入）が重要です．物理療法が医学的根拠に基づいて実施されるためには，標的組織（細胞または臓器）の病態像を評価し，最適刺激条件で物理療法を実施することにより，生理機能の正常化による臨床効果が得られるように治療仮説（臨床推論プロセス）を立てます．また，臨床ではガイドライン（システマティックレビュー等の文献）による適応や禁忌に基づいて，物理的刺激の特性を理解して物理療法機器を選択する臨床意思決定プロセスによる逆の手順で進めます．生体反応の確認や治療行為の手順の意義を検証していくことが重要です（図3）．現代の医療水準で必要とする物理療法を厳密に判定していく研究が必要です．

物理療法の歴史的変遷 （図4）

●理学療法士と物理療法機器の草創期（〜1974年）

理学療法士養成教育は，1963年にWHO（世界保健機関）の勧告による厚生省（現・厚生労働省）認可による専門学校教育から始まりました．その後，医療職のなかに理学療法士及び作業療法士法（1965年）が制定公布され，PTの医療業務

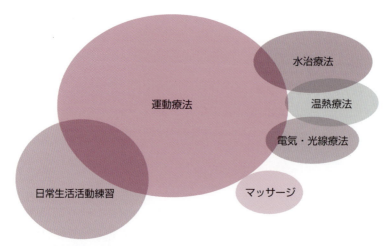

図1　理学療法の概念図（文献1より一部改変）
理学療法を手段別にまとめてあります．基礎疾患や病態，急性期・亜急性期（または生活期）により必要な治療手段の比率が相違しますので，PTには適応となる理学療法手段を選択する能力が必要です．

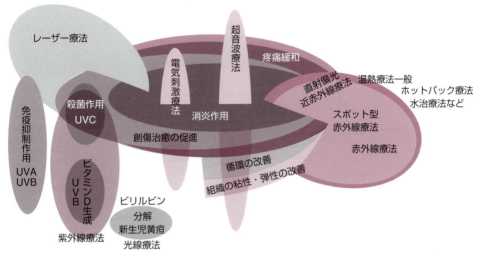

図2 物理療法手段と治療効果（標準理学療法学専門分野 物理療法学. 第4版, 医学書院, 2015, p 174. を一部改変）

物理療法手段を治療目的別に並べました．①消炎，②疼痛緩和，③創傷治癒の促進，④循環の改善，⑤組織の粘性・弾性の改善を横円に描き，それに直交するように物理療法手段を描いています．

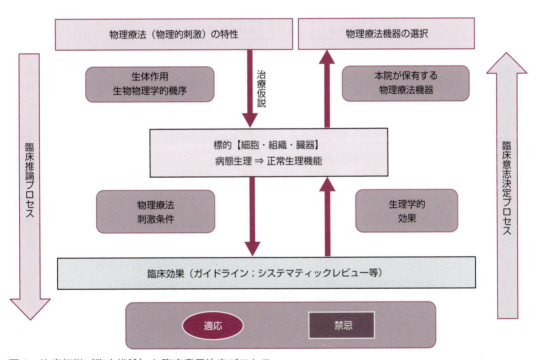

図3 治療仮説（臨床推論）と臨床意思決定プロセス

が確立されました．また，法案のなかに物理療法が規定され，治療技術として実施されました．このころの診療報酬は，「整形外科機能訓練」で請求していましたが，簡単な物理療法は基本診療に含まれていました．整形外科機能訓練は，①器械器具を用いた機能訓練，②水中機能訓練，③温熱療法に分けられていました．この時期の理学療法の対象疾患は，脳血管障害，脳性麻痺，切断，骨折であり，理学療法は医療の期待に応えました．

多くの生理学者が，物理刺激による人体への生理的作用について研究を始め，疾病への効能について議論しました．そのこともあり，多くの物理

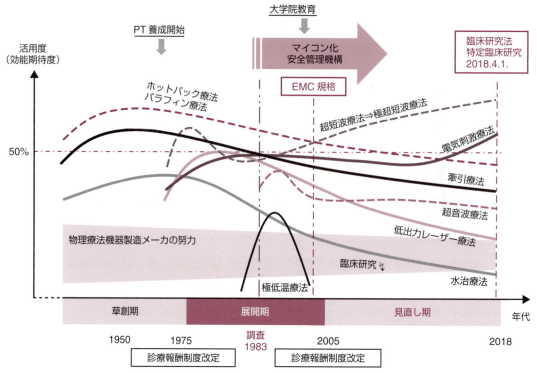

図4　各種物理療法手段の活用度
1990年代には電子工学領域の発展とともに，物理療法機器の開発，改良や安全管理機構の設定や性能の向上が認められました．しかし，リハビリテーション医療による治療効能に関する臨床研究は少なくなり，従来の治療条件から変更がありません．

学的エネルギーが医療応用の可能性を検討されている時代でした．また，X線写真が運動器や呼吸器系疾患の診断には欠かせない医療機器となりました．医学研究がめざましく発展するなかで，工学的知識の活用や応用にも積極的に組み込まなければ新しい医療貢献ができないという視点が広まりました．

1929年にSchliephakeが超短波の生物学的応用の研究を行い，1934年に国産の超短波治療器が開発され脚光を浴びましたが，治療条件設定の煩雑さから敬遠されるようになりました．1946年にはKrusenにより電磁波での生体の深部加温が確認され，極超短波（治療器）は操作性の簡単さから普及し，現在も臨床で多用されています．1954年には国産の極超短波治療器が生産され，深部温熱療法として最も活用頻度の高い治療器になりました．ただ，極超短波による生体への弊害については，現在でも十分な解明が進んでいるとはいえません（**図5**）．

1950年に臨床で低周波治療器が使用され始めました．1965年には，MelzackとWallにより提唱されたゲートコントロール理論（gate-control theory）に基づき，経皮的神経電気刺激装置（transcutaneous electrical nerve stimulation：TENS）が開発され，わが国では疼痛の緩和目的で現在も使用頻度が高い機器の1つです．

海外からの輸入医療機器が多くを占めていた時期でしたが，1975年ごろより，輸入に依存してきた物理療法機器も国産化されるようになりました．臨床で患者に適用するなかでの問題点が確認され，操作性が改良されました．

この時期のPTは，整形外科や理学診療科で行われていた物理療法を継承し，PT養成校で学んできた知識や技術を忠実に患者に適用することに専念していた時期です．それゆえ，実践している物理療法の適応への検討などについては議論が進みませんでした．

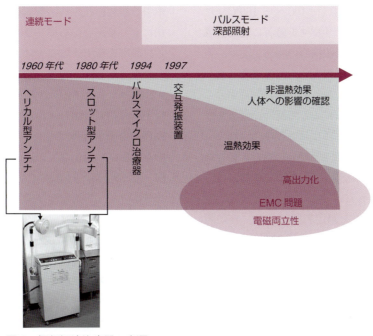

図5 極超短波治療器の変遷
極超短波の照射アンテナとして半球形のコーナ型が追加されましたが，形状どおりの照射範囲とはいえません．アンテナ内部に放電管が設置され，紛らわしくなりました．治療前に照射範囲を放電管で確認する必要があります．

●**理学療法士と物理療法機器の展開期（1975～2005年）**

1974年に常勤のPTの配置が原則となった診療報酬の改定がなされました．理学療法の診療報酬名目が整形外科機能訓練で「複雑（40分以上）」，「簡単（15分以上）」に分類され，診療点数も引き上げられました．1976年には身体障害運動療法に名目が変更され，PTが個別に運動指導を行った場合に「複雑」，同時に複数の患者に運動指導を行った場合に「簡単」を算定されました．1981年に診療報酬の内容に運動療法が記載され，運動療法に重点がおかれるようになり始めました．

1993年には，日本物理療法研究会が創立され，欧米の物理療法の最新の知識と技術を普及させるために，全国で教育セミナーを開催しました．日本理学療法士協会でも，専門研究領域として物理療法研究部会が設置され，臨床での普及や研究が推進され始めました．1999年には，日本物理療法学会が開催され，学術誌が発刊されました．当初は，理学療法士養成教育は専門学校教育でしたが，1992年に大学制度のなかでの教育が始まりました．1996年に大学院教育として医学系研究科保健学専攻（修士課程）が始まりました．ようやく公的資金による基礎研究（基礎研究の萌芽期）が芽生えてきました．

1970年にはレーザー光線がレーザーメスとして開発され，手術に使用されるようになりました．その後1981年には，低出力アルゴンレーザー光線での赤アザ（血管腫）治療により，肋間神経痛も治癒したことが報告されました．それから疼痛緩和効果に関する基礎研究により半導体レーザー治療器が開発されて臨床治験が行われ，学問的基礎が築き上げられました．このように，物理的刺激の副次的効果に注目することにより，新しい物理療法の可能性を提案できます．

1976年には，東洋医学で活用されていた鍼電極（鍼麻酔）の代わりに円錐金属経皮電極（silver spike point：SSP）が疼痛緩和を目的に普及しました．最も効率的な刺激伝達機構についての検討もされるようになりました．

1980年には，液体窒素による極低温療法発生

装置を使用した全身瀑射（－100～－160℃）による極低温空気下で関節リウマチ患者に運動指導が行われました．寒冷療法機器の開発が進み，寒冷効果により関節痛が緩和され，関節運動により関節液の循環が促進し，こわばり感が改善することが確認されました．このことで極低温療法や寒冷療法が見直されることになりました．

国内でも超音波治療器が製造されてきましたが，超音波を患部に適用しても感知できないので治療器の精度に不安がありました．そこで，1990年には超音波出力測定装置により，有効照射面積や超音波強度の均等性を示すビーム不均等率を測定し，筆者らは機器の性能を高めるように企業に提言しました．その後，精度の高い超音波治療器による治療効果を確認できるようになりました．

日本理学療法士協会による調査（1983年）では，最も多く実施していた物理療法は，ホットパック療法・パラフィン浴療法（60％），超音波療法・超短波療法・極超短波療法・電気刺激療法（40％），水治療法（35％）であり，ほとんど実施されていなかったのは，寒冷療法，マッサージでした．これまで温熱療法や牽引療法，水治療法のように物理的作用が体感できる療法は高い頻度で使用されていました．また，患者の受け入れの悪い電気刺激療法は，臨床での活用頻度がそれほど高くなりませんでした．効果に期待感の強いレーザー光線療法や超音波療法などは，生体反応が明確に確認できず，PTも効能を確信もって説明できませんでした．このころから，物理刺激の効能や最適条件などの解明の必要性を感じるPTが増えてきました．

1990年代に入るとリハビリテーション医療機器製造会社も各種機器の性能向上や治療手段の組み合わせによる機器の開発・モデルチェンジを進めるようになりました．また，電子工学分野の発展により，自然エネルギーを人工エネルギーに置き換えることが可能になり性能を高めることができました．また，機器調節機構や条件設定方式もアナログからデジタル化して，物理刺激量を厳密に規定できるようになりました．たとえば，腰椎

牽引装置に極超短波治療器を組み合わせ，温熱療法により腰部を温めてリラクゼーションさせながら，腰部を牽引することにより効果を高めるようになりました．その後，腰痛患者の疼痛動作を考え，ベッドに上る際の不快感を解消できるように椅子型で初期設定し，自動で牽引体制に誘導する画期的な牽引装置にまで進化しました．これは，わが国独自の進化発展の過程と考えられます（図6）．この時期，物理療法手段を組み合わせるコンビネーション治療器が開発され，頻繁に活用されるようになりました．2000年に入ると，国産の物理療法機器の精度を高め，安全性，機能性，小型化により，機器としての完成度が高くなりました．ところが，理学療法士による物理療法研究が推進されず，新たな領域の開発はされませんでした．

2002年には医療機器も**電磁両立性**（electromagnetic compatibility：EMC）に基づく電磁波対策が求められるようになってきました．電磁両立性とは，医療機器から発する電磁妨害波がほかのどのような機器，システムに対しても影響を与えず，またほかの電磁妨害を受けても，誤作動しない耐性を有し医療安全性を維持することができることをいいます．物理療法機器には電磁波を用いた極超短波治療器などがあります．植込み型ペースメーカや除細動器の患者も利用しているので，PTは当該医療機器の設置場所を配慮し，電磁環境を調整する必要が生じました．

この時期，PTが患者に物理療法を適用するにもかかわらず，診療報酬項目に記載された運動療法に偏重するようになりました．PTによる物理療法効果や最適治療条件の解明への探求が希薄化され，新たな物理的刺激手段の開発や適応拡大に関する研究は，ほとんどみられません．そして物理療法に期待する効果を見出さなくなりました．

●物理療法や物理療法機器の見直し期（2006年～現在）

2006年以降は，疾患別のリハビリテーション施設基準が設定され，疾患別リハビリテーション料（単位／日）を治療時間で算定する包括払い制度（定額制）が導入されました．このころか

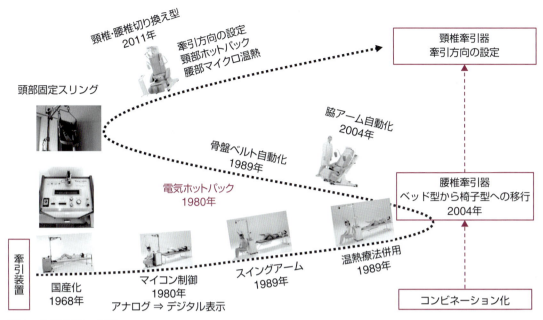

図6　牽引装置の変遷
国内で牽引装置が製造され，工業技術の発展とともにマイコン制御されるようになり，牽引値はアナログからデジタル設定になりました．上半身を固定する脇アームも改良され，自動化されました．牽引療法の効能を高めるため，温熱療法を併用できる装置に改良されました．画期的な変革は腰痛患者が牽引台に上がるだけでも痛いことに着目し，椅子型に変更されたことです．頸椎牽引の牽引方向の設定も椅子の調節により，設定ができるようになりました（写真提供：ミナト医科学㈱会社）．

ら，機能改善には運動療法が欠かせないことと，日常生活活動を指導することはリハビリテーション医療のゴールには必須である（回復期リハビリテーション病棟）と考えるようになりました．そのことで，疼痛の緩和，循環の改善，組織の伸張性を高めるための物理療法の活用度がさらに低くなりました．

日本物理療法学会は2017年に法人化し，より公益性の高い一般社団法人日本物理療法学会となり，会員による研究発表会を開催するようになりました．そこで，学会から研究助成金を提供することにより，物理的刺激による治療効果の研究や適応の拡大にも新たな視点が芽生え始めてきました．今後，より効果的な刺激の適用方法の開発研究が展開されることを期待しています．

最近，活用されなくなってきている物理療法には，深部温熱の効果を目的とする超短波療法，表層の加温を目的とする赤外線療法，装置に多額の費用がかかる極低温療法，設置場所が限定されるハバード浴療法，プールでの水中運動療法，紫外線療法，レーザー療法などがあります．しかし，2002年には，皮膚科で選択的波長特性をもつ紫外線療法（ナローバンドUVB：308〜313 nm）が活用され，乾癬，白斑などへの治療に対して保険収載もされています．さらにはUVA（340〜400 nm）への臨床応用を模索しています．1995年ごろより麻酔科では，慢性疼痛の緩和治療の光線療法として，レーザー療法や直線偏光近赤外線療法が使用され，現在でも活用されています．この2つの治療器は高額なため，PTには導入できませんでした．この現実はPTの研究の不十分さと疼痛評価機器開発の遅れも要因と考えられます．物理療法効果を検証するための**疼痛の主観的評価**（visual analogue scale：VAS, numerical rating scale：NRS）だけではなく，さらに**客観的評価**（知覚・痛覚定量分析検査）の導入もかかせないものと考えます．現在では，疼痛評価機器による痛覚定量検査が保険収載されています．

最近，理系に関心の高いPTは物理療法への効能を見直す必要性に気づきだしました．基礎理学

療法領域の研究者らにより，動物実験や培養細胞実験で理学療法の効能を確認する研究も始められてきました．その際に，最適な介入刺激として，電気刺激や力学的刺激が活用され，介入させた刺激の最適量を見極められるようになりました．測定指標として細胞レベル，サイトカインなどの産生量により判定するようにもなりました．それゆえ，主観的症状で判断していた効果判定も，測定指標（パラメータ）が，より客観的な指標に変更されてきています．

適応と禁忌

日本の医療機器は，「薬機法」（「医薬品医療機器等法」：「医薬品，医療機器等の品質，有効性及び安全性の確保等に関する法律」2014年11月）によりクラスⅠ～Ⅳに分類され，厚生労働省により告示されています．人体に与えるリスクに応じて，すべての医療機器は「一般医療機器」，「管理医療機器」，「高度管理医療機器」の3つに分類されています．多くの物理療法機器は「管理医療機器」のクラスⅡに分類されています．クラスⅡは，人の生命の危険または重大な機能障害に直結する可能性は低いものとされていますが，不十分な知識や操作により，損傷を引き起こすことはあるので，安全管理が重要です．

物理療法学の書籍には，必ず適応と禁忌が記載されています（図7）．しかし，おのおのの物理療法手段に関するすべての適応と禁忌を書き並べることはできません．書籍では代表的な疾患名や項目を記載するのが限界です．そのため，適応や禁忌として記載されている内容から，どのような理由で禁忌にあげられているかを推測します．また，物理的刺激を加えることにより，どのような生体反応を引き出し，症状の改善効果が得られかを推理し，治療仮説を必ず立ててから実施することが重要です．物理療法による生体刺激効果は，誤っていればすぐにまたは数日以内で生体が返答してくれます．もし，同じ物理療法を1週間継続しても効能が確認できないようであるならば，医師に報告して処方変更を打診してください．それ

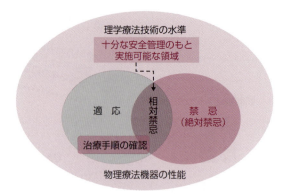

図7　適応・禁忌の概念
治療上の有益性が危険性を上回れば相対禁忌として，十分な安全管理下で実施することができます．物理療法の実施は，PTの能力（知識・技術）と機器の性能に依存します．また，適用拡大は特定臨床研究による検討が必要になります．

は，患者にとって良い理学療法の選択になります．

新医療機器や改良医療機器で適応の拡大や変更は，動物実験や培養細胞などによる基礎研究で効能を確認し，そのうえで臨床適用するときには治験や特定臨床研究（臨床研究法：2018年4月1日施行）が必要になります．

医療の現場ではリスク管理ではなく，安全管理の視点が重要です．機器の操作方法ではヒューマンエラー（human error）を避けるため，ゼロ位置開始保護機構（failsafe-proof）が設置されており，機器操作手順を誤っても物理刺激が加わらない機構ができました．PTは物理療法を設定するときには，個々の患者に最適条件を設定します．それゆえ，最も効果的な物理療法を実施するためには，十分な知識と条件設定が必要になります．このことを決して忘れないでください．

効果的な物理療法への提案

●物理的特性を理解して治療仮説を立てましょう

物理療法を適用するときには，治療仮説を組み立ててから刺激対象を限定して治療効果を判断する必要があります．たとえば，水治療法としてプール内で水中歩行をさせた場合に，膝関節や足関節には浮力による免荷が働きますが，股関節には陸上での歩行以上に関節間力が働きます．それ

ゆえ，包括して変形性関節症患者の水中歩行練習として考えるのではなく，股関節と膝関節より遠位関節を分けて効果判定する必要があります．

レーザー光線療法の深達度は，光線の波長により異なりますが，せいぜい数 mm です．そうしますと，捻挫など関節周囲組織に及ぶ損傷を伴う疼痛には，光線が届かないことになり，期待する治療効果は得られません．帯状疱疹のように皮膚浅部に発症した疼痛には緩和効果が得られることになります．

●症状の病態像や治癒過程を理解して，治療仮説を立てましょう

褥瘡など慢性創傷の治癒過程にはサイトカインなどの物質が関与しており，近年，自然治癒過程を促進するといわれています．そのためには，殺菌・消毒によりサイトカインを排除するのではなく，汚染された創部を洗浄し線維芽細胞やサイトカインなどが活性化する湿潤環境を保持することが重要です．それゆえ，紫外線を照射して創部のマクロファージやサイトカインに損傷を与えることは不適切な治療となりました．

●物理療法手段の最適条件を細胞や組織レベルで確認しましょう

温熱療法を生体の組織に効果的に作用させるには，温熱療法手段の特性（熱保持・熱産生機能），加熱組織の循環動態などから判断し，20 分程度の加熱が必要です．それ以下であれば，期待する治療効果は低くなります．

深い褥瘡は肉芽組織による修復により治癒します．それには，創底を盛り上げ，創縁を縮め，上皮化を促すことです．そこで，電気刺激療法は創底に線維芽細胞を遊走（電気走性）させ，肉芽を形成させ，細胞分裂により創内を肉芽で埋めることを促します．また，線維芽細胞を筋線維芽細胞に分化させ，創縁を小さくし，基底細胞を肉芽の上に遊走させ上皮化を促します．このように，遊走や細胞分裂や細胞分化を促進させる条件を確認し，最適電気刺激条件を設定すると高い効果が得られます．

●物理療法と組み合わせて運動療法の効果を高めましょう

PT が伸張運動を行うときには，短縮した筋群に温熱療法を行い，筋群の緊張を緩め，弾性を高めることで，関節可動域を効果的に改善できます．温熱療法は，ホットパック療法，パラフィン浴療法，渦流浴療法，極超短波療法などのなかから最も適切な手段を選択します．

●臨床実習内容に物理療法の実施体験項目を作りましょう

理学療法評価，運動療法は実習項目に記載されていますが，物理療法の項目は臨床実習項目に掲げられていません．それゆえ，授業科目にはあっても卒業までに臨床実習体験をしない学生もいます．それゆえ，物理療法を指導できる PT はいなくなることが懸念されます．

今後は，生物学や物理学，化学に関心のある PT を教育することも重要でしょう．

理学療法の新たな展開

有効な医療とは，医学知識や技術に基づいて，必要な患者に行われる理学療法（医療行為）です．必要でない人には絶対に提供されてはいけません．PT は効果が少ない理学療法，効果がない理学療法が存在することを認識する必要があります．機能評価をして物理療法の意義に沿った手段の選択を診療マニュアルに組み入れるようにします．今後，有効性のない物理療法は，PT 自身の研究により排除していくことも重要です．このことを受け止めないでいると，PT が理学療法の 1 つである物理療法を捨ててしまうことになります．

近年，超音波などによる画像診断を活用して，生体の構造や病態像を確認することの可能性を模索する PT がみられます．物理刺激を理解している PT だから，機能・形態不全をより明確にする手段として物理刺激に対する生体反応を可視化することで評価手段（指標）の可能性を解明することは重要です．

今後，PT はより確実な評価を目指して，いま

まで活用してきた物理刺激を応用して，評価と治療に展開することを期待します．

また，これから発展していく再生医療のなかで，理学療法が必要とされるには，再生細胞や移植組織の定着に欠かせない生体内の環境調整をする手段を有することです．通常，細胞を培養する

ときに，**インキュベーター**（incubator：温度やCO_2濃度などの環境を一定に保つ機能を有する装置）の管理が最も重要です．同様に再生医療でも再生細胞や移植細胞や臓器の適切環境の維持にリハビリテーション医療（physical medicine）が活用できることと信じています．

確認してみよう！

- 物理療法とは，物理的エネルギー（熱，水，光線，電気，徒手など）を体外から障害部位に適用し，（　①　），（　②　），（　③　），（　④　），（　⑤　），（　⑥　）を図る目的で行われる治療法です．

- 日本の医療機器は，（　⑦　）により「一般医療機器」，「管理医療機器」，「高度管理医療機器」の3つに分類されています．多くの物理療法機器は「（　⑧　）医療機器」のクラス（　⑨　）に分類されています．このクラスの医療機器は，人の生命の危険または重大な機能障害に直結する可能性は低いものとされていますが，患者に使用するときには（　⑩　）管理が重要です．

- 有効な医療とは，（　⑪　）や（　⑫　）に基づいて，必要な患者に行われる理学療法です．必要でない人には絶対に提供されてはいけません．今後，（　⑬　）物理療法は，理学療法士自身の研究により排除していくことも重要です．

解答

①血液循環の改善　②疼痛の緩和　③自然治癒の促進　④筋力強化　⑤神経・筋協調性能力の向上　⑥リラクゼーション　⑦「薬機法」（「医薬品医療機器等法」：「医薬品，医療機器等の品質，有効性及び安全性の確保等に関する法律」）　⑧管理　⑨Ⅱ　⑩安全　⑪医学知識　⑫技術　⑬有効性のない

※①〜⑥，⑪と⑫はそれぞれ順不同

（杉元　雅晴）

引用・参考文献

1) 上田 敏：目でみるリハビリテーション医学．東京大学出版会，1971．
2) 杉元雅晴：光線療法．標準理学療法学 専門分野 物理療法学（網本 和，菅原憲一編），第4版，医学書院，2015，pp 170-175．
3) 杉元雅晴：褥瘡．慢性創傷．今日の理学療法指針（内山 靖総編集），医学書院，2015，pp 499-503，506-510．

第2章 温熱療法（1）ホットパック療法・パラフィン浴療法（表在温熱療法）

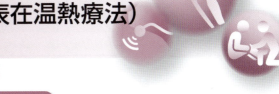

エッセンス

- 温熱療法には，熱産生・伝達方式と深達度による分類があります．温熱療法の熱伝達分類には，**伝導**，**対流**，**放射**，**変換熱**があります．**伝導熱**には**ホットパック療法・パラフィン浴療法**があります．**対流**には温水による**渦流浴療法等の水治療法**があります．**放射**には**赤外線療法**，**極超短波療法**，**超短波療法**，**超音波療法**があります．伝導熱は表在温熱療法で，変換熱は深部温熱療法（**深部組織：24 mm以上**）です．温熱手段により，深達度が異なります（**図1**）．温熱作用が標的組織にとどく深達度により温熱療法手段を選択します．温熱療法の適用時間は，**各種温熱素材の冷却曲線**と生体反応（**末梢循環の改善**）による**放熱作用**との関係から最適時間が算出されます．通常，靱帯や筋などの局所温の上昇による組織の弾性を期待して，伸張運動（ストレッチング）を実施する場合には治療時間15〜20分が適切です（**図2**）．電気ホットパック療法や極超短波療法では温熱素材の冷却はありませんが，同様に20分後に局所温の下降が起きます．

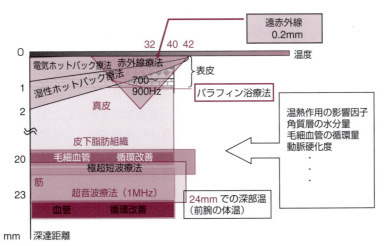

図1　温熱手段と組織加温効果
熱伝達分類から深達度を考えると，伝導熱は皮下組織までの表在温熱療法になり，変換熱は筋表層部まで熱伝達する深部温熱療法になります．

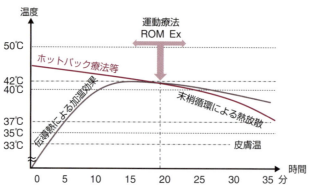

図2 効果的な運動療法
温熱療法の基準実施時間は20分間です．熱伝導により局所温は高まりますが，温熱療法により循環が促進されてくると加温部位以外への熱の放散も高まります．温熱療法に関節可動域運動（ROM Ex）を組み合わせるときには，20分を基準に実施するほうが効果的です．

定義

温熱療法とは，皮膚・皮下組織・筋などの組織温を上げることにより，引き出した生体反応を活用することです．伝導熱による温熱療法は**表在温熱療法**で，深達度は**真皮から脂肪層**までです．熱源（ホットパック，パラフィンなど）と接触することにより，熱が高いほうから低いほうへ伝わります（図3）．それゆえ，接触面から離れるほど熱の伝わり方は低くなります．伝導熱療法には，ホットパック療法，パラフィン浴療法があります．温熱療法での治療時間は**20分間**が原則です．それ以上は，温熱作用によりホットパックやパラフィンの保熱時間も減衰し，血液循環が良くなるとともに熱が拡散し，治療部位の加熱効果は平衡状態になります（電気ホットパック療法は異なります）．もし，治療時間を短くして，適用するようであれば期待する効果は得られません．加熱手段や方法による禁忌事項以外，伝導熱による温熱療法の適応と禁忌は同じです．パラフィン浴療法の特徴は，関節などの凹凸部位の形状に沿った温熱療法が可能なことです．

治療目的

●適応

①短縮筋群や関節拘縮：筋や関節周囲組織の弾性を高め，関節可動域運動の効能を高める事前療法として実施します．
②スパズム筋・痙縮筋：筋緊張を抑制します．
③疼痛部位：血液循環を高めることにより疼痛物質の拡散を促進します．
④末梢循環不全：加温部位周辺の血流を改善します．
⑤局所新陳代謝を向上します．

トピックス

・熱が移動する際の単位面積に毎秒流れる熱量を温度勾配で除した値を熱伝導率といいます．熱伝導率は熱移動するときの熱の伝わりやすさを表しています．
・体から約100Wの白熱電球と同じ程度の放熱があり，86 kcal/時の比率でエネルギーが消費されます．

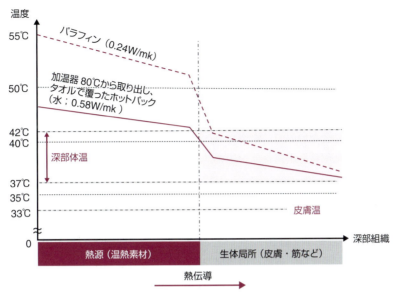

図3　ホットパック療法・パラフィン浴療法による熱伝導
熱伝導率の違いにより，ホットパック療法とパラフィン浴療法による熱伝導パターンが異なります．皮膚接触面の温度は，パラフィン浴療法のほうが高いのですが，加温効果はパラフィンの接触面積の広さにより左右されます．

⑥ヒートショックプロテイン（heat shock protein：HSP）を産生し，組織の修復を促進します（**図4**）．

 禁忌

①感覚脱失部位への温熱療法は，熱さがわからずに熱傷を引き起こします．40℃で温覚受容器の感受性は最も高くなり，45℃で徐々に疼痛に変化します（**図4**）．
②炎症部位への温熱療法は，急性期の疼痛や腫脹を悪化させます．

③悪性腫瘍部位と周辺への温熱療法は，腫瘍の増殖やリンパ節への転移を促進します．
④出血部位への温熱療法は，出血を拡大します．
⑤糖尿病性壊疽への温熱療法は，壊死組織の範囲を拡大します．

ホットパック療法

①バイタルサインに問題がないことを確認し，患部の温覚検査で感覚異常がないことを確認します．
②患部の皮膚の脆弱性を確認し，乾燥皮膚の場合

Topics　トピックス

Van't Holfの法則（ファント・ホッフの法則）
・Berthelot（1862）が提案した，温度10℃の上昇に伴って化学反応速度上昇率が指数関数的に増加する現象をいいます．1℃の温度上昇により，13％の代謝亢進が起こります．触媒によらない化学反応での値が2.2～5.0ですが，生体内では2.0～3.0です．生体内での反応には酵素系が関与し，至適温度の制約を受けるため，反応速度上昇率は小さくなります．それゆえ，一定の温度範囲での体温上昇により，組織の代謝率が亢進することになります．温度がさらに上昇すると，化学反応の亢進とは逆に蛋白質などの変性により酵素や生物活性が低下し，急速に停止します．

には湿性ホットパック療法を適用します．

③加温器（ハイドロコレーター：80℃に設定）の中に，キャンパス地の袋の中に鉱泥・シリカゲルなど詰め込んだホットパックを入れて加温します．冷めたホットパックの加温には，約20分必要です．

④治療中には体位変換ができないので，安楽な姿位（仰臥位・腹臥位・座位）をポジション用の枕やタオルで設定します．

⑤ピックアップバーを用いて，加温されたホットパックを取り出し，水切りをして湿熱法または乾熱法の要領で準備をします（図5）．ホットパックを患部に当てるときには，皮膚面の治療快適温（38～42℃：気持ちよく温かいと感じる）に設定します．

【湿熱法】（図6）
　部位の形状にあった80℃に加温されたホットパックをバスタオル6～8枚で包み，皮膚に接触させても皮膚接触面が快適温度になるようにします（図3）．

【乾熱法】（図6）
　湿熱法と同様に行いますが，ホットパックをビニール袋の中に入れ湿気を遮断し，バスタオル3～4枚で包み，患部に当てます．このとき，ビニール袋の口部の状態を確認して，患部に当てます．

⑥治療時間は20分間で，熱傷予防のため開始2～3分後に熱すぎないかを確認します．

⑦治療終了後には，ホットパックを取り除き，皮膚の状態を確認します．

⑧皮膚が湿っていると気化熱で放熱するので，タ

  トピックス

・損傷部位周辺の組織を加熱（40～43℃）すると，ヒートショックプロテイン（heat shock protein：HSP）を産生し，組織の修復を促進します（図4）[1]．

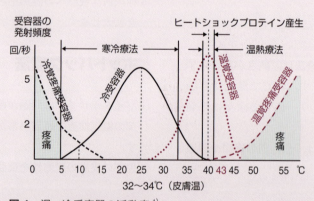

図4　温・冷受容器の活動度 [1]
水温33～34℃は温受容器も冷受容器も興奮する領域で，5℃以下の寒冷刺激は疼痛に変わり，45℃以上の温熱刺激も疼痛に変わります．

 先輩からのアドバイス

　体温を下げるために，体が自動的に発汗する温度は36.85℃とされています．体温調節機構は複雑ですが，汗（水）1gが室温で蒸発により失う熱量は，0.58 kcal（気化熱）です．汗ばんだ皮膚であれば，約37℃の皮膚温が臨床的に推測できます．通常の皮膚温は32～34℃です．

オルを押し当てるように水滴を拭いとる．
⑨使用したホットパックは，すみやかに加温器に戻します．湿熱法で皮膚と接触したバスタオルは洗濯に回し，濡れたバスタオルは乾燥させます．

⑩ホットパック療法による期待する効能を確認します．
⑪皮膚の接触面での温熱素材が適温でないと，熱傷の危険性が高まります．
⑫温熱療法による紅斑と熱傷危険領域は，温度と

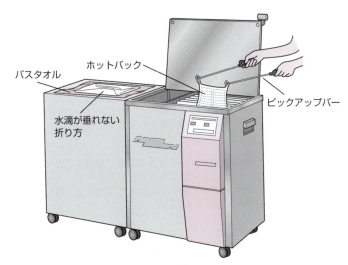

図5 加温器からのホットパック取り出し
加温器で20分間以上，加温しますのでホットパックの温度は80℃になります．熱いので，ピックアップバーを用いて，しっかりと水切りをする必要があります．

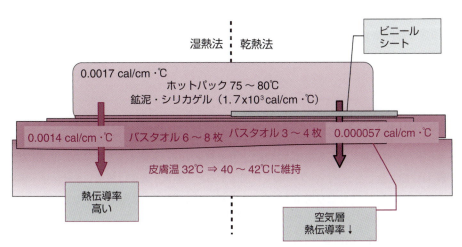

図6 ホットパックによる温熱療法（湿熱・乾熱法）
ホットパック療法には，湿熱法と乾熱法の2種類があります．ビニールシートでホットパックを包むと湿気が遮断され，空気層による温熱になり，患部のウェット感はなくなり，熱の伝達も表層になります．

 先輩からのアドバイス

ピックアップバーでホットパックを取り出すたびに，加温器から水も持ち出しますので，加温器内の温水量を常に確認する必要があります．

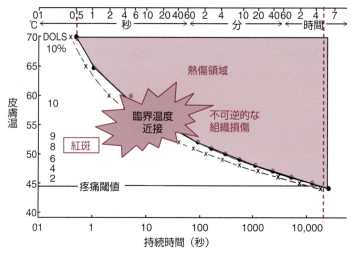

図7 熱傷の臨界温度[2)]
このグラフは熱傷の臨界温度です．45℃超える温度で加温するときに，加温時間をわずかでも超えてしまうと熱傷になることがあるので，十分な配慮が必要になります．44℃で6時間を経過すると熱傷となります．51℃までは受傷（熱傷）時間が1/2ずつ短くなります．

時間による熱傷の臨界温度曲線があります．その曲線が紅斑と非常に近接していますので，注意深く皮膚の確認をする必要があります（図7）．

● 症例

変形性膝関節症で膝関節屈曲筋群（ハムストリングス）が短縮し，長座位が保持できません．そこで，膝関節の屈曲拘縮を改善し，伸張運動（stretching exercise）を実施しました．まず，ホットパック療法により筋群や関節周囲組織の弾性を高めてから，関節可動域運動を実施します．また，ホットパック療法により末梢循環が改善しますので，加温部の筋群を収縮させ，静脈還流を促進する運動を実施します．

 先輩からのアドバイス

病棟からホットパックの貸し出しを依頼されることがありますが，放置すると感染の汚染源になることがあります（表1）．加温器でホットパックを80℃に加温すると，通常，雑菌は繁殖しませんが，病棟などに放置しておくと，常在菌などでかなり汚染されます．病棟などに貸し出した場合，すぐに回収しましょう．

表1 細菌やウイルスの死滅する温度・時間

細菌・ウイルス	死滅温度℃	時間
腸管出血性大腸菌 O157	75℃	1分間
カンピロバクター	65℃	数分間
サルモネラ菌	75℃	1分間
ノロウィルス	85〜90℃	1分30秒以上

加温器でホットパックを80℃に加温すると，通常の雑菌は繁殖しなくなるため，院内感染を予防する意味でも合理的です．

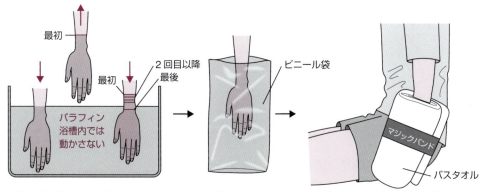

図8 パラフィン浴療法（グローブ法の手技）
パラフィン浴療法でのグローブ法の手技を示しています．毎回5mm程度浅くするようにパラフィン浴槽に浸し，10回ほど繰り返します．その後，バスタオルで保温して温熱効果を得るようにします．

● 物理療法実習体験

　ホットパック療法でバスタオルのみの湿熱法とビニール袋を活用した乾熱法を比較します．両方法のホットパックを作成して同部位に当て，皮膚接触面の快適温度を確認します．また，両方法の皮膚の湿潤度をティシュなどの滑り度で確認します．また，経時的に，皮膚温（または断熱皮膚温）を測定して変動をグラフ化し，湿熱法と乾熱法による温熱療法の相違点を確認します．

パラフィン浴療法

　各種温熱素材のなかで，パラフィンの冷却曲線が最も緩やかです．パラフィン浴療法には，グローブ法，浴中法，塗布法があります．パラフィン浴療法は，伝導熱方式で乾熱法ですが，時間とともに患者自身の汗により湿熱法に変換されます．そのため，パラフィン浴槽内で動かし，パラフィン被膜が破れると浴槽内のパラフィンにより水分（汗）が加熱され，熱傷の危険性が高まります．

　ホットパック療法と同様に，実施手順では患部の温覚や皮膚の脆弱性を確認します．

　頻度の高い手技であるグローブ法（図8）を紹介します．

①パラフィン浴槽の温度計で，適温（52〜53℃）であることを確認します．

②患部の汚れ，汗などを温水で洗い，タオルなどで水分をふき取ります．

③パラフィン浴槽に浸すときに，衣服に付着しないように患部を裸出させ，浸す体勢を整えます．

④最初，患部（手指〜手関節）を超える前腕部の深い部位までパラフィン浴槽に浸しますが，動かしてはいけません．数秒後，引き上げるとパラフィン被膜（白濁）が形成されます．

⑤浸す回数は8〜10回程度なので，同じポジションで毎回少しずつ浅く浸すようにすると回数分の被膜が段状に重なりをみせます．

⑥パラフィン被膜で覆われた患部の放熱を防ぐために，ビニール袋で包み込んだうえにバスタオルで覆い保温（20分間）します．このとき，治療時間中，安楽な体位や姿勢になるよう指導します．

⑦治療終了後にはパラフィン被膜を剥がし，パラフィン被膜は廃棄します．

⑧手間はかかりますが，パラフィン被膜は再生できます．

● 症例

　52歳の女性，関節リウマチを発症して17年が経過しています．手指関節に疼痛を訴えており，手指の変形（図9）[3]がみられます．手指に対する最も適切な物理療法としてはパラフィン浴療法が考えられます．パラフィン浴療法の特徴にある

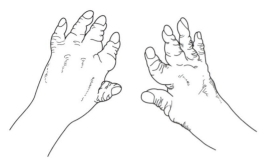

図9　関節リウマチの手指変形[3]

関節などの凹凸部位の形状にそった温熱療法ができるからです．温熱療法により，循環の改善や関節のこわばりの改善が得られます．

● **物理療法実習体験**

パラフィン浴槽に刷毛をつけ，大腿部にパラフィンワックスを塗布します．表面が乾いたら，約7〜8回繰り返しパラフィン被膜を作ります．または，パラフィン浴槽にガーゼを浸し，1枚ずつ同回数分のガーゼを重ね合わせます．その後，ラップフィルムで覆い，バスタオルで包み込みます．これらの手技とグローブ法での皮膚温（断熱皮膚温）を測定し，加温効果を確認します．同じ伝導熱による熱移動のホットパック療法と比較することにより，選択基準が明確にできます．

治療効果の判定手段（評価）

①温熱効果は，温熱療法実施前後で，赤外線による皮膚温度計で患部の皮膚温を計測します．組織温の上昇により得られた効果が，期待していた生体反応につながるかを確認します．

②筋緊張の程度は，温熱療法の実施前後に皮膚硬度計で患部の弾性を計測します．

③温熱部位を含む周径を計測し，わずかに浮腫

 先輩からのアドバイス

　パラフィンはワックスの1種ですので，床に落とすと滑って転倒の危険性が高まります．パラフィン浴装置の設置場所には薄い床シートなどを貼り，汚れ具合により剥がせるようにすると床面管理が容易です．
　パラフィン浴槽内の清潔管理には，浴槽内の底板の深さまでの温水を張ります．パラフィン内のゴミや垢などが重いので下層の温水に沈殿します．その後，排水口から温水と一緒にゴミなどを流し出すことにより，清潔に保持できます．

 先輩からのアドバイス

　パラフィンワックスの臭いが気になる場合には，メントールを数滴入れると効果的です．
　パラフィン浴療法で使用したパラフィンの再生方法は，市販の電気鍋（湯せん鍋）で約70℃に加熱し，漏斗（濾紙も必要）で濾過できます．加熱しすぎるとパラフィン蒸気が立ち，火災の危険性が増したり床面に付着したりするので注意が必要です．

 先輩からのアドバイス

　皮膚温は32〜34℃なので，この温度以上に熱をかければ温熱療法になります．筋温の最適温度は37℃です．また，体内温度は，体温計の表示温度と同じ35〜42℃です．

状態であることを確認します．

④温熱療法の効能（血流の改善，伸張性の増大，筋のスパズムの鎮静化，疼痛緩和など）が確認できないようであれば，他の理学療法を検討する必要があります．

⑤加熱方法による禁忌事項がなければ，温熱療法手段の選択基準は熱の深達度で決定します．

トピックス

・温覚受容器（センサー）は温度だけではなく，化学物質にも反応します．43℃以上に反応するTRPV1受容器（トリップ・ブイワン：熱さセンサー）ではカプサイシンでも活性化します．TRPV4（暖かさセンサー）では30℃前後の温度に反応します．25℃以下に反応するTRPM8受容器（冷たさセンサー）ではメントールでも反応します．17℃以下に反応するTRPA1受容器（冷たさセンサー）ではわさびでも反応します．抗炎症剤の湿布薬に含まれている物質により，熱く感じたり，冷たく感じたりしますが，皮膚温は変化していません（図10）．

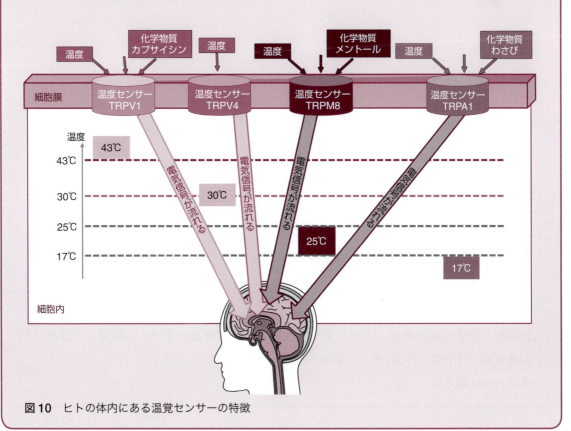

図10　ヒトの体内にある温覚センサーの特徴

確認してみよう！

- ホットパック療法やパラフィン浴療法は，（　①　）方式による（　②　）で，深達度は真皮から（　③　）までです．
- パラフィン浴療法は，伝導熱方式で（　④　）ですが，時間とともに患者自身の汗により（　⑤　）に変換されます．
- パラフィン浴療法は，パラフィン浴槽内で動かし，パラフィン被膜が破れると浴槽内のパラフィンにより（　⑥　）が加熱され，（　⑦　）の危険性が高まります．
- 熱源のホットパックやパラフィンの（　⑧　）も減衰し，（　⑨　）が良くなるとともに熱が拡散され，治療部位の加熱効果は（　⑩　）状態になります．温熱療法での治療時間は（　⑪　）が原則です．
- 患部が膝関節部などでグローブ法ができない場合には，（　⑫　）や（　⑬　）を使用して，パラフィン被膜をつくります．パラフィン浴療法と同様の効果が得られます．

解答

①伝導熱　②表在温熱療法　③脂肪層　④乾熱法　⑤湿熱法　⑥汗　⑦熱傷　⑧保熱時間　⑨血液循環　⑩平衡　⑪20分　⑫刷毛　⑬ガーゼ

　※⑫と⑬は順不同

（杉元　雅晴）

引用・参考文献

1) Low J, Reed A：Heat and cold. Electrotherapy Explained：Principles and Practice, 3rd ed, Butterworth Heinemann, 2000, p222.
2) Moritz AR, Henriques FC：Studies of Thermal Injury：Ⅱ. The Relative Importance of Time and Surface Temperature in the Causation of Cutaneous Burns. Am J Pathol 23（5）：695–720, 1947.
3) 第51回理学療法士国家試験問題（午後　問題10のイラスト）

第3章　温熱療法（2）エネルギー変換療法

温熱療法（2）エネルギー変換療法

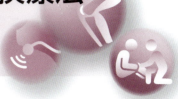

エッセンス

- 本章で取り扱う温熱療法は，エネルギー変換熱を用いた**深部温熱療法**です．ホットパック療法やパラフィン療法と異なり，体の表面の組織より深層を加温する目的で使用します．
- **エネルギー変換療法**には，電磁波（横波）を用いる「極超短波療法」「超短波療法」と，**音波（縦波）**を用いる「超音波療法」があります．本章で扱う深部温熱療法は，電磁波エネルギーを用います．
- 極超短波療法により効率よく温熱効果を得るためには，**Lambertの余弦の法則**，**逆二乗の法則**を理解して，患部にアプリケーターを配置することが大切です．
- 電磁波のなかでも「極超短波療法」と「超短波療法」では周波数が異なります．そのため，組織のエネルギー変換機序が異なり最適な療法を選択して使用します．
- どちらの療法も植込まれた金属に対して行うことは禁止されています．体内はもちろん，装飾品などには注意してください．
- 極超短波治療器からの電磁波の放射は治療部位だけでなく治療者や周辺機器へ配慮が必要です．アプリケーターからは治療者や周囲の人と1m以上，心電図モニターなどの電子機器とは1.5m以上離します．

定義

エネルギー変換療法とは、熱以外のエネルギーを照射することで、体内で振動が生じて熱エネルギーに変換される療法です。振動エネルギーには、電磁波による極超短波・超短波と音波による超音波があります。

電磁波は**横波**です。横波は、波の進行方向に対して、上下に垂直に振動する波です（**図1**）。1秒間に横波が往復する回数のことを周波数といい、Hz（ヘルツ）で表します。また、上下に振動する波の高さは波の強度を示します（**図2**）。また、電磁波は、電場と磁場がそれぞれ影響して発生します。電場と磁場の関係は、右ねじの法則で説明できます（**図3**）。極超短波治療器から発生した電場の進行方向に対して、右ねじの法則により右回転の磁場が発生します。その磁場に対して電場が発生し、電場と磁場が空間に交互に発生して進行します（**図4**）[1]。

分類

極超短波と超短波は、可視光線、赤外線、テレビ・ラジオ等の電波と同様の電磁波の一種で周波数が $3×10^9$ Hz 以下の電磁波です。X線のように生体組織の分子・原子を電離・励起するようなエネルギーをもたず、発がんや遺伝子変異などの生体作用は示さないとされています。

電磁波のなかでも極超短波の周波数は300～

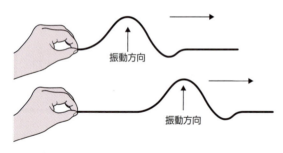

図1　横波
1本のひもを上方へ振動させると、波の進行方向に対して上方に横波が生まれます。電磁波も進行方向に対し、上下に振動する波となります。

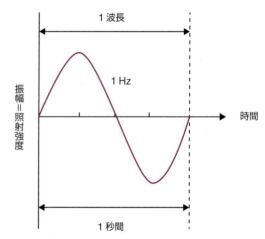

図2　周波数と波長、照射強度
1秒間に波が何回往復するかを周波数といいます。また1往復する波の長さが波長となります。このとき、横軸は時間、縦軸は横波の振幅の大きさを示すため、照射強度となります。

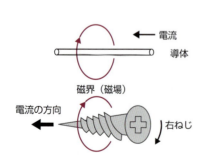

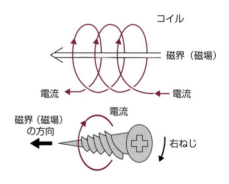

図3　右ねじの法則
導体に電流が流れると、その周辺に円形の磁場が発生します。磁場は、右ねじの法則に従い、電流の進行方向に対して右回転の磁場が発生します。電流が直進に進む導体であってもループを描くコイルであっても右ねじの法則があてはまります。

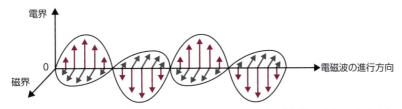

図4 電磁波の進行方向と発生する電場と磁場の関係（文献1より一部改変）

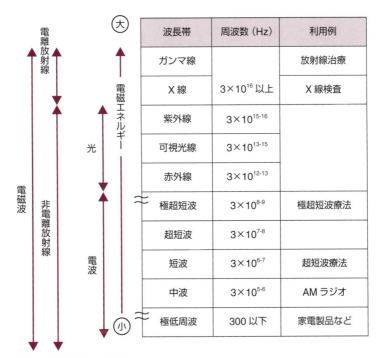

図5 電磁波と波長域

3,000 MHzであり，治療機器では，**2,450 MHz**が用いられ，電子レンジと同じ周波数帯の治療です．超短波の周波数は30〜300 MHzですが，厚生労働省で認められて治療機器は，短波の範囲である**27.12 MHz**が用いられます（**図5**）．

治療原理

極超短波療法によって加熱される原理は，**誘電加熱**です．生体は，多くの分子で構成され，そのうちの70%を占めているのは水分子です．水分子は，1個の酸素（O^{2-}）に2個の水素（H^+）が共有結合で結ばれていますが，結合している角度に偏り（104.5°）があります．このように偏りがあり，分子内のプラス（正電荷）とマイナス（負電

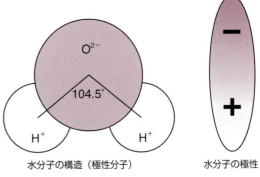

図6 水分子の構造と極性

荷）の重心が一致しない分子を極性分子といい，電気的極性をもちます（**図6**）．水分子に電場を交互にかけると分子は回転を始めます．周波数を高くすると分子の回転運動が周波数に追いつかなくなり，これを誘電喪失といいます．極超短波は

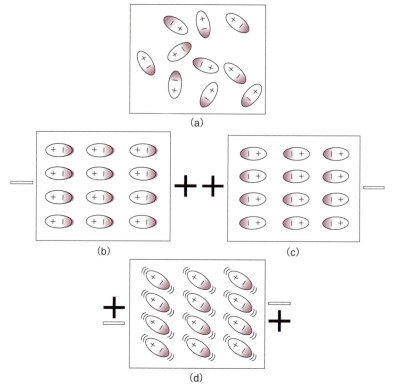

図7 極性分子（水分子）の振動による誘電加熱
(a) 外部からの電場がないときは，極性分子はそれぞれ自由な方向を向いています．(b) 外部から電場が発生すると極性分子は電場の影響を受けて同一方向に並びます．(c) 逆方向の電場が発生すると極性分子は向きを変え，同一方向に並びます．(d) 電場が高頻度に切り替わると分子の回転や振動が一定でなくなり，分子間に摩擦などが生じて熱が発生します．

2,450 MHz であるため 24 億 5,000 万回，電場が交互に変動します．極性分子である水分子がこの磁場の影響を受けやすく，誘電喪失による摩擦により電磁波のエネルギーが熱エネルギーに変化します（**図7**）．また，深部の加熱の度合いは，誘電率が影響します．誘電率とは，物質の分極のしやすさを表す用語で，誘電率が大きいほど発熱の度合いが大きく，組織によって固有の**誘電率**をもちます．生体では，極性分子である水分子を多く含む組織（筋，血液）ほど誘電率が高く，脂肪組織では低くなります（**表1**）[2]．

超短波療法によって加熱される原理は，アプリケーターによって異なります．アプリケーターは2種類あり，誘導コイル型とコンデンサー型です．**誘導コイル型は誘導加熱**（**図8**）で，コンデンサー型は極超短波と同様に**誘電加熱**です．誘導加熱では，誘導コイルから発生した磁場により渦電流が発生し，そのエネルギーが組織内で**ジュール熱**に変換されます．体の水分，つまり体液には電解質（イオン）が含まれます．電解質とは，水に溶けると電気を通す物質のことです．電解質は渦電流を受けて，イオンの衝突が起こることで熱を発生します．組織で生じる総熱量は，組織に到達する磁場の強度とその組織の渦電流に対する電気伝導率（**表2**）[3]によって決定されます．

電磁波には，**屈折，反射，吸収**といった性質が

表1 極超短波による組織の誘電率[2]

組　　織	誘電率
血液	80
筋	72〜76
脳	68
脂肪	15
皮膚・骨	5〜16
蛋白質などの個体含有物	5〜16

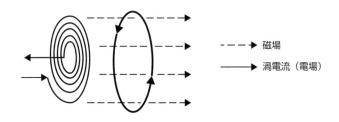

表2 周波数 25 MHz 超短波における各組織の電気伝導率（文献3より一部改変）

組　織	伝導率（ジーメンス /m）
筋	0.7 〜 0.9
腎臓	0.83
脳	0.46
脂肪	0.04 〜 0.06
骨	0.01

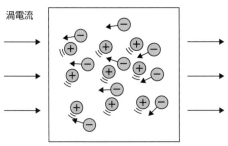

図8　誘導コイルによる渦電流とジュール熱の発生（超短波療法）

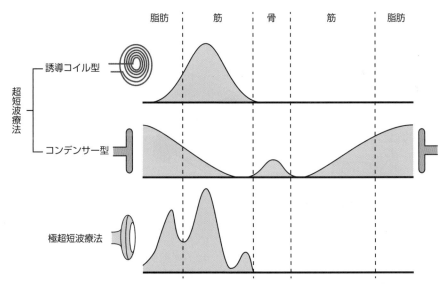

図9　電磁波による治療機器とアプリケーターの違いによる熱分布の比較[3]

あります．電磁波は，波長が長いほど組織に吸収され短いほど反射が生じます．極超短波と超短波を比較すると，波長が短い極超短波は，生体の深部に到達する過程で反射作用が強く現れます．超短波治療器のコンデンサー型のアプリケーターを使用する場合は，電流が表在組織に集まり，その下に脂肪などの電導性の乏しい組織があるとそれより深部の組織には効果的に浸透しないため，脂肪が多い場所への使用は適切ではありません．機器やアプリケーターの違いにより，組織の加熱効果が異なります（**図9**）．

物理療法機器には，**図10，11** 以外に，磁気と振動と温熱を併用した磁気加振式温熱治療機器も使用されます．極超短波療法と赤外線療法とを比較して，皮膚表面，深達度 1 cm の温度変化がともに高い傾向があったという報告[4]や，（電気ホットパック療法と比較したときは）ホットパック自体が冷めないので電気ホットパック療法のほ

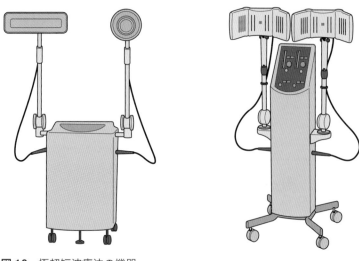

図10　極超短波療法の機器

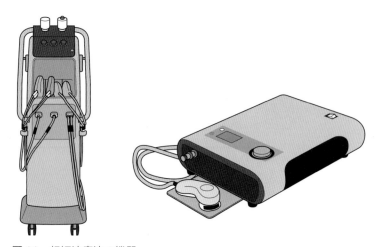

図11　超短波療法の機器

うが温度の上昇が高いという報告もあります[5]．
● 法則の考慮
　極超短波を効果的に設定するためには，次の2つの法則を考慮してアプリケーターを患部に設定します．
1) Lambertの余弦の法則
　照射強度は，光源（発生源）と治療部位を結ぶ線と体表面に対する垂直軸とのなす角の余弦（コサイン）に比例します．患部に対して，照射角度が大きくなるほど治療部位に届くエネルギーが低下します（図12）．
2) 逆二乗の法則
　蛍光灯の光や極超短波・超短波で用いる電磁波は，光源から放射状に広がりながら進みます．波は分散するとエネルギーが低下します．どの程度低下するか理解するものが逆二乗の法則です（図13）．光源と治療部位の距離の2乗に反比例して強度が減ります．具体的には，光源から治療部位の距離をLとしたときの強度を1とすると，治療部位との距離を2Lにしたときの強度は，2の2乗となり1/4の強度に低下し，放射される面積が広くなります．このことから光源と治療部位は，適切な距離が必要です．

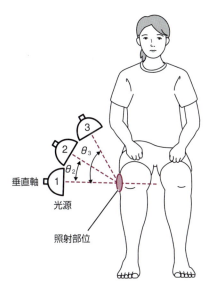

光源	θ	余弦の値
1	0°	1.00
2	30°	0.87
3	60°	0.50

図12 Lambertの余弦の法則

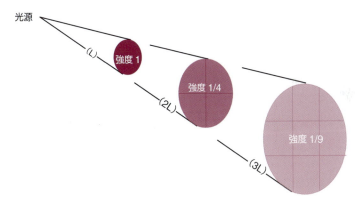

図13 逆二乗の法則

治療目的

●適応

ホットパック療法などの表在温熱療法と比べると深部組織を加熱することが可能であり，深部温熱療法である超音波療法と比べると広範囲を加熱できます．

①慢性炎症性の関節疾患

変形性膝関節症や肩関節周囲炎などの疼痛緩和が期待できます．

②亜急性期以降の外傷

打撲，捻挫，脱臼

③亜急性期以降の筋・筋膜性疾患

腰痛，腱鞘炎

④関節可動域（ROM）制限

関節包，靱帯，表層の筋の短縮がおもな原因となっている制限は，伸張運動の前に適用することで，関節可動域が拡大できます．また，超短波は，筋組織をとくに加熱する特性があるため，筋原性の制限には有効です．

●禁忌

①体内に金属が埋められている部位

金属の特性として電磁波を乱反射するため，挿入された金属と組織の境場部に電磁波エネルギーが集中してホットスポットとなり，組織の熱傷リ

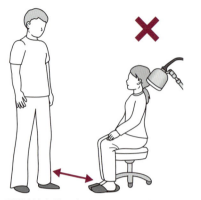
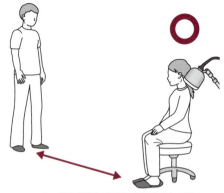

理学療法士がアプリケーターから近すぎる　　1m以上離れて患者の様子をうかがう

図14 極超短波治療中の理学療法士の立ち位置

スクが高くなります．
②心臓ペースメーカ
　金属の特性に加えて，磁場がペースメーカの機能に干渉して誤作動を起こすことがあります．体のどの領域の治療にも使用しないように推奨されます．
③眼球，男性生殖器などの乏血部位
　加温されても血流が乏しいため，生体の機能を損傷する危険性があります．
④疾患，外傷の急性期や強い炎症症状を有するとき
⑤妊婦の腹部
　母体への超短波療法による自然流産などが動物実験で報告されています．
⑥感覚異常のある部位
　温痛覚に異常を有している場合は，過加熱されても患者自身が気づかず，熱傷を起こす危険性があります．
⑦悪性腫瘍の部位
　悪性腫瘍の領域では温度が40〜41℃になると腫瘍が増殖します．
⑧他の医療機器を装着している患者（補聴器など）
　医療機器の種類によっては，電磁波の影響により誤作動を起こす恐れがあります．
⑨出血傾向がある部位や血友病患者
　局所の血流が増大すると出血する危険性があります．
⑩成長期の骨端部

　成長中の骨端に対する影響は不明ですが，骨端閉鎖速度に影響することがあるため，使用は推奨されません．
⑪血栓症のある部位
　温熱効果により血流が増加すると，血栓を遊離させる危険があります．

●注意事項
　極超短波は放射状に電磁波が発生します．そのため，治療部位以外にも電磁波の影響を受けることがあります．治療者は，業務上，頻回に治療器の設定をするため，機器の近くにいると電磁波の影響を受けることがあります．半球形アプリケーターから1m，長方形アプリケーターからは0.5m は離れて待機します[6,7]（**図14**）．また，周囲の電子機器にも影響を及ぼすことがあります．心電図モニターの受信機とトレッドミルは1.5m，パルスオキシメーターとシリンジポンプは0.5m以上離します[8]．

極超短波療法

①バイタルサインに問題がないこと，カルテから心臓ペースメーカなどの禁忌に該当していないか確認します．
②照射部位の範囲によってアプリケーターを選択します．肩，膝といった狭い範囲の照射には半球形アプリケーターを選択し，腰部などの広い範囲には長方形アプリケーターを選択します．
③患者に次の2点を説明します．携帯電話機やア

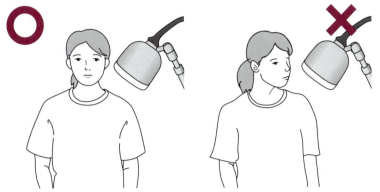

図15 治療中に患者がアプリケーターをのぞき込んだりしないように実施前に説明します．保護眼鏡を使用することもあります．

クセサリー，時計，補聴器などは外すこと．肩など顔に近い部位を治療対象とする場合，アプリケーターを直視することで白内障などの健康被害を及ぼす可能性があるので，直視しないこと（**図15**）．

④治療中に体位を変えると，アプリケーターと治療部位の位置関係が変更され，治療効果が低下したり，熱傷になることがあります．治療中に動くことのない安楽な姿勢を確保します．

⑤アプリケーターは，照射部位から10 cm（握りこぶしを立てた距離）程度離して設定します．アプリケーターと皮膚を接触させると，その部分にエネルギーが集中し，熱傷を起こしやすくなります．この部位のことをホットスポットといいます．また，離しすぎると逆二乗の法則によりエネルギーが分散してしまいます．適切な距離と角度を設定します．

⑥強度は100 W（80～120 Wの範囲）として，患者が心地よく温かいと感じるように設定します（**表3**)[10]．

表3　極超短波の照射適応量 [10]

微量	温かさを感じる閾値以下の量
少量	かろうじて温かさを感じる量
中量	心地よく温かい量
大量	熱さに耐えられる程度の量

⑦治療時間は15～20分です．2～3分後に熱傷予防と照射強度の適量について確認します．
⑧治療終了後には，照射部位の皮膚の発赤と熱感を確認し，極超短波の効果を確認します．

超短波療法

①極超短波と同様にバイタルサインに問題がないことと，禁忌に該当していないか確認します．
②照射部位に合わせてアプリケーターを選択します．肩，膝，足首といった狭い範囲の照射にはコンデンサー型を使用し，筋に温熱を加えたい場合は誘導コイル型を選択します．
③患者に次の点を説明します．携帯電話機やアク

トピックス

・極超短波療法の使用状況と安全管理について，リハビリテーション科がある病院とクリニックにアンケート調査を行ったところ，使用頻度は0.8～160人/日，治療時間は全施設10分，出力は60～200 W（200 Wは間欠波）でした．極超短波治療器の使用により患者に不調が生じたことがあった施設は29.6％であり，その内訳は，発赤，軽度の熱傷，気分不快でした．また，周辺機器に不具合が生じたことがあった施設は25％であり，その内訳は，電子機器の誤作動，煙探知機の作動でした．

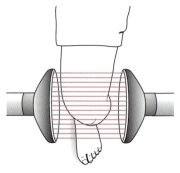
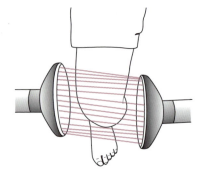

膝に対して左右均等に配置（適切）　　　膝に対して左右不均等に配置（不適切）

図 16 コンデンサー型の配置による熱の分布

セサリー，時計，補聴器などは外すこと．
④治療中に体位を変えると，アプリケーターと治療部位の位置関係が変化するため，治療効果が低下したり，熱傷になることがあります．治療中に動くことのない安楽な姿勢を確保します．
⑤誘導コイル型やコンデンサー型（タイプ）のアプリケーターを患部に配置します．このとき，発汗などで皮膚に水分が付着していると，超短波により加熱され熱傷の危険性があるため，タオルを1枚挟みます．コンデンサー型は，患部に対し，平行に，そして左右均等に配置してください．配置がずれると，発熱の分布に偏りが生じます（**図 16**）．
⑥強度は，患者が心地よく温かいと感じる中量に設定します．
⑦治療時間は 15〜20 分です．2〜3 分後に熱傷予防と照射強度の適量について確認します．
⑧治療終了後には照射部の皮膚を確認し，超短波の効果について確認します．

物理療法と組み合わせると効果的な運動療法の紹介

●極超短波療法

変形性膝関節症で膝痛があり，膝の伸展制限があります．そこで，極超短波療法により膝関節痛を取り除いたあとに関節可動域運動を実施しました．極超短波療法により血行を介して発痛物質が除去され疼痛が緩和しますので，可動域を拡大する前に実施します．治療効果の判定手段として，自覚的な疼痛のスケールとして VAS（visual analogue scale）や NRS（numerical rating scale）を用います．NRS は，疼痛を 0〜10 の 11 段階に分け，疼痛がまったくないを 0，いままで体験してきたなかで最悪の疼痛を 10 として，疼痛の点数を問うものです．どちらを使用してもかまいません．

●超短波療法

僧帽筋に筋スパスムがあり，肩甲骨と肩関節屈曲・外転に関節可動域制限があります．超短波治療器の誘導コイル型のアプリケーターにより筋群に温熱を加え，血流を改善したうえで，僧帽筋の自動運動を実施しました．筋群に対して温熱を加

 先輩からのアドバイス

実施する前に，衣服に金属（金，銀）糸が使用されていないことを確認してください．また湿布（水分を含んだパップ剤）など治療部位に貼付されていないことを確認してください．治療の際に使用する椅子やベッドも金属製留め金を使用していない木製が最適です．

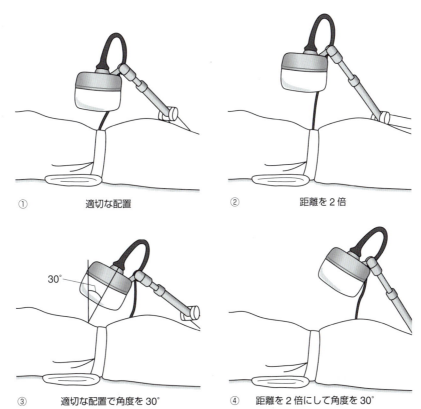

図17 実習体験．①適切な配置（10 cm），②距離を2倍（20 cm）にした配置，③患部に対して角度（30°）をつけた配置，④距離を2倍にして角度（30°）をつけた配置．脊柱の前弯を防止するため，バスタオルまたは羽根枕を敷くことにより安楽な姿勢を保持します．

えることで，筋の弾性が向上するので，自動運動が容易になり，関節可動域の拡大に効果的です．

物理療法実習体験

●極超短波療法

極超短波治療器の出力を一定にしたうえで，治療部位からアプリケーターを10 cmの位置に配置したり遠く配置したり（逆二乗の法則），治療部位に対して垂直に配置したり，傾けて配置したり（Lambertの余弦の法則）してください．患者役の体感温度と皮膚温を測定し，違いを確認してください．また，断続的に深部温度または，血流を測定し，変動をグラフ化して，適切な配置でアプリケーターを設置する重要性を確認します（図17）．

●超短波療法

ハムストリングスに，下肢伸展挙上（straight leg raising：SLR）でストレッチングを実施するまえに超短波療法を実施した場合と，SLRのストレッチングのみの場合とを比較し，SLR角度変化を測定してください．また，患者役のSLR測定時の伸張感の違いも確認してください．

先輩からのアドバイス

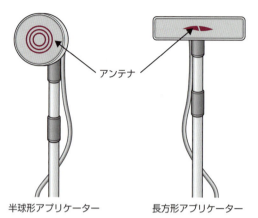

半球形アプリケーター　　長方形アプリケーター

図18 極超短波治療器の内部構造

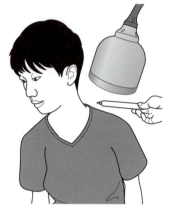

図19 照射面の確認

現在では，多くのアプリケーターの内部に蛍光管が設置されており，患者にとって極超短波の照射感を感じさせるようになっています．アプリケーターの内部のアンテナの構造により，照射形態が異なります．必ずしも，半球形アプリケーターによる照射が円形の照射面で，長方形アプリケーターによる照射が長方形の照射面ではありません（図18）．それゆえ，アプリケーターの形状と照射面が一致していません．必ず，患部の照射面上で蛍光管（小型）使用して確認してください（図19）．

Topics トピックス

- 極超短波療法で用いられている機器は，電磁波による周りへの影響が危惧されています．それに伴い，直接，体に接触させたり（左），患部を覆うことができる（右）アプリケーター（図20）機器が販売されています．接触型のアプリケーターは，アプリケーターと患部を接触させて使用することで，**電磁波の不要な拡散を低減**することができます．そのため，従来の機器より弱い出力で患部を温めることができます．必ず患者の**体感温度**を聞き取りながら出力を設定し，安全性を確かめてください．

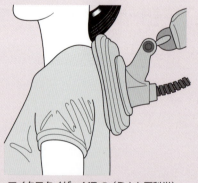
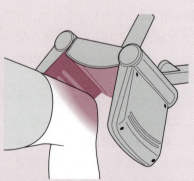

マイクロタイザー MT-5（ミナト医科学）　　マイクロサーミー（オージー技研）

図20 工夫されたアプリケーター

先輩からのアドバイス

　欧州や米国では，極超短波治療器の使用が禁止されており，超短波治療器が普及していることから，極超短波療法に比べ超短波療法における研究報告が多くなっています．日本の医療機関では，使用が認められていることと，取り扱いが容易な点から極超短波治療器が普及しています．

先輩からのアドバイス

入れ墨やタトゥーへの対応について [11, 12]

　現在，深部温熱療法における入れ墨やタトゥーについては安全性を考えて禁忌とされています．

　入れ墨は，金属の酸化物などから作成される顔料を使用することが多く，深部温熱療法には危険であると考えられます．タトゥーは顔料ではなく染料系の色素を使用することが多いのですが，染料系にも金属の酸化物などから作成されるものもあるため，治療部位に入れ墨やタトゥーがある場合には照射しないでください．

　ちなみに，MRI 撮影では，マスカラやアイラインなどの化粧，入れ墨，湿布薬などは禁忌になっています．

確認してみよう！

- 電磁波を用いた極超短波療法と超短波療法は，電磁波のエネルギーを体内で（　①　）エネルギーに変換できるため，生体の深部を温めることができます．
- 電磁波は，（　②　）波といわれ，（　③　）と（　④　）によって発生され，放射されます．
- 極超短治療器の周波数は，（　⑤　）MHzで，極超短波長領域の周波数を利用しており，超短波治療器の周波数は，（　⑥　）MHzで，短波波長領域の周波数を利用します．
- 極超短波療法の発熱機序は，（　⑦　）で，超短波の発熱機序は，アプリケーターによって異なり，コンデンサー型は（　⑦　）で，誘導コイル型は，（　⑧　）です．
- 極超短波治療器を患部に設置する際は，（　⑨　）の法則と（　⑩　）の法則を念頭に入れて設定します．
- 極超短波療法の強度は80〜120Wの範囲で設定するか照射適応量の（　⑪　）に設定します．超短波療法の強度も照射適応量の（　⑪　）に設定します．

解答

①熱　②横　③電場　④磁場　⑤2,450　⑥27.12　⑦誘電加熱　⑧誘導加熱　⑨Lambertの余弦　⑩逆二乗　⑪中量

　※③と④，⑨と⑩はそれぞれ順不同

（藤田　峰子）

引用文献

1) (有)マックコーポレーションウェブサイト（https://denjiha.macco.co.jp/emc/）（2019年2月26日アクセス）
2) 荻島秀男ほか編：リハビリテーションクリニックス2 物理療法のすべて．医歯薬出版，1973，p 139.
3) Michelle HC 著，渡部一郎訳：EBM 物理療法．原著第4版，医歯薬出版，2015，pp 220-222.
4) 松澤 正ほか：各種温熱療法の表面皮膚温および深部温に及ぼす影響について．理学療法学21（Suppl 2）：123，1994.
5) 松澤 正ほか：磁気振動温熱療法における磁気の生体への効果の検討．理学療法学24（Suppl 2）：400，1997.
6) 川村博文ほか：極超短波治療器のアプリケータタイプの相違による人工電磁場環境の比較検討―半球形と長方形のアプリケータを用いて．理学療法学33（Suppl 2）：439，2006.
7) 岡崎大資ほか：物理療法場面における超短波・極超短波治療器から発生する人工電磁場の測定．日物理療会誌9：7-10，2002.
8) 高木峰子ほか：極超短波治療器による電磁場環境が医療機器に及ぼす影響．日物理療会誌18：46-49，2011.
9) 高木峰子ほか：極超短波治療器の使用と管理に関するアンケート調査．理学療法学43（2）：190-191，2016.
10) 森 和，高橋晄正：物理療法の実際．改訂第6版，南山堂，1985，pp106-114.
11) 外山まゆ：ここまでしたい！専門手技のダンドリ．Brain Nurs30（7）：706-713，2014.
12) 田中良一：なぜ？からわかる放射線基礎講座　放射線診療トリビア②．Vasc Lab8（1）：79-81，2011.

参考文献

13) 奈良 勲監：理学療法学事典．医学書院，2006.
14) 庄本康治編：PT・OT ビジュアルテキスト エビデンスから身につける物理療法．羊土社，2017.
15) 網本 和ほか編：標準理学療法学 専門分野 物理療法学．第4版，医学書院，2013.
16) 石川 朗総編集：15レクチャーシリーズ 理学療法テキスト 物理療法学・実習．中山書店，2014.
17) 細田多穂監：シンプル理学療法学シリーズ 物理療法学テキスト．改訂第2版，南江堂，2013.

第4章 温熱療法（3）超音波療法

温熱療法（3）超音波療法

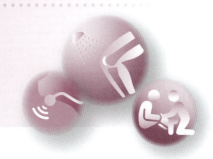

エッセンス

- 超音波は，電気や光線のような横波ではなく，疎密波とよばれる縦波です．
- 超音波療法には**温熱効果**と**機械的刺激効果**があります．温熱効果は組織の振動によるエネルギー変換熱により得られます．機械的刺激によりキャビテーションや微細振動が得られ，細胞レベルの効果に期待できます．
- 超音波は周波数により深達度が変わり，1 MHz は深層組織（約 23 mm）に標的組織がある場合に用い，3 MHz は浅層組織（約 8 mm）に標的組織がある場合に用います．
- 超音波は照射時間率を設定することにより，連続モードとパルスモードを選択できます．
- 超音波の強度には空間平均時間最高強度（SATP）と空間平均時間平均強度（SATA）があります．
- 超音波導子の性能には**ビーム不均等率**（BNR）と**有効照射面積**（ERA）があり，BNR は 5：1 以下が推奨されています．また，ERA の 2 倍の面積が治療効能面積となります．
- 超音波療法には固定法と移動法があり，移動手技にはスクロール法と回転法があります．
- 超音波療法の適応には，①軟部組織の短縮，②圧迫由来の神経症状，③筋・腱部の炎症，④組織損傷（創傷・骨折），⑤石灰化沈着，⑥フォノフォレーシスなどがあります．
- 超音波は物理療法として治療にも用いられますが，診断・評価にも用いることができます．

分類

超音波療法は温熱療法の一部（深部加温が可能な温熱療法）として紹介されることが多いのですが，温熱効果以外にも機械的刺激効果があり注目されている物理療法手段の1つです．

定義

●超音波とは？

ヒトの聴力は 30 Hz ～ 20 kHz の音波であれば聞き取ることができます．20 kHz を超える音波を超音波とよび，ヒトは聞き取ることができません．この音波は電気や光線などの横波とは異なり縦波です．縦波は，物質の一部に圧力を加えて局所的な密度の変化を生じさせます．圧縮されて密度の大きくなる部分と小さくなる部分とが交互に生じ，この密度の変化も疎密波として伝わります（図1）．この縦波の超音波を利用して検査を行うのが超音波検査（エコー検査）であり，治療を行うのが超音波療法です．

●超音波の物理的特性

1）超音波の伝播

超音波の波動は，空気，液体，個体などの媒体を伝播しますが，その際は，反射，屈折，吸収などの現象を起こします．この伝播はスネルの法則（図2）に従います．

2）反射

超音波は組織の音響インピーダンスが大きく異なるものにぶつかると反射され伝播されなくなります．たとえば，軟部組織と骨とでは音響インピーダンスが異なるため骨近傍の組織では 1.5 倍近くのエネルギーが与えられます（図3）．骨膜は痛覚受容器を有するため，骨への過度な照射はチリチリとした疼痛を生じることがあります．

3）減衰・吸収

超音波が伝播しながら強度が減少することを減衰といいます．この減衰には，吸収減衰，拡散減衰，散乱減衰（図4）があります．生体内では，MHz の周波数帯での減衰は吸収が主で，吸収減

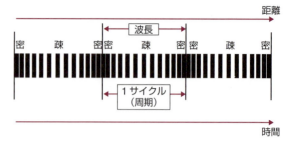

図1 超音波の周波数の理解
超音波は縦波であるため，密から密まで，もしくは疎から疎までを1周期といいます．

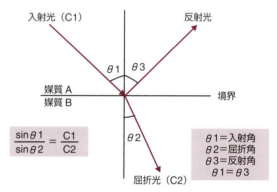

図2 スネルの法則
光線が平面（屈折率の異なる媒質の境界）に入射した場合の入射角と屈折角，さらに媒質の屈折率の関係を表す法則のことで屈折の法則ともいいます．

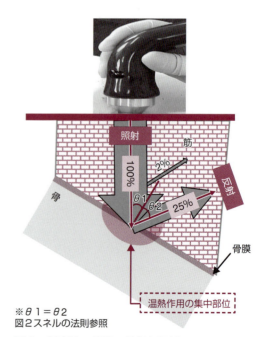

※ $\theta 1 = \theta 2$
図2スネルの法則参照

図3 超音波の組織の吸収と反射
骨からの超音波反射は，骨膜（疼痛を感じる組織）で，局所的に温熱作用が集中します．

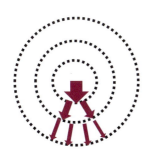
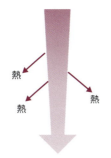
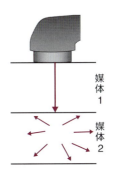

拡散減衰
球面波では，音源から距離が離れるほど超音波は広がるため減衰していきます．

吸収減衰
媒質中の微小粒子が振動して超音波を伝える場合，超音波のエネルギーの一部は熱などに変わるため，減衰していきます．

錯乱減衰
媒体の境界面からも反射は起こりますが，不均質な媒体中からも反射は起きます．この反射は一方向だけでなくさまざまな方向に反射波を出すので散乱といいます．

図4　減衰の種類

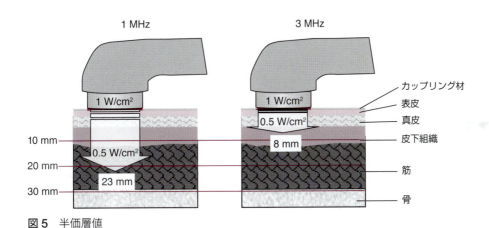

図5　半価層値

衰は音響エネルギーが媒体中に吸収され，熱に変換（**エネルギー変換熱**）されます．

4）指向性

超音波は音波であるため，同心円状に媒体を伝播し，波長が短くなる（周波数が高くなる）と一定方向に伝播します．この性質を指向性とよびます．この性質により標的組織を限定できます．

5）半価層値

皮膚より照射した超音波が，吸収などにより減衰し，強度が半分になる深さを半価層値とよび，この値は組織により異なります（**図5**）．この**半価層値**は周波数に反比例します．臨床現場で用いられる超音波の半価層値は，1 MHz で約 23 mm，3 MHz で約 8 mm といわれています．

治療目的

●温熱効果

超音波が組織内を伝播する音響エネルギーが組織に吸収され熱産生がなされます．そのため，超音波エネルギーの組織吸収率により加温効果は異なります．この加温効果は組織の吸収係数に影響を受けます．吸収係数は，コラーゲンの多い組織では高く，水分が少ない組織では低いとされます．すなわち，腱や靱帯，関節包などは吸収係数が高く，脂肪組織や神経などは吸収係数が低いです．超音波の温熱効果は，吸収係数の高い，腱や靱帯，関節包などで得られやすく，脂肪組織や神

経などでは得られにくくなります．比較的深部であっても吸収係数が高い組織が加温されるため，深部加温に適しています．

●機械的刺激効果

超音波には温熱効果以外にも機械的刺激効果があり，代表的なものとしては安定したキャビテーションや微細振動です．そのほか細胞レベルでの効果（蛋白発現の促進・抑制，細胞の活性，膜透過性の促進，微小循環改善など）が多くあります．適用する際は，照射時間率により加温効果を低くし標的組織に対して適切な強度にする必要があります．それは，過剰な加温は細胞障害および組織障害をきたすことがあるためです[1]．

実施上の留意点

●周波数

周波数とは1秒間に繰り返される縦波の回数です．超音波の周波数は疎密波の密から密，もしくは疎から疎までを1サイクルとして，1秒間に繰り返されるサイクル数が周波数となります（図1）．

治療用超音波は1 MHzあるいは3 MHzが多く使用されます．1 MHz超音波は深部まで到達するため深部組織の照射に適しており，3 MHz超音波は浅層組織に照射するのに適しています．また，周波数が低いと超音波は拡散しやすく，高いと周波数が収束しやすい特性があります．

●照射時間率

超音波は連続的に照射する方法（**連続モード**）と間欠的に照射する方法（**パルスモード**）があります．パルスモードでは照射する期間を，5％，10％，20％，50％など変更可能であり，この比率を照射時間率といいます．連続モードの場合は温熱効果に，パルスモードの場合は機械的刺激

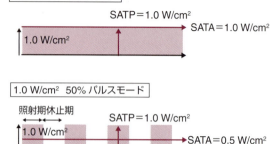

図6 空間平均時間最高強度（SATP）と空間平均時間平均強度（SATA）

効果に期待できます．

●強度

超音波の強度は**空間平均時間最高強度**（spatial average temporal peak intensity：**SATP**）と**空間平均時間平均強度**（spatial average temporal average intensity：**SATA**）があります（**図6**）．SATPは照射時の超音波の空間最高強度を示しています．SATP 1.0 W/cm^{2}の場合，連続モードでは1.0 W/cm^{2}が継続して照射され，パルスモードでは照射期に1.0 W/cm^{2}が照射されます．SATAはパルスモードでの照射期と非照射期を合わせて平均した超音波の空間平均強度を示しています．SATP 1.0 W/cm^{2}の場合，連続モードではSATAも1.0 W/cm^{2}となりますが，50％パルスモードの際はSATAは1.0 W/cm^2×0.5＝0.5 W/cm^{2}となります．今日の超音波療法は連続モードで温熱効果，パルスモードでは非温熱効果といわれていますが，前述の式から読み取れるのは，SATP 2.0 W/cm^{2}でパルスモード50％であればSATAは1.0 W/cm^{2}となり，SATP 1.0 W/cm^{2}の連続モードと同じ強度になることです．

①パルスモードでの温熱効果を得ることは難しい．

> **P**oint
> ・ピエゾ効果（圧電効果）とは，物質に圧力を加えると圧力に比例した分極が現れる現象です．逆に，電界を印加すると物質が変形する現象を逆ピエゾ効果（逆圧電効果）といいます．これらの現象は日常生活でも多く用いられ，眼鏡用超音波クリーナー，クオーツ時計などに利用されています．

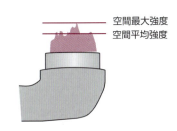
BNRが安定している超音波導子
BNR 5：1以下

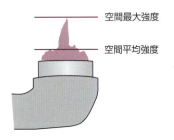
BNRが不安定な超音波導子
BNR 6：1以上

図7　ビーム不均等率（BNR）

表1　温熱効果と機械的刺激効果

	連続モード	パルスモード
温熱効果	◎	△
機械的刺激効果	○	◎

②連続モードでも機械的刺激効果が得られています（**表1**）．

● ビーム不均等率

超音波導子の性能の1つに**ビーム不均等率**（beam non-uniformity ratio：**BNR**）があります．空間最高強度（W/cm^2）：空間平均強度（W/cm^2）の比率を示しています（**図7**）．BNRが5：1を超えないものを使用するのが望ましいとされています．なぜなら，BNRが6：1を超えると，1.0 W/cm^{2}の強度で照射した際に局所的に6.0 W/cm^{2}を超える照射となり，強い疼痛を生じさせたり，組織損傷の可能性があるからです．また，BNRが9：1以上の場合は使用を禁止する必要があります．ただ，BNRが5：1だからといって，強度を1.0 W/cm^{2}に設定し連続モードで同一部位に照射していれば，標的組織に6.0 W/cm^{2}の強度が照射されていることになるため，導子を4 cm/secの速さで動かして（BNRが5：1以下であれば1 cm/sec程度）照射する必要がありま

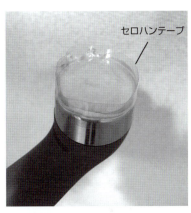
周波数：1 MHz，強度：2.0 W/cm^2

図8　超音波出力の確認
超音波導子の周りに導子面より少し高く垣根のようにセロハンテープを貼ります（水の受け皿を作ります）．その部分に水を入れ，超音波治療器の出力を上げると，導子部分に入れた水が振動し始めます．

す（**表2**）．

● 有効照射面積

BNRと同様に超音波導子の性能として，**有効照射面積**（effective radiation area：**ERA**）があります．ERAは導子全体に対して，最大出力の5%以上が出力されている面積をいいます．ERAが導子面積に近いほど良好な超音波導子といえます（**図9**）．治療効能が得られるのはこのERAの

Point

・超音波導子から超音波がほんとうに出ているのかを確認するための実験があります．超音波導子の周りに導子面より少し高く垣根のようにセロハンテープを貼ります（水の受け皿を作ります）．その部分に水を入れ，超音波治療器の出力を上げると，導子部分に入れた水が振動し始めます．このときに水が一定に振動しているのではないことを確認しながらBNRをイメージします（図8）．

表2 ビーム不均等率（BNR）に基づく導子操作スピード

	5：1以下	6：1以上	9：1以上
導子操作スピード	最良導子 1 cm/sec	4 cm/sec	不良導子 治療に使用できない

表3 伝播物質と伝播率[2]

	伝播率（％）	標準偏差
脱気水	98.7	3.9
カップリング材	95.2	1.1
オリーブオイル	87.3	2.4
流動パラフィン	78.1	1.5
空気	0	0

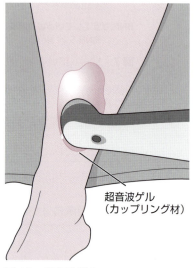

図10 超音波ゲル

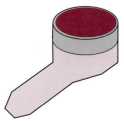 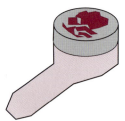

均一に超音波が　　不均等に超音波が
出力されている導子　出力されている導子（破損導子）

図9 有効照射面積（ERA）

2倍の面積となるため確認しておく必要があります．そのため，極端にERAが悪い導子はその分，治療対象の面積も狭くなります．

● 伝播物質

超音波は空気中を伝播しないため，照射する場合には皮膚と超音波導子のあいだにある隙間を埋める必要があります．そこに用いられる器材の1つに**カップリング材**があります．カップリング材以外の伝播物質には脱気水，オリーブオイル，流動パラフィンなどがあります（**表3**）[2]．カップリング材は皮膚と超音波導子の隙間にある空気を埋めるゲル状のものです（**図10**）．しかし，骨突出部や手指などの小さい部分に照射する場合は，カップリング材を用いても隙間の空気を除去できません．その際は，水中法を用いて超音波が伝播しやすい状況を作る必要があります（**図11**）．

● 深達度

皮膚表面から超音波を照射した際に，超音波がどの程度の深さまで伝わっているかを深達度といいます．この深達度の基準は照射出力値の半分が深達する**半価層値**を用います．半価層値は「23 mm ÷ 周波数（MHz）」で推測できます．

● 超音波療法の禁忌・注意事項

超音波療法の禁忌・注意事項について下記にまとめています．

Point

・脛骨など骨までの距離が近い部位で超音波照射をする場合は，皮膚表面から標的組織の距離を把握しておきましょう．超音波は骨で反射するため，骨膜では約1.5～2倍の超音波刺激を受けることになり，チリチリした疼痛が出現します．X線やCT・MRI画像などを用いて，皮膚表面から標的組織の距離を測り，必要な周波数と強度を選択して照射してください．

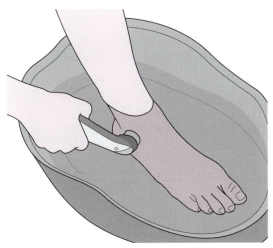

図 11　水中法
水道水を使用した場合60%になります．

1) 禁忌
- 小児骨折：骨端線への照射を避けます．
- 悪性腫瘍：腫瘍細胞の増殖などにより進行する可能性があります．
- 中枢神経系（脳，脊髄）：脊柱術後など，中枢神経への直接的な照射は禁忌です．
- 心臓ペースメーカ：超音波により誤作動の危険性があります．
- 妊娠：照射することは禁忌です．
- 生殖器：照射することは禁忌です．
- 骨セメント，合成樹脂部位
- 血栓性静脈炎など：血管炎症にも禁忌です．
- 眼球：組織の空洞化を起こします．

2) 注意事項
- 骨折：低強度超音波は骨癒合を促進するが，高強度の超音波は骨癒合を阻害する可能性があります．適応強度については後述します．
- 急性炎症：高強度の超音波を使用すると温熱効果を有するため，二次的な損傷を招く恐れがあります．炎症徴候を評価し，組織透過性を高めるパルスモードの超音波照射を実施します．
- 感覚異常：感覚異常を有する場合は，強度と導子の移動速度に注意して超音波照射をしてください．

その他，骨突出部への照射は導子の全面接触ができないため水中法を用いるなどの注意が必要です．また，空気中は超音波は伝播されないため，導子が過熱し劣化する可能性があります．照射中は皮膚表面から導子が浮かないように配慮してください．

物理療法手段

●超音波療法の治療手順
① 治療前にバイタルサインに問題がないことを確認し，患部周囲の皮膚に異常の有無を確認します．
② 患者にオリエンテーションを実施し，超音波照射により疼痛が出現することがあることを説明し，疼痛や違和感を感じた場合には治療中でも報告するよう伝えます．
③ 超音波治療器の強度以外の照射条件（照射導子の大きさ，照射時間率，タイマー）を設定します．
④ 治療部位に**カップリング材**を塗布し，治療部位に導子を垂直に置きます．このとき，カップリング材が冷たいことを患者に伝えます．
⑤ 導子が治療部の皮膚に密着していることを確認しながら，照射強度を上げ治療を開始します．
⑥ 超音波導子の **BNR** が5：1の場合には照射中は1秒間に約1cmの速さで移動させます．移動方法は**ストローク法**か**回転法**を用います（**図12**）．

 先輩からのアドバイス

体表温（約32℃）が低下しているときは，前処置としてホットパック療法などを用いて皮膚温を上げておくと効果が得られやすくなります．

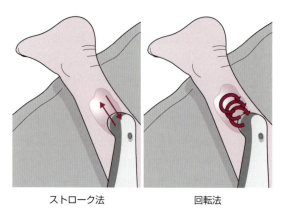

図12 ストローク法と回転法

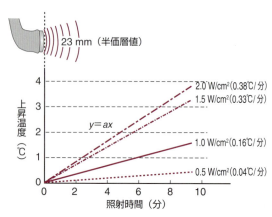

図13 超音波（1 MHz）照射強度における半価層値の筋温の継時的加温効果[3]

⑦終了後は強度が自動的にゼロに戻ります．患者の皮膚と導子に付着しているカップリング材を拭き取ります．
⑧最後に治療部位に異常がないか確認します．

超音波療法の適応

●軟部組織短縮の改善

超音波は深部まで到達し，コラーゲン線維を多く含み，吸収係数の高い組織に対する温熱効果が認められることから，軟部組織の伸張性改善に多く用いられます．温熱効果による軟部組織の伸張性を改善させるためには，その周辺組織の3℃以上の温度上昇が必要です．1 MHz，1.0 W/cm^{2}で10分間照射した場合は，半価層値（23 mm）の温度上昇は0.16℃/分であるため，周辺温度が1.6℃しか上昇しないことになります．そのため，3℃上昇させるためには強度を1.5 W/cm^{2}に変更するか，25分間照射することが必要です（図13，14）[3]．しかし，3 MHz，1.0 W/cm^{2}で10分間照射した場合は，半価層値が8 mm程度にはなりますが，1分間の温度上昇は1 MHzの約3倍であ

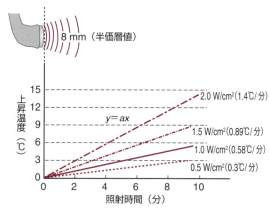

図14 超音波（3 MHz）照射強度における半価層値の筋温の継時的加温効果[3]

るため，約7分間の照射で半価層値周辺の温度を4℃以上上昇することができます．このように標的組織を特定し，周波数を使い分けることにより効果的に軟部組織を温め伸張性を改善できます．ただ，超音波療法で温熱効果が得られても効果は長時間持続しないため，可能であれば超音波照射時に同時にストレッチングなどを行うか，照射終了後すぐにストレッチングなどを行う必要があり

トピックス

・褥瘡部にフィルム被覆材のみを貼付し，固定式超音波で周波数3 MHz，照射時間率20％（パルスモード）で照射低強度0.23 W/cm^2（被覆材透過後：0.17 W/cm^2），照射時間を60分で週5回実施した結果，創傷治癒が促進したとの最近の報告があります[8]．

ます．

●圧迫由来の神経症状の改善[4)]

　椎間板ヘルニアや腰部脊柱管狭窄症，手根管症候群など圧迫由来の神経症状に対して，超音波療法の機械的刺激は微小循環改善や膜透過性促進の効果で神経機能の正常化に期待できます．椎間板ヘルニアや腰部脊柱管狭窄症は標的の神経根が深部組織であるため，周波数は1 MHzが推奨されます．照射時間率については，機械的刺激効果への期待が高いためパルスモードで効果が得られます．また，軟部組織の伸張性も同時に改善することを考えるのであれば連続モードを使用するといった選択も可能です．強度については一定の見解がなく，これらについては基礎研究による解明や臨床研究による効能の集積が必要です．手根管症候群に関しては，標的組織が浅層組織であるため，周波数は3 MHzでも標的組織に超音波が到達し，照射時間率についても腰部疾患と同様です．強度についても腰部疾患と同様に一定の見解がないため，状況に応じて設定する必要がありますが，標的組織が深層組織であるため1.0 W/cm²以下がよいです．

●筋・腱部の炎症

　スポーツなどで生じた筋・腱の炎症部位に超音波療法が適応になります．その際の超音波の作用としては，①細胞を活性化し炎症を収束させる，②膜透過性促進効果により腫脹を軽減させる，③微小循環改善による発痛物質の除去などがあります．これらは超音波の機械的刺激効果です．周波数は腱で骨付着部の近くであれば3 MHz，深層組織にある筋・筋膜が標的組織であれば1 MHzと使い分ける必要があります．照射時間率については，炎症部位であることから連続モードは不適切であるため，パルスモードが推奨されます．強度に関しても低強度が推奨されます．

●組織損傷（創傷・骨折）

　超音波療法は組織損傷に対してたいへん有効な物理療法です．とくに創傷・骨折に対する超音波療法は近年注目されている治療法です．

・創傷に対する超音波療法（**図15**）

　褥瘡などの慢性創傷に対する超音波療法は

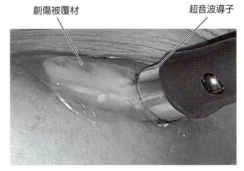

図15 褥瘡部に貼付されたフィルム被覆材の上からの超音波照射

「日本褥瘡予防・管理ガイドライン第4版」[5)]で推奨されている治癒促進効果のある治療法です．これは超音波照射により細胞が活性化し，肉芽新生，コラーゲン増生，組織収縮の促進による効果とされています．Maeshigeら[6)]は創傷被覆材（褥瘡表面を覆う創傷被覆材）の超音波透過性を考慮したうえで，周波数を1 MHzとし，照射時間率は20％（パルスモード），創面に0.5 W/cm²の強度が照射されるように設定し，治癒促進効果を報告しています．さらに，超音波療法は細菌の繁殖を制御することを示唆した報告もあります[7)]．この報告も上記と同様に低強度のパルスモードで照射しています．このように，慢性創傷に対する超音波療法は低強度かつ，パルスモードを用いた機械的刺激効果により細胞を活性化させ治癒促進に期待できる治療法です．

・骨折に対する超音波療法[9, 10)]

　骨折に対する超音波療法は臨床的に確立されている治療法です．骨折治療に使用される機器の使用により診療報酬が収載されています．そのため，超音波照射条件もほぼ統一されています．周波数は1.5 MHzで，照射時間率20％（パルスモード：パルス幅200 μs，パルス繰り返し周期1 kHz）で照射しています．強度に関しては低強度超音波ですが，やや幅があり30〜60 mW/cm²が用いられます．本治療は医師が処方し，機器の説明がなされたあと，自宅などで患者自身が使用する方法です．しかし，設定方法は，骨折部（裂隙：隙間）に超音波が照

射されるように導子を設定しなければ十分な効果が得られません．

● 石灰化沈着[7, 11]

超音波療法は，肩関節周囲炎後などに生じるカルシウム沈着を減少させる効果があります．超音波は骨の反射率が高いため高強度の超音波による機械的刺激作用が機序であると考えられます．周波数は三角筋など肩関節周囲の筋厚を考慮して，石灰化沈着部位まで届くように1 MHz，筋厚が希薄な場合は3 MHzを選択する必要があります．照射時間率に関しては機械的刺激効果に期待するため，パルスモードで効果を得ることができますが，軟部組織の伸張性も同時に改善することを考えるのであれば，連続モードを使用するといった選択も可能です．強度は比較的強めで1.0～2.5 W/cm^{2}を用います．しかし，肩峰など骨突出部周囲で照射する場合は不快感を訴えることがあるため，強度を下げます．

● フォノフォレーシス

カップリング材に薬剤を混合し，超音波照射することにより薬剤吸収を促進させる方法をフォノフォレーシス（phonophoresis）といいます．本来，皮膚の角質層はバリア機能があるため皮膚から異物が体内へ侵入するのを防ぐ役割があります．超音波は，この角質層の透過性を高める効果があるため薬剤が浸透しやすくなります．照射時間率は，連続・パルスモードのどちらでも効果がありますが，使用薬剤が血中に吸収されることが目的であれば，連続モードを用いて温熱効果を引き出し，血管拡張を促すことが勧められます．注意すべき点は，薬剤によるアレルギー反応など患者の禁忌薬剤を把握しておくことです．

超音波療法と組み合わせることで効果的な運動療法の紹介

74歳の女性，転倒により右橈骨遠位端骨折を受傷し，6週間のギプス固定後に理学療法を開始しました．ギプス除去後，渦流浴内での可動域改善，徒手での筋力増強運動を実施しました．しか

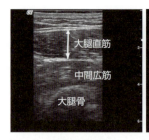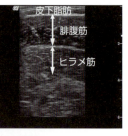

図16 画像診断装置による筋厚評価

し，8週目より手指の疼痛としびれを訴え，手根管症候群と診断されました．関節可動域制限はまだ残存しているため温熱療法も必要ですが，手根管症候群に対する治療が必要な状況になりました．その際，温熱効果と機械的刺激効果の両方を併せもつ超音波療法は，標的組織の温熱効果も，透過性を高め腫脹を弱める機械的刺激効果も同時に期待でき，超音波療法を実施しながら短縮筋の伸張運動を実施できます．

治療効果判定手段としての超音波
（図16）

超音波は治療器として使用する以外にも，超音波画像診断装置として医師の臨床診療において診断・評価に用いられます．超音波画像診断装置はプローブから生体へ超音波を発して，生体から反射した超音波を再びプローブで受信することにより，身体内部の組織を画像化する装置です[12]．この超音波画像診断装置は，理学療法の評価でも用いることができます．超音波画像診断装置は非侵襲的で簡便であり，リアルタイムに筋を個別に観察・評価できるため，理学療法士にとってたいへん有益な手段といえます．骨格筋の評価は，Bモード（Brightness：輝度）で画像化され，筋量指標（筋厚）が用いられます．MRIの筋厚画像計測と超音波画像診断装置の筋厚は高い相関を示し，妥当性も証明されています[13, 14]．そのため，筋力増強の効果判定に用いることができます．また，骨格筋の非収縮組織の状態を，筋輝度の指標を用いて測定することも可能です[15]．

確認してみよう！

- 超音波は大きく分けて（　①　）効果と（　②　）効果の2つの効果が期待できます．
- 超音波は周波数により深達度が異なり，「（　③　）mm÷周波数（MHz）」の計算式で深達度を推測できます．
- BNRは（　④　）：1以下の導子を用いることが推奨されます．BNRが（　⑤　）：1を超えると超音波照射部位に強い疼痛を生じさせたり，組織損傷を起こしたりすることがあり，BNRが（　⑥　）：1以上の場合は使用を禁止する必要があります．
- 超音波療法の治療面積は（　⑦　）の2倍の面積になります．
- 超音波導子の移動方法は（　⑧　）法と（　⑨　）法があります．

解答

①温熱　②機械的刺激　③23　④5　⑤6　⑥9　⑦有効照射面積（ERA）　⑧ストローク
⑨回転

　※①と②，⑧と⑨はそれぞれ順不同

（吉川　義之）

引用文献

1) Maeshige N, et al.：Effect of ultrasound irradiation on α-SMA and TGF-β1 expression in human dermal fibroblasts. Kobe J Med Sci 56（6）：E242-252, 2011.

2) 杉元雅晴ほか：超音波療法の現状と今後の課題．物理療法研究会会誌 1（1）：21-26, 1994.

3) Draper DO, et al.：Rate of temperature increase in human muscle during 1 MHz and 3 MHz continuous ultrasound. J Orthop Sports Phys Ther 22（4）：142-150, 1995.

4) 石田和宏ほか：腰椎後方手術後の遺残症状に対する超音波療法の効果―無作為単盲検プラセボ対照比較試験．理学療法学 34（5）：226-231，2007.

5) 日本褥瘡学会教育委員会ガイドライン改訂委員会：褥瘡予防・管理ガイドライン（第4版）．褥瘡会誌 17（4）：487-557，2015.

6) Maeshige N, et al.：Evaluation of the combined use of ultrasound irradiation and wound dressing on pressure ulcers. J Wound Care 19（2）：63-68, 2010.

7) Ebenbichler GR, et al.：Ultrasound therapy for calcific tendinitis of the shoulder. N Engl J Med 340（20）：1533-1538, 1999.

8) Maeshige N, et al.：Case report on wound healing promotion of an intractable pressure ulcer by long irradiation of low-intensity pulse mode ultrasound; based on in vitro study. 12th International Congress of the Asian Confederation for Physical Therapy, 2013.

9) Heckman JD, et al.：Acceleration of tibial fracture-healing by non-invasive, low-intensity pulsed ultrasound. J Bone Joint Surg Am 76（1）：26-34, 1994.

10) Kristensen TK, et al.：Accelerated healing of distal radial fractures with the use of specific, low-intensity ultrasound A multicenter, prospective, randomized, double-blind, placebo-controlled study. J Bone Joint Surg Am 79（7）：961-973, 1997.

11) Shomoto K, et al.：Effect of ultrasound therapy on calcificated tendinitis of the shoulder. J Jpn Phys Ther Assoc 5（1）：7-11, 2002.

12) 福元喜啓ほか：超音波画像診断装置を用いた骨格筋の量的・質的評価．理学療法学 42（1）：65-71，2015.

13) Miyatani M, et al.：The accuracy of volume estimates using ultrasound muscle thickness measurements in different muscle groups. Eur J Appl Physiol 91（2-3）：264-272, 2004.

14) Dupont AC, et al.：Real-time sonography to estimate muscle thickness：comparison with MRI and CT. J Clin Ultrasound 29（4）：230-236, 2001.

15) Radaelli R, et al.：Time course of low-and high-volume strength training on neuromuscular adaptations and muscle quality in older women. Age（Dordr）36（2）：881-892, 2014.

参考文献

16) 前重伯壮：各種温熱療法の実際：超音波療法．標準理学療法学 専門分野 物理療法学（網本 和，菅原憲一編），第4版，医学書院，2013, pp 37-48.

17) 日髙正巳：超音波療法．15レクチャーシリーズ 理学療法テキスト 物理療法学・実習（石川 朗総編集），中山書店，2014, pp 83-94.

18) 森井和枝：水中運動療法の手技．標準理学療法学 専門分野 物理療法学（網本 和，菅原憲一編），第4版，医学書院，2013, pp 93-94.

第5章 寒冷療法

寒冷療法

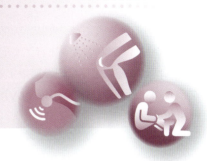

エッセンス

- **寒冷療法**は温度の低い液体，固体あるいは器具，機器を使って体の一部の温度を下げる療法です．組織温度の低下による生体の反応を期待して実施されます．寒冷療法は，理学療法やスポーツの領域で使用されています．スポーツの領域では，**クライオセラピー（cryotherapy）**とよばれ，使用頻度の高い物理療法です．
- 寒冷療法は，**伝導冷却**，**対流冷却**，**気化冷却**の3つに分類することができます．伝導冷却には，**コールドパック**，**アイスパック**，**氷片**を用いた手段があります．対流冷却には**冷水浴療法**，**極低温療法**，気化冷却には**冷却スプレー療法**があります．寒冷療法は適用する温度帯により手段が選択され，**炎症の軽減**や**神経・筋活動を促す**ために使用されます．

定義

寒冷療法は，温度の低い液体，固体，気体を使用して身体の一部の温度を下げ，炎症の沈静化や神経筋活動を促す生体反応を期待する療法です．**クライオセラピー（cryotherapy）** とよばれ，使用頻度の高い物理療法です．また，寒冷療法と運動を組み合わせた**クライオキネティクス（cryokinetics）** とよばれる方法があります．

寒冷による**熱移動**は，身体と物体（氷）の温度差に比例し，これを**ニュートンの冷却の法則**といいます．つまり，氷を身体に接触させたとき，氷を溶かしながら身体が冷えることになります．ニュートンの冷却の法則では，**熱伝導率**が高く，かつ冷やす物体と身体の接触する面積の広いほうが早く冷やすことができます（**図1**）．

分類

寒冷療法は，「**伝導冷却**」，「**対流冷却**」，「**気化冷却**」の3つに分類することができます（**表**）．手段により適用温度や時間が異なり，それぞれに利点，欠点があり，疾患や障害により使い分けられています．伝導冷却法であるコールドパックや

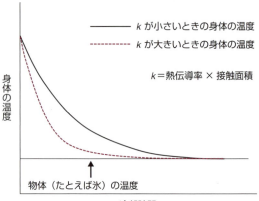

図1 ニュートンの冷却の法則
同じ表面積の氷をドライタオルかウェットタオルで包んだ場合，熱伝導率はウェットタオルで高く，k が大きくなります．よってウェットタオルで包んだ氷は点線，ドライタオルで包んだ氷は実線のように身体の温度が低下します．

アイスパックの使用頻度が高く，対流冷却法や気化冷却法の使用頻度は高くありません．

寒冷による生体の変化

●疼痛

生体組織が損傷されると**発痛物質**（ブラジキニン，セロトニン，ヒスタミン）が放出されます．**ブラジキニン**は疼痛の自由神経終末にあるカプサ

表 寒冷療法の分類と利点，欠点[1]

冷却法	手段	適用温度	適用部位	適用時間	利点	欠点
伝導冷却法	コールドパック	−10℃前後	1部位	15〜30分	実施方法が簡単，自宅でも使用が可能	パックを冷却するのに時間が必要
	アイスパック	−1〜0℃	1部位	5〜20分	作製が容易，自宅でも使用が可能	皮膚温の急激な低下
	紙コップを使用した氷片	0℃	1部位	数分	作製が容易，自宅でも使用が可能	皮膚温の急激な低下
	持続的冷却装置	0〜13℃	1部位	10〜15分	一定温度で長時間冷却が可能	機器の購入が必要
	クリッカー	−10℃	狭い範囲	数秒〜数分	トリガーポイントを刺激可能	広範囲の適用が困難
伝導・対流冷却法	冷水浴	2〜4℃ 10〜16℃	四肢遠位部	数分	自宅でも使用が可能	温度の調整が難しい
対流冷却法	極低温療法	−30〜−50℃ −150〜−180℃	比較的広い	5〜6分	極低温での使用が可能	機器が高価，凍傷の危険性
気化冷却法	スプレー冷却	−2〜−10℃	比較的広い	数秒	持ち運びに便利 保管が容易	短時間の使用のみ

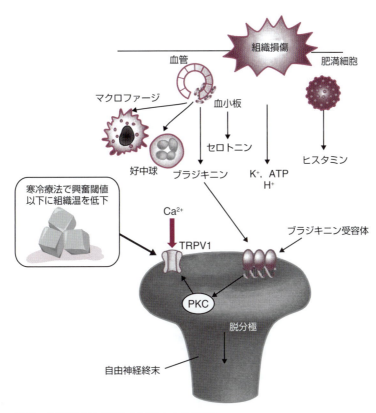

図2 組織損傷と疼痛（文献1より改変）

イシン受容体である transient receptor potential vanilloid 1 (TRPV1) の興奮閾値を下げ，疼痛を感じやすくします．正常では TRPV1 の活性化温度閾値は通常43℃以上ですが，ブラジキニンやプロトン（H^+）があることで活性化の温度閾値が32℃くらいまで低下します．そのため，平熱で TRPV1 が興奮するため安静時の疼痛が生じます（図2）．寒冷療法では，組織を冷却することで TRPV1 の興奮閾値以下にし疼痛が発生しないようにします（図3）．

●新陳代謝

一般的に化学反応速度は温度上昇により増大します．外傷による組織損傷では，炎症反応により組織温度が上昇し代謝速度が増します．そのた

 先輩からのアドバイス

深部温度を低下させるためには，十分な適用量（冷却温度×時間）が必要です．体積が大きな筋では，深部温度を低下させづらくなります．そのため，筋腹部の冷却では冷却温度を下げ，実施時間を延長する必要があります（図1）．

 トピックス

・注射時の針の挿入による疼痛の軽減にリドカインテープ（局所麻酔薬）の有効性が示されています．一方，挿入時の冷却スプレー療法でも同様の疼痛の緩和効果があることがわかっています．

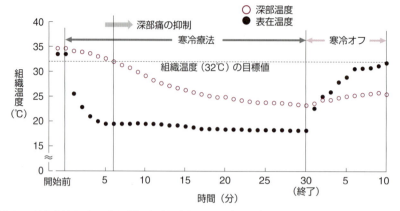

図3 寒冷療法による表層部・深部（皮下1cm）温度変化
下腿後面を12℃で30分間冷やしたときの温度変化を示します．この条件では，深部痛の抑制が期待できるのは，深部の組織温度が32℃以下に低下する6分以降で，このときの皮膚温度は20℃程度です．表在温度は腓腹筋の内側頭上を接触式温度計で，深部温度はニードルタイプ温度センサーを腓腹筋の内側頭内に6mm挿入して測定しています．

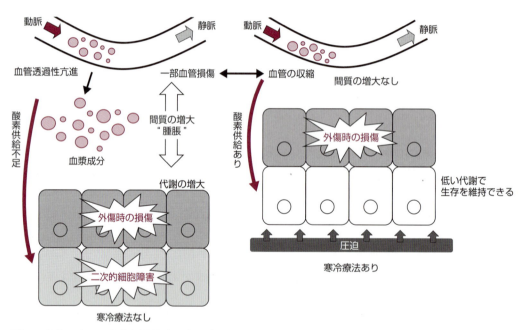

図4 炎症による二次的細胞障害と寒冷療法による予防

め，損傷部の周辺では**組織の代謝亢進**と血管損傷により酸素供給が不足し，低酸素状態に陥ることになります．低酸素状態はpHを低下（酸性化）し損傷していない細胞の細胞死を引き起こします（**図4**）．これが「**二次的細胞損傷**」とよばれるもので，寒冷療法により，損傷組織周囲の代謝を緩やかにし，酸素需要量を少なくします．また，寒冷による血管収縮と圧迫により間質の増大を防ぐことで，二次的細胞損傷を予防できます．

● 血流

体温の恒常性維持は，おもに皮膚の血流レベルの調整によって行われています．皮膚血流の変動は体温調節を担っています．全身の静脈は走向部位によって浅静脈と深静脈に分けられ，浅静脈は皮下静脈であり，深静脈は動脈と平行して走行し，伴行静脈とよばれています．温熱条件では，浅静脈（皮下静脈）から放熱されますが，寒冷条件では，伴行静脈に静脈血が流れるようになり，

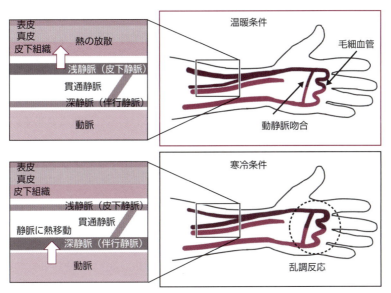

図5 対向流熱交換と乱調反応（hunting reaction）

対向流熱交換によって深静脈（伴行静脈）に熱が移動するため熱の損失を最小限にできます（図5）。

また，手指部の寒冷条件では，初期には皮膚温度が低下し，血管が収縮します．10℃前後まで低下すると，皮膚での（みかけ上の）軸索反射により動静脈吻合部の血流量が増すことで二次的に血管拡張が起こり，手指の皮膚温度に上昇や下降がみられます．この現象は，手足の冷却時に認められ，乱調反応（hunting reaction）とよばれています（図6）．乱調反応は上腕部，大腿部などの四肢近位部の冷却では認められません．

寒冷療法の実際

●適応
①急性期の炎症：外傷後や術後の炎症症状が強いときに炎症の沈静化を目的に実施します．

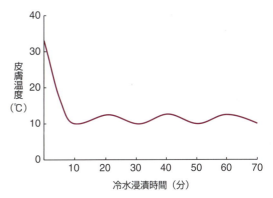

図6 手を冷水に浸したときにみられる乱調反応（hunting reaction）

②局所新陳代謝の低下：外傷後，組織の代謝を減衰させ二次的損傷を抑制します．
③筋スパズム：疼痛の緩和により，筋スパズムを抑制します．
④痙縮：筋紡錘からの求心性神経活動の低下により，異常筋緊張を抑制します．

Point

・神経線維は，太さにより伝導速度は異なりますが，温度の影響を受けやすいのは細い神経線維です．組織温度が低下すると神経伝導速度は遅くなり，1℃低くなると1.5〜2.0 m/s遅延します．また，寒冷療法はγ運動神経線維の興奮性低下（伝導ブロック），筋紡錘の求心性活動の低下により，筋の痙縮を抑制します．

⑤神経・筋活動の促通：皮膚の冷刺激でα運動神経線維の活動を促進します．古くは Rood アプローチとして知られています．

●禁忌
①感覚異常の部位：感覚異常があると疼痛を感じず，凍傷や凍瘡（しもやけ）を起こす危険性があります．
②心疾患，呼吸器疾患：広範囲の寒冷により，交感神経の興奮によって臓器に負担がかかります．
③末梢循環不全：寒冷により血流不全を強くします．
④寒冷過敏症：寒冷にさらされると，局所の膨疹や蕁麻疹が発症します．
⑤レイノー病（現象）：寒冷にさらされると，血流の低下により手足に白色，紫色，赤色の三相性の変化がみられます．膠原病，（全身性）強皮症，全身性エリテマトーデスなどにみられます．

●注意事項
①寒冷過敏症のテストを実施してから寒冷療法を行います．アイスキューブやクリッカーを用いて，皮膚温5℃で皮膚に紅斑ができるまで3分ほど冷却します．正常では5分程度で紅斑が消失しますが，5〜10分で膨疹ができた場合には，寒冷療法は適しません．
②−4℃以下で寒冷にさらされると凍傷が起こります．凍傷では組織は凍結し，発赤や水疱，重度になると壊死を引き起こします．
③慢性的，あるいは繰り返して寒冷にさらされると凍瘡が起こります．凍瘡では発赤，腫張がみられ，かゆみを伴うことが多いです．

●寒冷療法の実施方法
寒冷療法の実施前には，バイタルサイン，患部の状態を確認し適用可能か判断します．患部の温覚検査で感覚異常がないことを確認します．外傷後や術後に行う場合は，創部の状態，出血の有無の確認を行い，感染に気をつけて実施します．

寒冷療法は手段により適用する温度が異なり，目的に合わせて選択されます．

コールドパック療法

反復して使えるもので，水と不凍液を混ぜ固まらないようにしたゲル状の保冷材を使用します．保冷材自体は，冷蔵庫で管理されるため，3〜6℃程度に冷やして使います．

コールドパックによる寒冷療法は，3〜6℃程度と温度帯が高いため，長く冷やす必要があります．慢性的な炎症に使いやすく，実施時間の目安は15〜30分程度です．開始時は，パックと体のあいだにはタオルを挟みます．乾いたタオルを当てゆっくりと穏やかに冷却し，必要に応じてタオルを除去します．

●症例
人工膝関節置換術後に関節の腫張と疼痛が発生します．術後から病棟でコールドパックを使用し，寒冷療法を2時間おきに30分間行います．関節の腫張と疼痛の状態に応じて48〜72時間程度行われます．術前に寒冷療法について患者教育を行っておくと術後の導入が容易となります．

アイスパック療法

氷片をビニール袋や専用のパックに入れて冷やします．氷で冷やすため，術後や炎症症状の強いときに使用される場合が多くなります．5〜20分の実施を目安とします．開始時は，パックと体

Point

・急性の外傷後には RICE（ライスとよびます）が行われます．RICE は，rest（安静），icing（氷冷），compression（圧迫），elevation（挙上）の頭文字です．治療の目的は，①痛覚過敏の抑制，②腫張の軽減，③新陳代謝の抑制，④組織の酸素需要量の低下です．RICE により二次的細胞障害の予防を行うことができます．

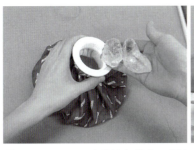
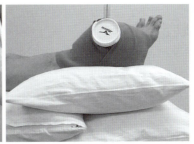

図7　アイスパック療法と挙上・圧迫

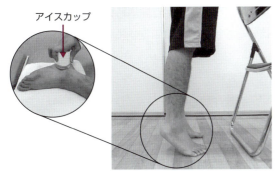

図8　アイスカップを使ったアイスマッサージと足関節底屈運動の組み合わせによるクライオキネティクス

のあいだにはタオルを挟む場合と挟まない場合があります．組織温度を下げたいときはタオルを挟まずに実施しますが，疼痛，皮膚の色のチェックを頻回に行う必要があります．外傷後，12〜72時間では2時間ごとに**アイスパック療法**を行うのが目安となります（図7）．

クライオキネティクス

クライオキネティクス（cryokinetics）は"cryo"は寒冷，"kinetics"は運動であり，この2つを組み合わせた療法になります．**アイス****キューブ**や**アイスカップ**（紙コップに入れた水を凍らせ使用）を使った**アイスマッサージ**や氷を入れた水中に患部を浸した**冷水浴**で寒冷を行います（図8）．寒冷は感覚を麻痺させるまで行い，しびれているあいだに運動を行い，寒冷と運動を繰り返します．術後などに適応がありますが，感覚が麻痺するまで寒冷を行いますので，理学療法士の管理下で実施する必要があります．

終了後は，皮膚の色を視診し，期待した治療効果の判定を行います．治療効果の判定には，周径と熱感，安静・運動時痛の評価を行います．痛覚過敏の減少など，炎症が鎮静化すれば早めに寒冷療法を終了とします．

物理療法実習体験

氷片をビニール袋に入れ，**アイスパック療法**を行い，**皮膚温度の変化**と**皮膚の色**，**主観的な冷感覚（11段階）**を確認してみましょう．主観的な冷感覚は，「まったく冷たくない」が0，「我慢できないぐらい冷たくて痛い」が10として聴取してください．皮膚温度の変化と皮膚の色，実際に，非接触赤外線温度計を活用して，主観的な冷感覚との対応関係を確認してみましょう．

 先輩からのアドバイス

冷たい水で四肢を冷やすと疼痛を感じます．この疼痛を感じる温度は15℃以下です．そのため，一次的に皮膚温を15℃以下に下げるときは，患者への十分な説明が必要です．また，急激に温度を下げても疼痛を感じます．疼痛を感じる温度でなくても温度低下が大きいと疼痛を感じます．

治療効果の判定手技

安静や運動時の疼痛の強さ（程度）の評価は，visual analogue scale（VAS），numerical rating scale（NRS）（p74参照），verbal rating scale（VRS），face rating scale（FRS）を使用して患者による判断が可能です．患者による主観的な判断であるため，判定は他者と比較することはできませんが，治療前後における疼痛の強さを相対的に比較するのに優れています．

また，疼痛の強さ（程度）は圧痛で評価するこ

とも可能です．指で圧迫したときの疼痛の強さをVASやNRSなどの主観的な評価スケールを用いて判断します．圧痛は疼痛の強さだけでなく，疼痛の部位や深さまで把握することができるため，疼痛の原因組織（筋，靱帯，神経など）の同定に役立てることができます．一方，圧痛は，疼痛の発現したときの圧力で定量化する圧痛計でも測定できます．圧痛は臨床で必須の評価ですが，押す方向をわずかに変えるだけで，疼痛の強さが変わりますので，安定した評価結果が得られるように技術を習得して評価する必要があります．

確認してみよう！

・寒冷療法により血管は，初期に（ ① ）し，二次的に（ ② ）します．二次的な反応により皮膚温度が上昇と下降を繰り返します．これを（ ③ ）反応とよびます．

・急性外傷により損傷部位の（ ④ ）は増加しており，損傷周辺の組織は（ ⑤ ）の供給不足に陥ります．これにより組織の（ ⑥ ）的損傷が起こるので，寒冷療法では，（ ④ ）を低下させ組織の損傷を防ぎます．

・外傷の初期治療で重要なRICEの原則には，（ ⑦ ），（ ⑧ ），（ ⑨ ），（ ⑩ ）があります．

・寒冷療法による痙縮を低下させる機序では，（ ⑪ ）からの求心性活動の低下と（ ⑫ ）運動神経線維の興奮性の低下によります．

・寒冷療法は，（ ⑬ ）異常があると疼痛を感じず，凍傷や凍瘡を起こすため禁忌となります．また，膠原病，全身性強皮症，全身性エリテマトーデスなどにみられる（ ⑭ ）病（現象）がある場合にも禁忌となります．

解答

①収縮　②拡張　③乱調　④新陳代謝　⑤酸素　⑥二次　⑦安静（rest）　⑧氷冷（icing）
⑨圧迫（compression）　⑩挙上（elevation）　⑪筋紡錘　⑫γ（ガンマ）　⑬感覚　⑭レイノー

　※⑦〜⑩は順不同

（菅原　仁）

参考文献

1）中山　孝，菅原　仁編著：ビジュアルレクチャー　理学療法基礎治療学Ⅱ　物理療法，医歯薬出版，2012.

第6章　光線療法：紫外線療法・赤外線療法・レーザー療法

光線療法：紫外線療法・赤外線療法・レーザー療法

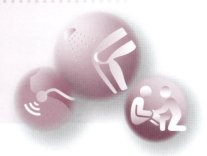

エッセンス

- 光線療法は，紫外線〜赤外線領域の波長の光線を利用して，**生体に対して温熱作用，光化学作用**を引き起こす療法です．**波長により生理的作用，生体深達度が異なり**ます．波長がより短い紫外線はおもに光化学作用，波長がより長い赤外線はおもに温熱作用があります．
- 光線療法には**紫外線療法，赤外線療法，レーザー療法**があり，紫外線療法は光化学作用，赤外線療法は温熱作用，レーザー療法は光化学作用があります．
- 紫外線の照射は，**最小紅斑量を確認し照射量設定**をしたうえで，治療する必要があります．
- 赤外線療法は波長の相違により，近赤外線療法と遠赤外線療法がありますが，**近赤外線療法は生体深達度が高く**，星状神経節に対する直線偏光近赤外線療法による疼痛緩和などに近年注目が高まっています．
- レーザー療法は単一波長の光線で，**単色性，指向性，干渉性**のため**高輝度**という特徴をもつ人工的な電磁波で，物理療法分野で用いられるのは，微弱な低出力の低反応レベルレーザーです．

定義と分類

光線（光）は電磁波の一種であり，太陽光線は通常，さまざまな波長の光が混ざった状態です．プリズムに通してみると，屈折率は光の波長によって異なるため，プリズムを出る光の方向は波長によって変わり，光をスペクトルに分解できます（図1）．光線とは波長が1 mm～200 nm程度のものを指し，**波長域によって赤外線，可視光線，紫外線**があります（図2）．

物理療法で用いられている光線療法には，**紫外線療法，赤外線療法（遠赤外線療法，近赤外線療法），レーザー療法（低反応レベルレーザー療法）**があります．赤外線療法のうちの**近赤外線療法は生体深達度が高く，皮下組織や筋層へ到達するこ**とがあり，注目が高まってきています．また，低反応レベルレーザー療法（一波長）と近赤外線療法（複合的波長）は波長の範囲の点で相違していますが，類似した効果があります．

生体への影響（表1）

●温熱作用

光線のなかでは赤外線が温熱作用を有します．人体に赤外線を照射すると，赤外線のもつエネルギーが生体を構成する分子の共振を引き起こし（振動励起），分子間の振動により生じた摩擦熱により温熱作用が得られます．

●光化学作用

光化学作用は，光が生体に及ぼす作用で光エネルギーを吸収し，直接変性を生じたり，あるいは生成された物質が変化を引き起こしたりします．

①殺菌・細胞損傷作用

紫外線照射は，細胞内のデオキシリボ核酸（DNA）を損傷し，それに基づく殺菌・細胞損傷作用があります．

②免疫機能への作用

紫外線照射では，ランゲルハンス細胞などが損傷されて**免疫力が低下**し，回復には4週間を要します．また，近赤外線照射では，**リンパ球や免疫細胞が活性化**します．

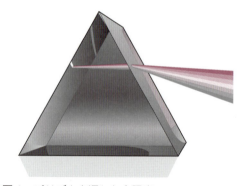

図1　プリズムを通した太陽光

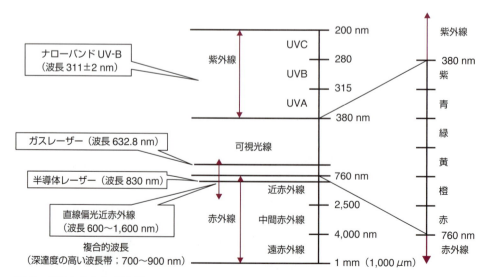

図2　波長からみた各光線

表1 各種光線療法の生体への影響

	紫外線療法	赤外線療法（直線偏光近赤外線療法）	レーザー療法（低反応レベルレーザー治療）
温熱作用		○	△（高い照射出力では○）
殺菌・細胞損傷作用	○		
免疫機能への作用	○（免疫力）↓	○（免疫力）↑	△
末梢神経への作用			△（抑制作用）
血管拡張作用	×	○	○
アデノシン三リン酸（ATP）の生成促進		○	○
コラーゲンの生成促進		○	○
炎症制御			○
その他	紅斑*作用，皮膚の肥厚作用，光老化作用，光感作用，ビタミンDの生成作用	紅斑作用	1 W（1,000 mW）

*紅斑：真皮での血管拡張，充血により生じる紅色の斑であり，ガラス板の圧迫で色調が消退します．

③末梢神経への作用

レーザー光線療法では，神経組織の活動性低下を示す神経伝導速度低下と末梢感覚神経潜時の延長を認める報告と，神経伝導の変化を実証できなかった報告があります．

④血管拡張作用

血管平滑筋を弛緩させ，血管を拡張させます．

⑤アデノシン三リン酸（ATP）の生成促進

赤色光や近赤外線の照射により，細胞内のミトコンドリアでのATP生成を促進し，筋疲労を軽減します．

⑥コラーゲンの生成促進

レーザー療法や赤外線療法はコラーゲン生成を促進し，組織治癒を強化します．

⑦炎症制御

レーザー療法は，炎症を制御し，プロスタグランジン（$PGF_{2\alpha}$），インターロイキン1α（IL-1α），インターロイキン8（IL-8）の増加やプロスタグランジン E_2（PGE_2）やTNF-αの減少に関与します．また，レーザー療法は，肥満細胞の脱顆粒，マクロファージによる化学的メディエーター（サイトカインなど）の産生と放出を促進し，線維芽細胞を増殖します．

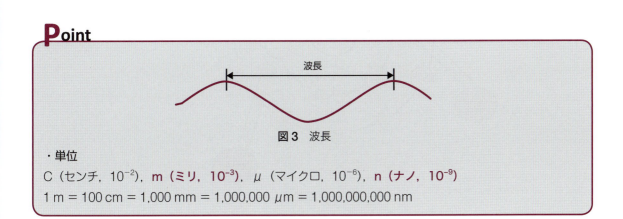

図3 波長

・単位
C（センチ，10^{-2}），m（ミリ，10^{-3}），μ（マイクロ，10^{-6}），n（ナノ，10^{-9}）
1 m = 100 cm = 1,000 mm = 1,000,000 μm = 1,000,000,000 nm

紫外線療法

紫外線（ultraviolet：UV）は，波長が可視光線より短い非可視光線で，**波長は長いほど生体深達度が高い**です．紫外線は波長の違いにより，長波長紫外線（UVA），中波長紫外線（UVB），短波長紫外線（UVC）があります．紫外線療法は，物理療法領域では使用されなくなりました．
①長波長紫外線（UVA，波長315〜380 nm）

紫外線のなかでは生体深達度が高く，**真皮に作用**（図5）しますが，電離作用はありません．
②中波長紫外線（UVB，波長280〜315 nm）

UVAよりも生体深達度が低いため真皮上層までしか到達せず[1]，**表皮への作用**が中心で，電離作用はありません．
③短波長紫外線（UVC，波長200〜280 nm）

電離作用があり，細胞損傷のリスクが高く，物理療法分野では使用されませんが，さまざまな殺菌装置に用いられます．

Point

光電効果

- 高いエネルギーを有する光子が軌道電子に衝突して起こる現象を光電効果（図4）といいます．生体内では光電効果が引き金となり，周囲の原子や分子と化学反応が起き，細胞組織の機能に影響する生化学反応につながります．

電離：光子が軌道電子と衝突した際に，軌道電子が軌道から外れ，原子の外まではじき出され，電気的に中性であった原子は電子を失うことでプラスの電荷を帯びることになる現象をいいます．**波長が長い光では電離は起こらず，短波長紫外線（UVC）よりも短い波長の紫外線でしか電離は起こりません．**

電子励起：光子が軌道電子と衝突した際に，軌道電子が軌道から外れ本来の軌道より外側の軌道に飛び移る現象です．電子励起により原子は不安定な状態となり，安定化のために外側の軌道電子が内側の軌道に移り，エネルギーの低い電磁波を放出する．光線のなかでは，紫外線と可視光線の照射で生じるが，近赤外線の照射でも生じることがあります[2]．

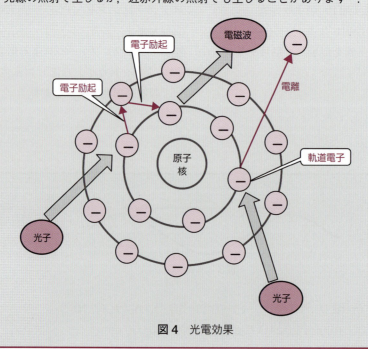

図4 光電効果

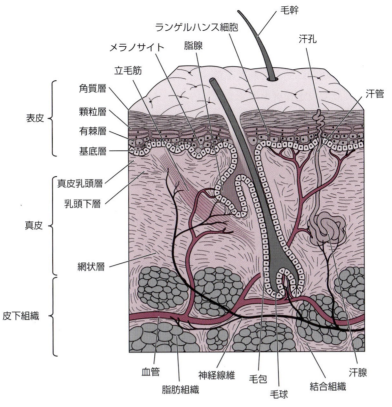

図5　皮膚の構造（文献1より一部改変）
表皮は表層から角質層，顆粒層，有棘層，基底層に分けられ，表皮細胞のほかにメラノサイト（色素細胞），ランゲルハンス細胞（免疫担当細胞），メルケル細胞が存在する．表皮の役割は，保湿機能，光に対する反射・散乱・吸収による防御機能，免疫機能である．

● 紫外線療法の治療手順

① 紫外線療法の作用・副作用について説明します．
② 照射前評価として，皮膚の異常感覚，浮腫の有無，創傷状態などを確認します．
③ **事前に，最小紅斑量テストを実施し，紫外線投与量を計算します．**
④ 治療開始まで紫外線が曝射しないように遮光布で遮蔽します．
⑤ 安楽な姿勢をとらせ，照射部位だけを露出しま

 トピックス

- 紫外線治療器は，UVC〜UVAまでさまざまな波長の紫外線を放出し，特定の波長効果が得られない特徴があります．紫外線発生装置ナローバンドUVB対応特殊蛍光管紫外線照射器は，UVBのなかでも皮膚疾患の治療に有効とされている波長311〜312 nmのみを選択的に照射します．皮膚の免疫細胞に作用し，**アトピー性皮膚炎，乾癬，菌状息肉症などへの治療に有効**でそれらへの治療では診療報酬が請求可能な治療です．
- ナローバンドUVBでは，正常皮膚へ照射されると皮膚癌，光老化のリスクが高くなります．治療対象部位にターゲットを絞った照射が可能なターゲット型光線療法としてエキシマライト（308 nm）が開発され，皮膚科での一般診療レベルでも使用されています．

す.

⑥患者も理学療法士（physical therapist：PT）も紫外線遮光眼鏡をかけます.

⑦照射量を設定された照射時間に従って病変部位に照射し，紫外線強度計で設定強度を確認します.

⑧照射中は患者のそばから離れないようにします.

⑨照射時間後に発赤や刺激症状を確認し，照射記録表に部位や照射量を記入します.

●適応

①乾癬など：感染症皮膚疾患に対して（細胞障害作用により）細胞過増殖を抑制します.

②アトピー性皮膚炎など：皮膚科領域のアレルギー疾患に対して，免疫機能を抑制します.

●禁忌

①皮膚疾患の急性期：皮膚疾患の症状が悪化することがあります.

②全身状態の悪い症例：全身状態がさらに悪化することがあります.

③眼：紫外線照射により，結膜，角膜，眼瞼，水晶体などを損傷する危険性があります.

④悪性腫瘍の合併・既往のあるもの：紫外線には発癌作用があります.

⑤活動性・進行性の肺結核：肺結核の症状が悪化することがあります.

⑥光線過敏症：湿疹・皮膚炎・痒疹・蕁麻疹などが出現することがあります.

⑦光線過敏症（ポリフィリン症，ペラグラ），サルコイドーシス：症状が悪化することがあります.

⑧妊娠中・授乳中の女性：胎児などへの影響が不明です.

⑨光感受性薬剤（非ステロイド系抗炎症鎮痛剤，利尿剤，抗がん剤など）を服用・外用しているもの：紫外線の感受性を変え，身体に過度な変化を誘発することがあります.

●最小紅斑量テスト（図6）

四角の穴を4カ所開けた厚紙1枚とそれ以外の厚紙を1枚用意します（専用のMED測定器具も販売されています）．前腕部をしっかり洗い，よく乾燥させます．眼球保護眼鏡を着用します．

Point

紅斑作用

・皮膚の真皮は表層から真皮乳頭層・乳頭下層・網状層からなり，真皮乳頭層は毛細血管と知覚神経末端，乳頭下層は脈管と神経系にそれぞれ富んでいます.

・UVBの紅斑作用はUVAの約600～1,000倍も強いといわれています[3]．紅斑は，UVBが皮膚の真皮乳頭層へ到達し，毛細血管の炎症反応に伴う充血が生じることにより，皮膚の発赤として視認できるものです．紅斑は，紫外線照射後数時間以内に生じ，通常8～24時間でピークとなり，その後2～3日で消失します．紫外線照射に伴う紅斑反応の程度を表2に示します.

表2　紫外線紅斑の程度（照射可量設定に重要）

判定	反応	潜伏時間	視覚反応	持続時間	皮膚剝離	色素沈着
E_1	最小紅斑	6～8時間	桃～赤色	24～36時間	なし	なし
E_2	軽度日焼	4～6時間内	赤色	2～3日	粉のように白くなる	軽度
E_3	著明日焼反射刺激	3～4時間内	発赤・熱感浮腫後水疱	1週間	紙のように剝離する	深部まで及ぶ
E_4	破壊	1～2時間	水疱水腫	2週間	深部に及ぶ剝離	深部まで及ぶ

$E_2 = 2 \times E_1$, $E_3 = 2 \times E_2$, $E_4 = 2 \times E_3$

（文献4より一部改変）

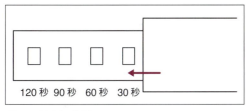

図6　最小紅斑量テスト

穴を空けた厚紙を前腕掌側に固定します．**紫外線ランプ**を垂直にセットします．紫外線を照射します．照射後30秒ごとに穴の空いていない厚紙をずらしながら，穴を順次覆っていきます．照射後は，その後の判定部位特定のために穴部分の皮膚にマーキングをします．24時間後に紅斑が認められる部位のなかからE_1（最小紅斑量；MED）を判定し，その部位の照射時間を確認します．なお，照射角度は直角とし，ランプからの距離（30 cm）を一定にして照射します．

初回照射量は1/2 MEDもしくは2/3 MED，2回目に3/4 MEDとし，刺激症状がないことを確認後，3回目以降は1 MEDとします．

直線偏光近赤外線療法

赤外線は，波長が可視光の赤の外側にあり，近赤外線（760～2,500 nm），中間赤外線（2,500～4,000 nm），遠赤外線（4,000 nm～1,000 μm）があります．**遠赤外線は近赤外線に比べて透過度が浅く皮膚表層で吸収されやすいが，近赤外線は生体深達度が高く**，真皮・皮下組織まで到達します．近赤外線療法では生体深達度の高い波長帯

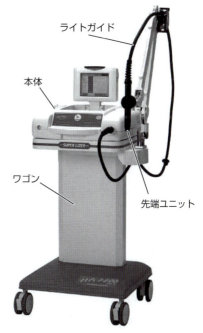

図7　スーパーライザー HA2200 TP1（東京医研）

（700～900 nm）に調整して照射します．近年では，とくに生体深達度の高い近赤外線療法を照射する赤外線治療器が普及しています．

直線偏光近赤外線療法は，**生体深達度の高い近赤外線のみを取り出して照射する**装置（図7）を用いて，装置内のハロゲンランプを光源として放射させ，プローブ先端のレンズユニット部（図8）に偏光子を付け直線偏光させて行う治療法です．

●直線偏光近赤外線療法の治療手順
①安楽な姿勢を取らせ，照射部位を露出します．
②治療目的により出力や使用する先端ユニットや

Point

・化粧品やサンスクリーン剤（日焼け止め）には，UVBの防御能力を示すSPF（sun protection factor）値や，UVA防御能力を示すPA（protection grade of UVA）が表示されています．日本化粧品工業連合会が統一基準として1992年にSPF値，1996年にPA値を設定しました．

SPF値＝製品を塗った皮膚の日焼けに要する最小紫外線量／塗らなかった皮膚の日焼けに要する最小紫外線量〔たとえば，SPF値30製品を塗らなかった皮膚の日焼けに要する時間が5分の人だと，5分×30倍＝150（分）に延長できることをいいます〕

PA値：＋（多少効果がある），＋＋（効果がある），＋＋＋（かなり効果がある），＋＋＋＋（非常に効果がある）

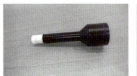
SGタイプ（焦点径7mm）
頸部など狭い範囲への照射用

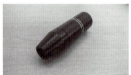
Bタイプ（焦点径10mm）
深部への照射用

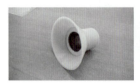
Cタイプ（焦点径80mm）
広い範囲への照射用

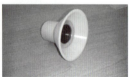
Dタイプ（焦点径55mm）
広い範囲への照射用（出力密度が高い）

図8　先端ユニットの種類

照射モードを選択します．
③照射部位は，疼痛部位，圧痛点，トリガーポイント，疼痛部位に対応する皮膚上のデルマトーム・ミオトーム・スクレロトーム，筋硬結部などです．照射ポイントを3〜5カ所決めて実施します（移動法の場合）．
④固定法か移動法を選択して，支障がなければ接触法で照射します．
⑤出力（最大出力は機種やプローブにより異なるため事前の確認が必要です）は患者の訴えを聞きながら低めの出力から徐々に上げていきます．固定法で行う場合の最初の設定は，出力60％，パルス波（1秒照射・4秒休止のサイクル）を目安とし，出力を80％まで徐々に上げます．移動法では，出力60％，パルス波（4秒照射・2秒休止のサイクル）を目安とし，出力を徐々に上げ，休止時間中に照射ポイントを移動します．
⑥総治療時間は5〜10分間とします．

●適応
①循環不全：温熱作用により局所循環を高めます．
②疼痛：星状神経節（交感神経節）近傍の照射は交感神経を抑制し疼痛を緩和します．

Point

- 星状神経節（図9）は，頸部の左右に1対ある交感神経の神経節です．ここには頭部〜上肢などを支配している交感神経が集まっています．場所は第7頸椎もしくは第1胸椎の横突起の基部のすぐ前方にあります．

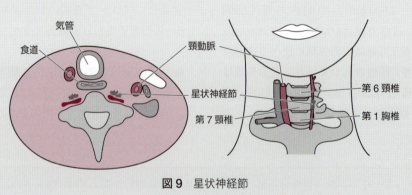

図9　星状神経節

Point

- 上肢の疼痛やしびれの訴えのある患者に対して，星状神経節ブロックを実施することがあります．星状神経節ブロックは，星状神経節に対して局所麻酔薬を注射することで，交感神経の伝導をブロックし交感神経の働きを抑制して，上肢の疼痛やしびれを緩和させます．
- 直線偏光近赤外線療法での星状神経節への照射とは，治療目的は同じですが治療手段が異なります．

③痙縮：温熱による反射性要素（α運動神経線維の活動減少，α運動神経線維の興奮抑制，筋紡錘の伸展受容性低下），非反射要素（筋伸展性向上）に作用し，筋緊張を軽減します．

●禁忌
①あらゆる疾患の急性期：炎症を助長し，疼痛や腫脹を悪化させます．
②悪性腫瘍：腫瘍の増殖を助長します．
③易出血性の疾患：出血を拡大します．
④感染性疾患：感染微生物などの増殖を促します．
⑤感覚異常部位：熱さがわからずに熱傷を引き起こすことがあります．
⑥光線過敏症：湿疹・蕁麻疹などを助長します．

●症例
56歳女性，10年前から右上肢全体の疼痛，しびれを訴えています．右星状神経節に対して，直線偏光近赤外線療法SGタイプの先端ユニットを使用し，パルス照射モード，出力80％（1秒照射・4秒休止）を実施します．交感神経の抑制効果により右上肢の疼痛，しびれ感が緩和しました．

低反応レベルレーザー療法

レーザーは，レーザー発振器を用いて作り出された人工的な電磁波であり，太陽などの光源から発せられる電磁波（自然光）とは異なる特徴があります．物理療法分野で用いられるレーザーは，原則として微弱な出力（1W以下）で照射されるものであり，低反応レベルレーザー療法（low-reactive level laser therapy：LLLT，図10）とよばれ，照射に伴う熱作用は認められないのが一般的です．

現在，物理療法で用いられているレーザーは，「半導体レーザー」と「ガス（気体）レーザー」ですが，機器の普及率としては生体深達度の観点でより優れた半導体レーザーのほうが圧倒的に多いです．

●低反応レベルレーザー療法の治療手順
①レーザー照射を行う部屋はカーテンなどで遮蔽

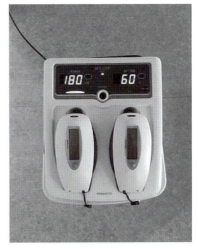

図10 低反応レベルレーザー（半導体治療器）（ソフトレーザリーJQ-W1，ミナト医科学）

し，レーザー光線がほかに漏れないようにします．
②あらかじめ治療部位を特定しマーキングしておきます（黒色マジックは禁止）．
③保護眼鏡をPT，患者ともに装着します．
④電源ケーブルをコンセントに取り付け，電源スイッチをONにします．
⑤照射時間設定ボタンを押し，1回あたりの照射時間を設定します（全治療時間を設定できるものではタイマーをセットします）．
⑥出力チェックメーターにプローブを差し込み，出力が適正かを確認します．
⑦累積照射時間リセットボタンを押し，累積時間を0にします．
⑧患者に予測される反応を説明したあとで，照射を開始します（図15）．
⑨レーザー光線の照射中は電子音が発生します．この音が休止しているあいだに他の治療部位に移動し，照射を継続します．
⑩累積照射時間が目標照射時間に達したらプローブを元の位置に置き，電源スイッチをOFFにして治療を終了します．

●適応
疼痛部位：疼痛緩和作用があります．

●禁忌
①眼：網膜を傷害する危険性が高いです．

Point

　レーザーは，一般的な光線とは異なり，さまざまな方向に散乱する光を人工的に1波長に限定した光にしたものであり，さまざまな特異性があります．

単色性
- 単色性（図11）とは，単一波長であるから，可視光線の波長帯のレーザーであれば単色となります．

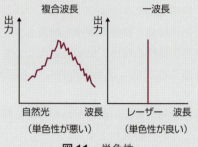

図11　単色性

指向性
- 指向性（図12）とは，電磁波が広がることなく直進する性質のことをいいます．自然光は，光源から等方性かつ同心円状に伝播するが，レーザーはほとんど広がることなく直進的に伝播します．

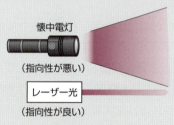

図12　指向性

干渉性
- 干渉性（図13）とは，電磁波の干渉のしやすさであり，自然光では異なる波が互いに強めたり弱めたりする性質のことをいいます．自然光では波の位相が揃っていないので干渉が生じにくく（非干渉性），レーザーは波の位相が揃っているため，干渉が生じ（可干渉性）増幅されます．

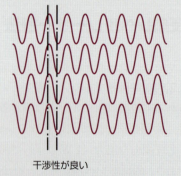

図13　干渉性

高輝度
- 自然光は光をレンズで集めても物を焼く程度ですが，レーザーはエネルギーの密度が高いため，鉄板を焼くことも可能です．高出力（10～100 W）にすればレーザーメスとして利用されます（図14）．

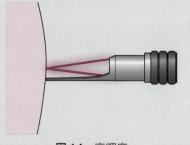

図14　高輝度

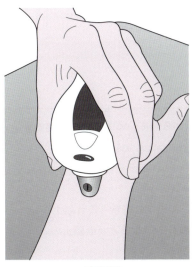
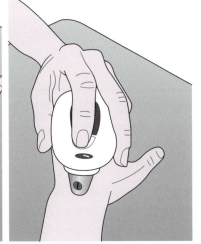

a. 非接触法

感覚過敏や感染の可能性のある部位で照射する方法です．プローブから数mm〜数cm離して照射します（逆二乗の法則により離すほど強度が弱くなります）．

b. 圧迫法

プローブを皮膚の上から圧迫して照射することにより，血流の低下によって赤血球が減少し，赤血球による光吸収が少なくなることでより深部までレーザー光線が透過します．

図15 照射方法

②甲状腺：ホルモンレベルを変化させます．
③心臓疾患（ペースメーカ使用者）：交感神経の興奮抑制によって臓器に負担がかかります．
④出血性疾患：血管拡張，交感神経の興奮抑制のため血流が増加します．
⑤悪性腫瘍：悪性腫瘍の増殖と転移を促します．
⑥性腺部：精子形成などへの影響が不明確です．
⑦妊娠中の腹部：胎児発育についての影響が不明確です．

治療効果の判定手段（評価）

①疼痛の程度の評価では，光線療法実施前後でVAS（visual analogue scale），NRS（numerical rating scale）を実施します．
②循環改善の評価では，光線療法実施前後に，皮膚温度計により皮膚の温度を，視診により色調を確認します．
③軟部組織の伸張性の評価では，光線療法実施前後に，皮膚硬度計や触診により組織の伸張性と柔軟性を確認し，また，関節可動域測定でも確認します．
④筋緊張の評価では，光線療法実施前後に，触診や筋緊張評価スケール（modified ashworth scale）を確認し，組織硬度計で計測します．

先輩からのアドバイス

　低反応レベルレーザーは，微弱で低出力なため患者の主観では治療の実感が得られず，治療しているか否かがわからないことがあります．事前によく説明したうえで実施します．そのことにより，治療中に万が一，患者が保護眼鏡を外して照射部位を確認することも未然に防げます．

Point

疼痛の強さを評価する尺度として，臨床上，よく用いられているものに，視覚的評価スケール（visual analogue scale：VAS）と数値評価スケール（numerical rating scale：NRS）があります．

VAS
- 100 mm の直線を示し，その左端を「痛みはない」状態，右端を「これ以上ないくらい強い痛み（これまで経験した最も強い痛み）」状態として，現在感じている痛みが直線上のどの位置にあるかを示す方法です．

痛みなし ├──────────────────────┤ これ以上ない痛み

NRS
- 痛みを「0：痛みなし」から「10：これ以上ない痛み（これまで経験した最も強い痛み）」までの11段階として，数字を選択する方法です．

筋緊張評価スケール（modified ashworth scale）
- 四肢の関節の他動運動の抵抗量を 0 ～ 4（0，1，1＋，2，3，4）の 6 段階にグレード化したものです．

組織硬度計（図16）
- 携帯型組織硬度計を用いると，軟部組織の反発力と押圧を 2 つのセンサーで監視し，この合計値が一定になる時点の組織の瞬発力を計測します．2 つのセンサーの合計値に対する組織反発力値の割合をパーセンテージで表示し，これを組織（筋）硬度とします．

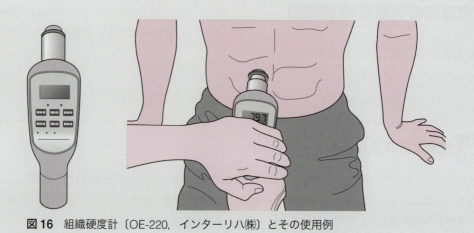

図16　組織硬度計〔OE-220，インターリハ㈱〕とその使用例

確認してみよう！

- 高いエネルギーを有する光子が軌道電子に衝突して起こる現象を（　①　）といいます．
- 紫外線療法は，表皮・真皮に働きかける作用があり，真皮の毛細血管の炎症反応に伴う充血による（　②　）があり，温熱作用を（　③　）．
- 近赤外線は遠赤外線に比べて，生体深達度は（　④　）．
- レーザーには，自然光とは異なる4つの性質があり，それは（　⑤　）・（　⑥　）（　⑦　）・（　⑧　）です．低反応レベルレーザー療法には，「半導体レーザー」と「ガス（気体）レーザー」がありますが，機器の普及率としては生体深達度が（　⑨　）い（　⑩　）レーザーのほうが圧倒的に多いです．

解答

①光電効果　②紅斑反応　③有しません　④高い　⑤単色性　⑥指向性　⑦干渉性　⑧高輝度　⑨高　⑩半導体

　※⑤〜⑧は順不同

（大矢　暢久）

引用文献

1) エレイン N. マリーブ著，林正健二ほか訳：人体の構造と機能．医学書院，1997.
2) 近藤みゆき：近赤外分光法による食品の化学的分析．名古屋文理大学紀要 7：23-28，2007.
3) 水野　誠：紫外線防御効果測定法に関する最近の動向について．粧技誌 47（4）：271-277，2013.
4) 嶋田智明ほか：物理療法マニュアル．医歯薬出版，1996.

参考文献

5) 嶋田智明ほか：物理療法マニュアル．医歯薬出版，1996.
6) 濱出茂治，鳥野　大編著：テキスト物理療法学　基礎と臨床．医歯薬出版，2016.
7) Michelle H. Cameron 原著，渡部一郎訳：EBM 物理療法　原著第 4 版．医歯薬出版，2015.
8) 網本　和，菅原憲一編：標準理学療法学　専門分野　物理療法学　第 2 版．医学書院，2004.
9) 今川孝太郎，宮坂宗男：光が皮膚に与える影響．日レ医誌 32（4）：444-451，2012.
10) 小村一浩：紫外線による免疫制御．日臨免誌 31（3）：125-131，2008.
11) 日本乾癬学会光線療法ガイドライン作成委員会：乾癬の光線療法ガイドライン．日皮会誌 126（7）：1239-1262，2016.
12) 小林静子：紫外線 B 波照射による皮膚障害とその予防・治療－γ-Tocopherol 誘導体塗布の効果－．YAKUGAKU ZASSHI 126（9）：677-693，2006.
13) 竹内伸行ほか：直線偏光近赤外線照射が脳血管障害片麻痺患者の痙縮に与える影響－無作為化比較対照試験による神経照射と筋腹照射の検討－．理学療法学 35（1）：13-22，2008.

第7章　水治療法

水治療法

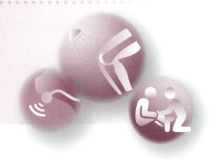

エッセンス

- 水治療法は水の力学的作用〔**浮力**，**抵抗**（粘性抵抗・動水圧），**静水圧**〕，**比熱・熱伝導**と体に及ぼす生理的作用（心血管系，呼吸器系，腎機能，心理面）を用いる物理療法です．単独で実施せず，運動療法と併用することが多いです．
- 頸部まで浸水した水治療法は，**浮力**により免荷されるため，全荷重が困難な患者でも水中歩行練習などが可能です．しかし，股関節疾患に対しては過負荷となるため適応になりません．
- 水治療法は**粘性抵抗**が水中運動速度に応じて変動します．速く動かすほど**抵抗**が大きくなり，筋力増強効果があります．また，**静水圧**を利用した吸気筋トレーニングや，静脈還流量増加による循環器系へのトレーニングも可能です．
- 創傷ケアに対する水治療法は壊死組織の除去や循環の改善に効果があり，「褥瘡予防・管理ガイドライン（2015年）」[1]でも推奨されています．
- **和温療法**は慢性心不全患者に効果があり，「慢性心不全治療ガイドライン（2010年改訂版）」[2]においてクラスI（有効）に位置づけられています．

分類

水治療法は水の物理的特性と水温による温熱・寒冷効果を利用した物理療法です．水治療法は治療部位や使用方法により全身浴（p 82 〜 84 参照）と部分浴（p 81，82 参照）に分けられます．さらに，使用目的により水温を変えることができます（p 80，81 参照）．水治療法は単独で行うものではなく，運動療法と併用する必要があります．

定義

●水治療法とは

水治療法（hydrotherapy）は水の力学的作用（浮力，粘性抵抗，形状抵抗，動水圧，静水圧，比熱・熱伝導）と体への生理学的作用を用いる物理療法です．

●水の力学的作用

1）浮力

水中では浮力の影響を受けているため，陸上よりも体重が軽く感じます．これはアルキメデスの原理に基づいています．浮力は物体と液体の単位体積あたりの質量（密度）によって決まり，密度が液体密度より小さければ浮き，密度が大きければ沈みます．水を 1 としたときの比重は，身体密度が 0.97 であり，水よりも密度が小さいため浮きます．浮力は，体のどの部分まで浸水するかによって異なり，足底面への荷重量が変化します（図1）．たとえば鎖骨部まで浸水すれば，足底面への荷重はほぼ免荷されますが，下腿部までの浸水では足底面へは 100％の荷重がかかります．この浮力を利用して足底免荷が必要な患者に対して運動療法ができます．

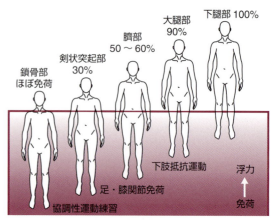

図1　水深と足底面への荷重量
頭部の動きによりバランスが崩れるので同じ水深でも関節の免荷率が異なります．免荷率は股関節＜膝関節＜足関節の順です．

表1　物質の比重

単位：g/cm³

物質	比重
水	0.971
純水	1
海水	1.024
身体平均	0.97
脂肪	0.85
骨格筋	1.1
骨	2.0

2）粘性抵抗

水中で運動をすると水の粘性により抵抗を受けます．そのため，水中では体を動かしにくくなります．この粘性は運動速度の 2 乗（相対速度）となり，速く動かせば抵抗が大きくなり，ゆっくり動かせば抵抗が小さくなります．また，水に接する面を大きくすればその分抵抗が強くなります．さらに，密度が大きいほど抵抗は大きくなり，水温が高くなるほど抵抗は低下します（粘性抵抗）．これらの作用を利用した筋力増強運動が可能であ

Point

・「筋肉質の人は水に浮きにくい」「海水のほうが浮きやすい」という話を聞いたことがあると思います．これは密度の影響です．骨格筋は 1.1 g/cm³，脂肪は 0.85 g/cm³ であり，脂肪が多いほうが浮きやすいといえます．ちなみに骨は 2.0 g/cm³ です．また，水が 1.00 g/cm³ であるのに対して海水は 1.024 g/cm³ であるため，身体の 0.97 g/m³ との差が開くため浮きやすいと感じます（表1）．

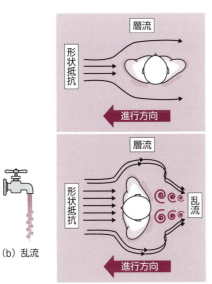

図2　形状抵抗と層流，乱流
横向きにすることにより抵抗が減り，前向きにすることで抵抗が増します．

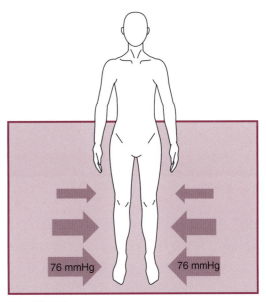

図3　静水圧
1 cm 深くなるごとに 0.76 mmHg 上昇します．100 cm（臍の高さ）で，下肢には 76 mmHg の水圧が加わります．

り，一定の速度では粘性抵抗が一定となり，等速性運動（Isokinetic）が可能です．そのほか，水中で体を移動すると進行方向に対して形状抵抗が生まれ，その後方では陰性抵抗（渦抵抗）が出現し，これらが運動の抵抗となります．水中での移動では抵抗以外にも，層流（laminar flow）や乱流（turbulent flow）が発生し，皮膚の感覚受容器を刺激します（図2）．

3）静水圧

パスカルの原理に基づき，水中では水深に応じてすべての方向から均一に水圧が加わります．これを静水圧といい，1 cm 深くなるごとに約 0.76 mmHg 上昇します．100 cm の水深（臍の高さ）まで浸水すると，下肢には約 76 mmHg の圧が加わります（図3）．この圧は下肢に対する間欠的空気加圧装置と同程度の圧迫であり，静水圧を用いて静脈やリンパ不全による浮腫が軽減できます．さらに，静脈還流が増加し，心血管機能が促進できます．

4）比熱・熱伝導

比熱とは 1 g の物質を 1℃ 上昇させるのに必要な熱量のことです．人体の比熱は水に比べ低いため（人体 0.83，水 1.00），水よりも温まりやすく冷えやすいです．また，水は空気に比べると約 4 倍エネルギーを保持する能力があり，熱伝導率は約 25 倍あります．この特性を活かして温熱療法，寒冷療法に応用できます．

● 水の生理学的作用

1）心血管系への作用

不感温度（33 ～ 35℃）付近の水中では，静水圧の作用により静脈還流量が増加し，右心への血流量が増加します．そのため，1回拍出量は増加し，心拍数は低下します（スターリングの法則）．したがって，陸上と同じ運動強度で運動を実施しても水中では心拍数や収縮期血圧は低くなるという生理学的効果が認められます．しかし，右心への血流量が増加し右心への負荷が増大，1回拍出量の増加により左心への負荷が増大するため，循環器系疾患者へは過度な負荷になり注意が必要です．

2）呼吸器系への作用

水中では静水圧の影響により，胸郭が圧迫されるため胸郭が拡張しにくくなり肺活量が低下します（図4）．また，腹部へも静水圧がかかるために内臓が押し上げられ，横隔膜が挙上されるため，予備呼気量（ERV）が減少し，予備吸気量

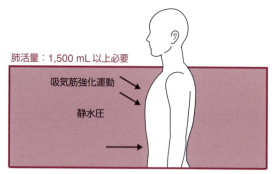

図4 静水圧と呼吸

（IRV）が増加します．その結果，吸気には負荷がかかり，呼気は介助されます．この作用を利用して吸気筋のトレーニングを実施できますが，低肺活量患者や呼吸器系疾患患者には過負荷になる恐れがあります．

3）腎機能への作用

水中では静水圧の影響を受け，静脈還流が促進され中心血液量が増加します．その結果，抗利尿ホルモン（antidiuretic hormone：ADH）が抑制され，さらに腎血流量も増加するために尿量が増加します．また，静脈還流が促進され心房が拡張され，心房ナトリウムペプチド（atrial natriuretic peptide：ANP）の分泌量が増大します．ANPは末梢血管を拡張させる血圧降下作用と腎臓に働き利尿を促します．これらにより水中では尿意を催します．これは水温が下がるほど促進されます．

4）心理面への作用

水中では心理面への作用があります．温水への浸水は心地よさを与え，リラクゼーション効果があります．また，加温により疼痛閾値の上昇や皮膚刺激によるゲートコントロール仮説により疼痛の緩和効果も得られます．また，冷水への浸水は筋紡錘の興奮性を低下させ筋痙縮筋の緊張を緩和させる効果があります．

5）水温の作用

水温が体に及ぼす作用について図にまとめました（図5）．

①冷水浴（25℃以下）・低温浴（25～33℃）

水温が低いプールや浴槽に体が入ると，血管が収縮して血圧が上昇し，脈拍が低下します．これは迷走神経の緊張によるものです．そのため，循環器疾患患者に冷水浴を実施する際は注意が必要です．また，水温が低いと呼吸は浅く速くなります．したがって，呼吸器疾患患者にも注意が必要です．

②不感温浴（33～37℃）

不感温度とは，皮膚温（約33℃）から体温（約37℃）のあいだの温度で，血圧や脈拍・代謝系が影響を受けずに，静水圧や浮力作用など水特有の作用のみを受ける温度です．また，不感温度は交感神経を抑制します．

③微温浴（37～39℃）

微温浴は身体に対して鎮静的に働き，精神・神経系の興奮を抑えることから，リラックスする目

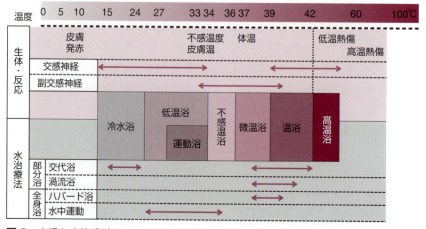

図5 水温と水治療法

的で用いられます．副交感神経の興奮により脈拍や血圧が安定し，胃液分泌は促進します．体への負担が少ないため，長時間浸水することが可能です．

④温浴（39～42℃）

温浴は日常入浴する程度の温度といえます．微温浴と同様にリラックス効果が得られますが，微温浴に比べ水温が高いことから交感神経も賦活します．

⑤高温浴（42～45℃）

高温浴は交感神経への刺激を高めるため，血圧上昇など循環器系への影響が大きい水温となります．また，体温上昇と血管拡張作用があるため，入浴後の血圧低下や温度差による体への影響も大きくなります．そのため，循環器疾患患者には禁忌です．

治療目的

●渦流浴療法・気泡浴療法

渦流浴装置には上肢用・下肢用・半身用があり（図6），温熱効果（水温38～42℃）と渦流による物理的な刺激を加えて循環の改善を図ります．筋緊張の改善や疼痛の緩和，末梢循環の改善，創傷治癒の促進などが期待できます．噴流発生装置から噴出される噴流による機械的刺激によりマッサージ効果があります．通常は運動療法と併用して行う必要があり，1～2分間温めてから渦流浴開始時は自動運動を実施します．その後，理学療法士（physical therapist：PT）の手を一緒に浸水させ，他動運動および自動介助運動，抵抗運動を行います．

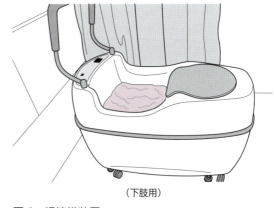

図6　渦流浴装置（下肢用）

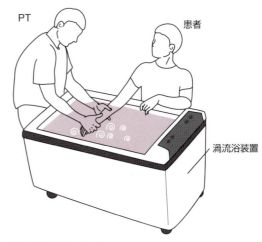

図7　渦流浴療法

創傷に対する治療では，温熱効果による循環の改善と壊死組織の除去により創傷治癒が促進されます．しかし，実施する際には，①末梢への血流の確認（上肢であれば橈骨動脈，下肢であれば足背動脈および後脛骨動脈），②動脈性や深部まで創傷が達していないかどうかの確認が必要（菌が上行する可能性があるため）です．

 先輩からのアドバイス

渦流浴療法では，患者のみで手や足を浸水させて自動運動を実施し，浴後にベッド上でPTによる他動運動，抵抗運動を実施している光景をよく見かけます．しかし，この方法では渦流浴療法がただの温熱療法に終わってしまいます．渦流浴療法は，PTが渦流浴槽内に患者の手や足と一緒に自身の手を浸水させ（図7），他動運動や抵抗運動を実施することで水治療法の特性を引き出すことができ，骨折固定後の関節可動域の改善や筋力増強に適した物理療法です．

気泡浴装置では浴槽底部にある気泡板より空気を噴出させて気泡を形成します．気泡により物理的な刺激を与えて，マッサージ効果や末梢血管の拡張により循環改善ができます．

1）適応

ギプス固定後の筋緊張亢進（筋スパズム），疼痛，瘢痕・癒着，末梢神経損傷による関節可動域制限，整形外科術後の局所血行不全や慢性炎症部位，慢性創傷が適応となります．

2）禁忌

急性炎症，悪性腫瘍：症状を悪化させたり進行させたりすることがあります．

静脈性潰瘍，骨まで至る創傷，出血や浸軟を有する創傷：感染することがあります．

重度の循環不全：末梢組織の代謝を亢進します．

重度の感覚異常：熱傷の危険性があります．

3）実施方法

①患者の情報および処方内容から，渦流浴療法の適応・禁忌事項を確認します．

②患者に対して治療目的および手順を説明します．

③治療に応じて渦流浴装置を選択（上肢用・下肢用・全身用）し，血行が妨げられるので衣服をまくり上げないように治療部位を露出させます．

④患者の症状や訴えに応じて水温を調整します（通常は 38 〜 42℃）．創傷治療の場合，水温は不感温度に設定します．

⑤治療時間は 15 〜 20 分程度であるため，楽な姿勢が取れるように配慮します．

⑥噴流の強さや方向を調整します．

⑦噴流や気泡をスタートさせ治療を開始します．治療中は自動運動から開始し，その後，疼痛のない範囲で他動運動を実施します．治療中は患者の状態を確認しながら，疼痛や気分不良など何かあればただちに治療者へ報告するように伝えます．

⑧終了後は皮膚の水分を拭き取り，治療部位を確認します．必要であれば，治療部位のマッサージや伸張運動などを渦流浴槽の外でも実施します．創傷治療に用いた際は，浴後に弱酸性石鹸

で創部を洗浄し，泡が残らないように微温水で洗い流し，必要な処置を行います．

●交代浴

交代浴は患部を温水と冷水に交互に浸すことで，血管の拡張と収縮を交互に繰り返し，末梢循環を改善します．末梢循環が改善するため，浮腫の軽減や疼痛コントロールにも有効です．知覚刺激により知覚過敏を和らげる効果もあるため，複合性局所疼痛症候群（complex regional pain syndrome：CRPS）Ⅰ型にも有効です．

1）適応

凍瘡，亜急性期の外傷・炎症，慢性疼痛：疼痛の緩和

慢性浮腫：筋ポンプ作用による浮腫の改善

CRPS Ⅰ型

2）禁忌

安静時疼痛

重度の循環不全：末梢組織の代謝を亢進させ壊死を助長します．

重度の感覚異常：熱傷等の危険性があります．

3）実施方法

①患者の情報および処方内容から，交代浴の適応・禁忌事項を確認します．

②患者に対して治療目的および手順を説明します．

③温水は渦流浴槽を利用します（水温 38 〜 42℃）．冷水（水温 10 〜 18℃）は足浴用バケツなどを用いて，温水と冷水を用意します．

④治療は温水から開始し，4 〜 5 分間浸水させ，その後，冷水に 1 〜 2 分間浸水させるといった手順で交互に実施します．治療時間は 15 〜 20 分で，最後は温水で終了するのが一般的です．炎症症状がある場合や浮腫がある場合は冷水で終了することも検討します．

⑤終了後は皮膚の水分を拭き取り，治療部位を確認します．

●ハバード浴療法

ハバードタンクは全身の筋力低下や自力で移動できない患者に対して，患者が臥床した状態で浸水し，四肢の運動ができるように設計されたひょうたん型の水治療法機器です（図8）．中央には

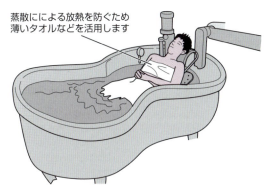

図8 ハバード浴療法

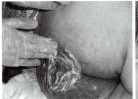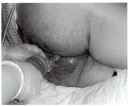

1. 弱酸性洗剤で創面および創周囲を洗浄します
2. ガーゼなどで余分な泡を拭き取ります
3. 洗浄ボトルで水圧をかけながら十分洗浄します

図9 褥瘡部の洗浄

くぼみがあり，そのくぼみを利用して治療者が患者に近づき運動を介助できます．気泡発生装置を併用することで全身の末梢血管を拡張でき，噴流発生装置を併用することで局所的なマッサージや固有感覚受容器に刺激を与えることも可能です．広範な熱傷や褥瘡の壊死組織の除去にも効果的です．

1) 適応
　渦流浴療法と同様
　臀部体幹部の褥瘡
　広範な外傷，熱傷

2) 禁忌
　渦流浴療法と同様

3) 実施方法

① 患者の情報および処方内容から，ハバード浴療法の適応・禁忌事項を確認します．
② 患者に対して治療目的および手順を説明します．
③ ハバードタンクの水温は治療目的に応じて調整します（水温37～38℃）．
④ 患者に水着を着用してもらいます（必要に応じて脱衣と着衣の介助をします）．
⑤ 患者をストレッチャーからタンク内の昇降機上に移乗させます．その後，昇降機を下げながら浸水させます．浸水する際は，浮力により体幹が不安定になる場合があるので，その際はベルトで固定する必要があります．また，全身を浸水させる水治療法であるため，胸がかろうじて浸水する程度にします．治療時間は15～20分とします．
⑥ 噴流発生装置・気泡発生装置のスイッチを入れ，強度や方向などを調整します．
⑦ 全身を浸水させるため，患者の様子は注意深く観察する必要があります．浸水中は関節可動域運動などの運動療法を併用します．
⑧ 終了後は皮膚の水分を拭き取り，全身の状態を観察します．褥瘡など創傷を有する場合は創部を弱酸性洗剤で洗浄し，泡が残らないように温水シャワーで洗い流し，必要な処置を行います．

● 水中リラクゼーション療法
　水中運動療法は，水の特性を活かしリラクゼーションを図りながら運動機能が改善できます．

トピックス

・近年，褥瘡に対する水治療法としてハバード浴療法を使用する頻度は減ってきています．しかし，局所治療としてパルス吸引療法や洗浄を用いた水治療法が行われています．「褥瘡予防・管理ガイドライン第4版」[1]においても水治療法が推奨されています．また，在宅褥瘡患者に対する洗浄においてもPTが訪問の際に洗浄（浸水させないで行う水治療法）を実施することで，創部の治癒が促進した[3]という報告もあります（図9）．

また，浮力を用いることにより，膝・足関節の免荷作用もできます．ただし，股関節疾患には適応外となるため注意が必要です（下記ポイントを参照）．また，水の抵抗を用いて水中抵抗運動も可能です．さらに，胸部までの浸水により，水圧を用いた呼吸筋トレーニングや静脈還流の増大を利用した循環器トレーニングも可能です．陸上と同じ運動強度で運動を実施しても水中では心拍数や収縮期血圧は低くなるという生理学的効果が認められ，目標心拍数は，陸上より約17拍/分低く設定します．

水中運動療法には水中歩行，水中トレッドミル，水泳などの基本的な運動療法から，バートラガッツ法（水中固有受容性神経筋促通法：水中PNF；proprioceptive neuromuscular facilitation），ハロウィック法，水中エアロビクスなどの応用的な運動療法があります．

1）適応（注意して実施すれば適応範囲は広い）

股関節疾患以外の下肢整形外科疾患：浮力を用いた免荷による運動が可能になります．股関節疾患については後述します．

筋緊張・疼痛のコントロール

浮腫：水圧による改善

妊娠中の運動

2）禁忌

あらゆる疾患の急性期，強い炎症症状：炎症を悪化させる危険性があります．

開放創・出血：感染の危険性があります．

てんかん，免疫力や体力の低下している患者：水中での全身運動のため控えたほうがよいです．

伝染性疾患：感染の危険性があります．

3）実施方法

①水中歩行，水中トレッドミル

水中では膝・足関節の免荷効果があります．そのため，骨折による術後などで免荷が必要な時期にも歩行練習が可能です（図10）．また，水中歩行速度を上げることで負荷を上げることができ，器具を用いることで水中抵抗運動の負荷量をさらに増やすことも可能です．

②バートラガッツ法（水中PNF）

バートラガッツ法（Bad Ragaz method）は水

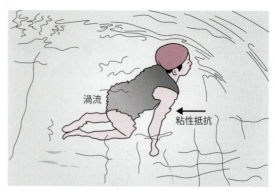

図10 水中歩行練習
水中歩行には，浮力板の挿入された水着を着用して深いダイビングプールでの歩行と水深1.2 mプールでの歩行があります．そのときに発生する進行方向から受ける抵抗には形状抵抗と粘性抵抗があります．後方には渦流が発生し，歩行時の抵抗は減弱します．

中PNFともよばれ，スイスのバートラガッツの病院で発展してきた手法です．筋力増強運動，関節可動域の拡大などができます．頸部と腰部に浮き具を使用し，水中でリラックスした背臥位の状態が基本姿勢です．

③ハロウィック法

ハロウィック法（Halliwick method）は発達援助の水泳指導法として，イギリスの養護学校で基本原理が作られた方法です．心理的適応，静的バランス，動的バランス，水泳の4項目からなり，水中で楽しみながらバランスの取り方や泳ぎ方を学ぶ手法です．

④ワッツ法

ワッツ法〔（WATSU：water shiatsu〕は東洋的な指圧やマッサージと瞑想を融合した温水中でのリラクゼーション法です．PTが片方の手で患者を支持し，もう一方の手で呼吸リズムに合わせながら静止と運動の組み合わせで筋緊張緩和を図ります（図11）．

⑤アクアヌードル・フローティング

アクアヌードル・フローティング（aqua floating relaxation）は，アクアヌードルとよばれる，細長い円柱の発砲ポリエチレンでできている浮き具を使用します．これを頸部や腰部に装着し，背臥位で浮くことによりリラクゼーション効果が図れます．また，アクアヌードルを水中でビート板のように使用することで筋力増強を図る

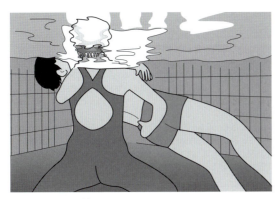
図11　ワッツ法

こともできます．

⑥水中エアロビクス

　水中エアロビクスとは，水（aqua）と有酸素運動（aerobics）の造語です．水中で音楽に合わせて，歩行，ジャンプ，スクワット，上肢運動などを組み合わせて有酸素運動をする手法です．基本的には集団で実施するため，個々の負荷量など詳細な設定が難しく，過負荷にならないように注意する必要があります．

● 和温療法（軟式サウナ浴）[4]

　近年，慢性心不全の物理療法として和温療法が注目されています．和温療法は1989年に開発された慢性心不全に対する温熱療法です．

　心不全に対する和温療法は「慢性心不全治療ガイドライン（2010年改訂版）」[2] においてクラスⅠ（有効）に位置づけられています．

　急性効果は，体温上昇に伴う末梢血管拡張作用により，心臓の前・後負荷を減少させ，肺血管および全身静脈の拡張に伴う前負荷の軽減は，僧帽弁逆流と肺動脈楔入圧が減少します．

　慢性効果は，血行動態，心機能，末梢血管内皮機能，心室性不整脈，神経体液性因子，自律神経，酸化ストレスや心不全症状が改善されます．

　動物実験では，心不全発症ハムスターに対して和温療法は血管内皮における一酸化窒素合成酵素（eNOS）の蛋白とmRNA発現を亢進させ，一酸化窒素（NO）の代謝産物である血清NO_3濃度を有意に増加させます．また，4週間の和温療法によりヒートショックプロテイン（HSP27, 32）やMn-SODの心筋での発現が増強し，酸化ストレスが軽減します．

1）適応

　慢性心不全（軽度〜中等度．中等度以上の心不全に対しては症状や訴えを観察し，バイタルサインを注意する必要があります）．

2）禁忌

　重症心不全（重症の大動脈弁狭窄症，閉塞型肥大型心筋症など）

3）実施方法

　和温療法は，室内を60℃に設定できる遠赤外線均等乾式サウナ治療室を用いて実施します．開始前にはまず，体重を測定します．その後，60℃の均等サウナ室内で15分間臥位で保温し，深部体温を約1.0〜1.2℃上昇させ，サウナ室を出たあとは30分間の安静保温にて和温効果を半臥位（30°程度）で持続させます．終了時に再度体重を測定し，発汗に見合う水分を補給します．

物理療法と組み合わせると効果的な運動療法の紹介

　67歳の女性．歩行中の不注意で左足関節を内反して転倒し，整形外科を受診して左腓骨骨折の診断を受けました．8週間のギプス固定期間中は足趾把握運動および固定部位以外の筋力増強運動を実施していました．ギプス抜去直後の足関節可動域は背屈−5°，底屈20°，内がえし10°，外がえし0°，リスフラン関節，ショパール関節の可動性も低下していました．そのため，渦流浴療法を実施し，渦流浴槽内での自動運動およびPTによる他動運動を疼痛のない範囲で実施しました．その結果，渦流浴療法直後の足関節可動域は背屈0°，底屈25°，内がえし15°，外がえし5°と改善しました．

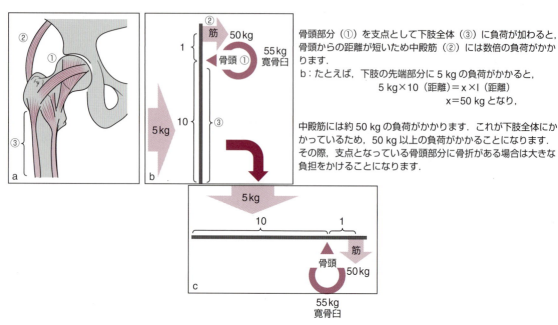

図12 股関節と水中運動療法

Point

- 水中運動は下肢の免荷になりますが，股関節疾患患者には負荷がかかりすぎます．これは，テコの原理（第1のテコ）で説明することができます．股関節外転運動が説明しやすいため，図を用いて説明します．股関節外転をする際は骨頭部分を支点①として，中殿筋が収縮し外転運動を行います（作用点②）．そこに水の抵抗が下肢全体に加わるため，下肢全体が力点③となります（図12）．その際，中殿筋付着部から骨頭までの距離と骨頭から足底面までの距離は約10倍になります．シーソーをイメージしていただければ股関節には相当な負荷がかかることが想像できます．これは股関節屈曲動作にも当てはまるため，股関節疾患患者が水中ウォーキングをすることは骨頭に大きな負担をかけます．また，大腿骨頸部骨折後の骨接合術患者にも同様であり，骨折面や接合金属部分に負担をかけます．下肢伸展挙上運動（straight leg raising：SLR）にも同様のことがいえます．

> ### 確認してみよう！

- 水の力学的作用には（　①　），（　②　），（　③　），（　④　・　⑤　）があり，これらの作用を理解することで，水治療法を効果的に実施できます．
- 水の生理学的作用は，（　⑥　）・（　⑦　）・（　⑧　）・（　⑨　）への作用，（　⑩　）による作用があり，特性を活かすことで効果的な運動療法が可能となります．
- 不感温度とは，皮膚温 約（　⑪　）℃から体温 約37℃ のあいだの温度で，血圧や脈拍・代謝系が影響を受けずに，静水圧や浮力作用など水特有の作用のみ受ける温度です．また，不感温度は（　⑫　）を抑制します．
- 水治療法は基本的に運動療法と組み合わせることで効果が認められ，（　⑬　）・気泡浴，交代浴，（　⑭　），水中運動療法は理学療法士が同時に運動療法を実施する必要があります．
- 水中運動療法には，（　⑮　），（　⑯　），水中エアロビクスなどの応用的な運動療法があります．
- 和温療法は（　⑰　）患者に効果的な物理療法であり，「（　⑰　）治療ガイドライン（2010 年改訂版）」においてクラスⅠ（有効）に位置づけられています．

第7章 水治療法

解答

①浮力　②抵抗（粘性抵抗・動水圧）　③静水圧　④比熱　⑤熱伝導　⑥心血管系　⑦呼吸器系　⑧腎機能　⑨心理面　⑩水温　⑪33　⑫交感神経　⑬渦流浴　⑭ハバード浴療法　⑮バートラガッツ法　⑯ハロウィック法　⑰慢性心不全
　※①～③，④と⑤，⑥～⑨，⑬と⑭，⑮と⑯はそれぞれ順不同

（吉川　義之）

引用文献

1) 日本褥瘡学会教育委員会ガイドライン改訂委員会：褥瘡予防・管理ガイドライン（第4版）．褥瘡会誌 17（4）：487-557，2015．
2) 日本循環器学会：慢性心不全治療ガイドライン（2010年改訂版）．http://www.j-circ.or.jp/guideline/pdf/JCS2010_matsuzaki_h.pdf
3) 吉川義之ほか：褥瘡部の洗浄頻度と創治癒期間の関連性．第25回日本物理療法学会学術大会誌，2017．
4) 鄭 忠和ほか：和温療法：心不全に対する革新的治療．日心臓病会誌 6（1）：6-18，2011．

参考文献

5) 玉木 彰：水治療法：15レクチャーシリーズ 理学療法テキスト 物理療法学・実習（石川 朗総編集），中山書店，2014，pp 71-82．
6) 網本 和，菅原憲一編：標準理学療法学 専門分野 物理療法学．第4版，医学書院，2013，pp 80-95．
7) 杉元雅晴：水治療法．理学療法ハンドブック第2巻治療アプローチ（細田多穂，柳澤 健編），第4版，協同医書，2010．pp 813-854．

第8章 電気刺激療法（1）電気刺激の基礎・測定

電気刺激療法（1）電気刺激の基礎・測定

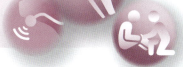

エッセンス

- 電気刺激療法は，生体に電気エネルギーを加えることによる，**疼痛緩和**，**筋収縮の誘発**，**筋力増強**，**組織の再生・修復の促進**，**機能の再建**などを目的に実施します．電気刺激療法は，組織の治療を目的とした**治療的電気刺激（TES）**と機能の再建を目的とした**機能的電気刺激（FES）**があります．
- TESは，疼痛緩和，筋収縮の誘発，筋力増強，骨癒合促進，薬剤透過性の促進，組織の再生・修復の促進などに用いられており，FESは，上肢・下肢機能の再建，心臓機能の再建，聴覚機能の再建，排尿機能の再建など多岐にわたり利用されています．
- そのほかにも，末梢神経，神経筋接合部，筋など生体組織の異常を検出するための**生体反応の測定**にも電気刺激は利用されています．
- 電気刺激は，誘発する生体反応や対象組織で通電の条件が異なります．通電の条件とは，通電時の**極性**（単相性・二相性），**電流強度**，**刺激周波数**，**波形**，**通電時間**（パルス幅：pulse width），**通電率**（デューティーサイクル：duty cycle，刺激のある期間と刺激のない期間の割合）をいいます．

定義と分類

電気刺激療法とは，電気エネルギーを生体に加える際に生じる生体反応を用いて，組織の治療や失われた機能を補う（再建）ために実施する治療方法です．この電気刺激療法は，神経・筋・骨・皮膚などさまざまな箇所で用います．電気刺激療法は，その電気刺激が及ぼす治療目的により以下に大別することができます（図1）．

● 治療的電気刺激（therapeutic electrical stimulation：TES）

電気刺激を治療として用いている場合の総称です．TESは，疼痛緩和，筋力増強，骨癒合促進，組織の修復など幅広い目的で用いられています．TESにはさらに「経皮的神経電気刺激」「干渉波電流刺激」「神経・筋電気刺激」「筋電気刺激」「骨電気刺激」「イオン導入（イオントフォレーシス）」「微弱電流刺激」があります．

1）経皮的神経電気刺激（transcutaneous electrical nerve stimulation：TENS）

電気刺激による感覚入力を増加させ，脳脊髄液内の内因性オピオイド（endogenous opioids）の濃度を高めることにより疼痛を緩和する目的で実施します．そのほかにも興奮の伝導を抑制することで疼痛を緩和させます．

2）干渉波電流刺激（interferential current：IFC）

中周波領域（2,500〜4,000 Hz）の2つの異なる周波数の電流を交差させて体内で周波数の干渉電流を作り出す方法です．このIFCは疼痛を緩和する目的や筋収縮を誘発する目的で実施されています．

3）神経・筋電気刺激（neuromuscular electrical stimulation：NMES）

運動点（モーターポイント：motor point）や運動線（モーターライン：motor line）に通電することで運動神経を介した随意性筋収縮の誘発，筋収縮，拮抗筋活動の抑制を目的に実施します．

4）筋電気刺激（electrical muscle stimulation：EMS）

筋に対して直接電気刺激し，筋の細胞膜を脱分極させて筋収縮を生じさせる目的で実施します．脱神経筋など神経を介した筋収縮が期待できない場合に対して用いられています．

5）骨電気刺激（electric stimulated method for further bone healing）

経皮的に骨を電気刺激し，骨癒合を促進させる目的で実施します．これにより骨折後の治癒が促進します．

6）イオン導入法（イオントフォレーシス：iontophoresis）

電気刺激を行い，経皮吸収性薬剤（外用剤：塗り薬）の透過性を高めることで，吸収速度を増加

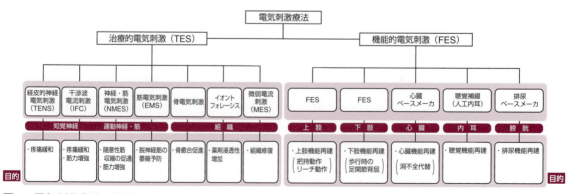

図1　電気刺激療法の分類
電気刺激療法には，電気刺激を治療として用いている場合の治療的電気刺激（therapeutic electrical stimulation：TES）と，中枢神経疾患などにより失われた機能（感覚系，運動系）を電気刺激など人工的な手段を用いて活性化することで代行，再建する機能的電気刺激（functional electrical stimulation：FES）があります．

させることや，経皮的に吸収させることが困難な薬剤に対しても効果的に実施することを目的とします．

7）微弱電流刺激（microcurrent electrical stimulation：MES）

1 mA（ミリアンペア）以下の非常に小さな電流を組織に通電することによって，**身体組織の再生・修復**を促進する目的で実施します．

MES は**対象となる組織**やその部位にとって**最適な設定（条件）**（極性，電流強度，刺激周波数，波形，通電時間，通電率）が異なるため，目的に応じた設定を行う必要があります．

●機能的電気刺激（functional electrical stimulation：FES）

中枢神経疾患などにより失われた機能（感覚系，運動系）を電気刺激など人工的な手段を用いて活性化することで**代行**，**再建**する[1]場合の総称です．

理学療法士として FES を用いる際は，上肢機能の改善や下肢機能の改善など運動機能に着目していることが多いのですが，心臓のペースメーカ，人工内耳，排尿ペースメーカなども FES の一種です．

FES は以下に分けることができます．

1）上肢 FES

電気刺激を用いて**上肢の筋収縮**をさせ，把持動作やリーチ動作などの上肢機能を補う目的で実施します[2]．

2）下肢 FES

電気刺激を用いて**下肢の筋収縮**をさせ，歩行時の下肢機能を補い，歩行速度の増加を促すなどの目的で実施します[3]．

3）心臓ペースメーカ

電気刺激を用いて心筋収縮をさせ，心臓の拍動を補う目的で実施します．

4）聴覚補綴（人工内耳）

音を電気信号に変換し，その電気刺激を用いて聴神経を直接刺激する目的で実施します．

5）排尿ペースメーカ[6]

電気刺激を用いて排尿にかかわる外尿道括約筋や骨盤神経を刺激し，尿失禁や頻尿を防ぎます．

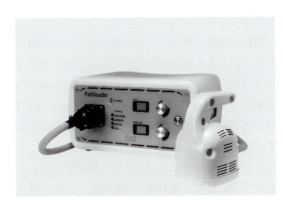

図2 パルス磁気刺激装置（IFG 社製）

Point

運動点（モーターポイント：motor point）と運動線（モーターライン：motor line）

・運動点とは，筋を支配している神経の筋枝が筋に入り込んでいく部位や，**神経筋接合部**が集まっている箇所です．運動線とは**神経本幹が皮膚表層にある部位**のことです．この皮膚表層にある部位は数 cm にわたり存在するため（例：尺骨神経，総腓骨神経），運動「線」と表現します．この運動点や運動線に通電することで筋収縮を容易に誘発することができます．

トピックス

・近年，皮膚表面に電極を接着せず，機器で磁場を発生させ生体内で電流を生じさせる**磁気刺激装置**が活用されています[4]（**図2**）．磁場を用いることで皮膚表面に生じる疼痛をほとんど生じさせることなく筋収縮を促せるという利点があります[5]．電極を皮膚に接着する必要がなく，**疼痛を生じさせない**ため今後，さまざまな治療に活かされます．

電気刺激療法における基礎知識

●静止膜電位と活動電位

静止膜電位とは，刺激をしていないときに，神経細胞の膜の内側と外側のあいだに生じている電位差のことです．この電位差はおもにナトリウムイオン（Na$^+$）とカリウムイオン（K$^+$）の量の違いによって作られ（図3），細胞内は約−70 mVとなっています．

活動電位とは「ある興奮を受け取り細胞内の電位が一時的に約40 mVまで上昇する現象」のことをいいます．興奮を受け取ることでナトリウムイオンに対する細胞膜の透過性が急激に上昇します．そのため，ナトリウムイオンが一気に細胞内に入ってくることによりこの現象は生じます（図4）．

刺激が閾値（刺激により興奮が生じる境界線の値）を超えると電位がマイナスからプラス方向へ動きます．この現象を「脱分極」といい，約40 mVまで上昇します．上昇した電位が，再び静止膜電位へと戻ることを「再分極」といいます．静止膜電位を超えてさらにマイナス方向になることを「過分極」といいます．刺激が加わることで，「脱分極」「再分極」「過分極」を経て静止膜電位の状態に戻っていきます．

●電流，電圧，抵抗

電気刺激療法において，電流，電圧，抵抗は非

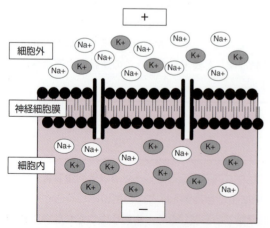

図3 静止膜電位時のナトリウムイオン（Na$^+$）とカリウムイオン（K$^+$）

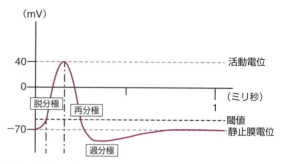

図4 活動電位

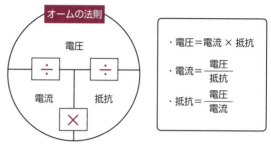

図5 オームの法則

電気の流れを表す「電流」，電流を流すための押し出す力を表す「電圧」，電流の流れにくさを表した「抵抗」には一定の関係があります．電圧は電流×抵抗で求めることができます．また電流は電圧÷抵抗，抵抗は電圧÷電流で求めることができます．

常に重要な要因です．電流とはその言葉のとおり電気（正確には電荷）の流れのことで「A（アンペア）やmA（ミリアンペア）」で表します．電圧とは電流を流すために押し出す力のことで，「V（ボルト）やmV（ミリボルト）」で表します．抵抗とは電流の流れにくさを表したもので「Ω（オーム）」で表します．これら電流，電圧，抵抗には一定の関係があります（図5）．電圧は電流×抵抗で求めることができ，電流は電圧/抵抗，抵抗は電圧/電流で求めることができます．

電気刺激療法の設定における基礎知識

●直流電流，交流電流，パルス電流

物理療法機器には，直流電流を用いた直流電流刺激装置，交流電流を用いた交流電流刺激装置，パルス電流を用いたパルス電流刺激装置があります．これら直流電流，交流電流，パルス電流には

換算表		A			mA			μA
		V			mV			μV

例1） 1 A＝1,000 mA，1,000,000 μA
　　　1 V＝1,000 mV，1,000,000 μV

換算表	1	A	0	0	0 mA	0	0	0 μA
	1	V	0	0	0 mV	0	0	0 μV

例2） 1 mA＝1,000 μA，0.001 A
　　　1 mA＝1,000 μV，0.001 V

換算表	0	A	0	0	1 mA	0	0	0 μA
	0	V	0	0	1 mV	0	0	0 μV

図6　単位の換算表

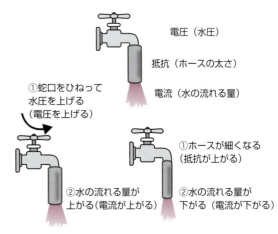

図7　電流，電圧，抵抗の関係

Point

- 言葉の覚え方として意味から覚えることが重要です．脱分極とは静止膜電位の状態（分極状態）から電位がプラス方向へ「脱する」ため「脱分極」といいます．再分極とは「再び」静止膜電位の状態（分極状態）に戻るため「再分極」といいます．過分極とは静止膜電位よりも「過剰に」マイナスに傾いた際に「過分極」といいます．

Point

単位の換算表（図6）
- 数字を記載することで簡便に単位の換算が行えます．例1のように，一番左の枠に1と記載し，残りは0を記載します．すると，1 A＝1,000 mA（ミリアンペア）1 V＝1,000 mV（ミリボルト）であることが簡便にわかります．
- また，例2のように，この方法で記入位置をずらすことで1 mA＝1,000 μA（マイクロアンペア）1 mV＝1,000 μV（マイクロボルト）ということがわかります．この表を覚えておくことで，単位の変換間違えをなくすことができます．

Point

- これら「電流」，「電圧」，「抵抗」の関係は水道の蛇口にホースをつけた際の水の流れの関係に似ています．「電流」が「水の流れ」，「電圧」が「水圧」，「抵抗」が「ホースの太さ」に相当します．
- ホースの太さは一定にして，水道の蛇口をたくさん開くと水圧が高まり，たくさんの水が流れます．すなわち，抵抗を一定にして電圧を大きくすることで電流量が増えます．一方で，蛇口の開放加減は一定にしておき，ホースの太さを細くすると水の流れる量は減少します．このことから，抵抗が大きくなることで電流は流れにくくなります（図7）．
- 電気刺激療法を行う際に一番の「抵抗」となりうるものは皮膚です．通常の皮膚の電気抵抗は 10^3〜10^6 Ω/cm^2 程度ですが，汗をかくなど皮膚が湿っている状態では1/20程度に低下します．すなわち皮膚の状態（乾いている，潤っているなど）に応じて抵抗が変化するため電気刺激療法を行う際には考慮が必要です．

それぞれの特性があります．

1）直流電流（図8）

　直流電流とは同じ極性（陽極または陰極）の状態で持続的に電流が流れるものをいいます．したがって，電流が一方向に流れるため，陽極の電極下では陽極の化学的変化が生じ，陰極の電極下では陰極の化学的変化が生じます．これを極性効果といいます．別項に記載する経皮吸収性薬剤の吸収性を促進する方法として用いるイオントフォレーシス[7]や組織の再生・修復過程の促進を目的に実施する微弱電流刺激[8]などはこの理論に基づいた治療方法です．安全性を高めるためパルス波形にしています．

2）交流電流（図9）

　交流電流とは交互に極性が変わるものです．この交流電流は陽極と陰極が交互に入れ替わるので直流電流のように極性効果を得ることはできません．干渉波電流刺激やロシアン電流はバースト変調した（断続して発振する）交流電流を用いています[9,10]．

3）パルス電流（図10）

　パルス電流とは短時間に瞬間的に流れる電流のことをいいます．このパルス電流はパルス幅が短いものが多く使用されています．刺激が1度だけ発生するものを単発性パルス，繰り返して連続的に発生するものを連続性パルスといいます．また，電流が一方向のみに流れるものを単相性（単極性）パルス電流といい，直流電流同様に極性効果を得ることができるため，微弱電流刺激による組織の再生・修復を促進する目的で使用する際はこの単相性パルス電流を使用します[8]．この単相性パルス電流に設定することにより，電極周囲での化学変化を減弱できます．一方で，反対方向にも電流が流れるものを二相性（双極性）パルス電流といいます．二相性パルスはTENSやNMESなど神経・筋を興奮させる目的で用いられています．

●電流密度

　電気刺激を用いて組織に変化を与えるには，その対象部位に与える電流量が重要です．その際には電極の大きさも考慮した電流密度が重要です．すなわち，この電流密度は電極の単位面積あたりの電流の強さを指します（電流÷電極面積）．したがって，電流量が同じでも電気刺激に用いる電極の大きさが大きくなれば電流密度は小さくなり，電極が小さくなれば電流密度は大きくなります（図11）．

●刺激周波数（図12）

　刺激周波数とは1秒間に繰り返す電気の波の数のことです．たとえば1秒間に1回の波が生じた場合は1Hz（ヘルツ），10回生じた場合は10Hzとなります．パルス波ではHzではなくpulse per second（pps）を用いることもあります．電気刺激の刺激周波数により活動する筋線維

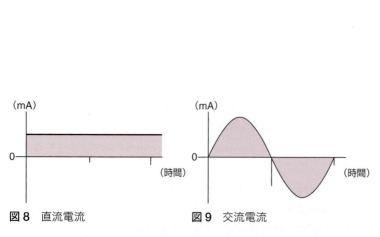

図8　直流電流　　図9　交流電流

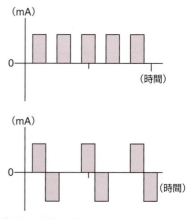

図10　パルス電流
上段は単相性パルス電流の波形を示しています．下段は二相性パルス電流の波形を示しています．

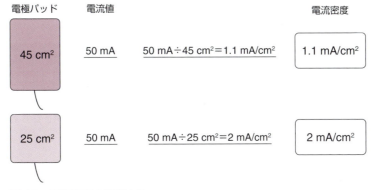

図11　電流密度の計算方法

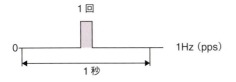

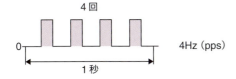

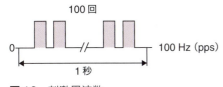

図12　刺激周波数

の種類は変化します．10〜20 Hzの低頻度パルス刺激では**遅筋が興奮**します．30〜60 Hzの高頻度パルス刺激では**速筋**が興奮しやすくなります[11]．同じ周波数でも，パルス幅の大きさにより，生体反応が違ってきます．組織の再生・修復ではパルス幅も変化させます．

● 波形（図13，14）

波形とは電流刺激の**通電様式**のことを示しており，**立ち上がり時の電流の変化（傾き）**に応じて変わります．傾きが直角である場合は矩形波といいます．また，傾きが少し緩やかになって形が三角形になっているものを三角波といいます．

そのほかにも電気刺激療法ではさまざまな波形が用いられます．以下に代表的な波形を示します．

 先輩からのアドバイス

物理療法機器には，電流値が一定になるように制御している「**定電流（constant current：CC）制御**」と，電圧値が一定になるように制御している「**定電圧（constant voltage：CV）制御**」の2種類があります（手動で選択できる場合もあります）．前者の機器は出力電流値が一定に設定されているため，抵抗量（皮膚の状態など）が異なっても機器が電圧の調整を自動的に行うことで，同一の電流量を得ることが可能となり，同様の生体反応を得ることができます．一方で，後者は出力電圧が一定に設定されているため，抵抗量に応じて電流量も変化します．抵抗量が増加することで電流量は低下するため，電気刺激による熱傷などは生じにくいという利点をもちます．その反面，皮膚抵抗が高い患者に対して最適な電流強度を維持するためには，電圧を高めなればいけないという欠点もあります．

すなわち，使用機器がCC制御ならば対象者の皮膚の熱傷に注意が必要となり，CV制御は目的に応じた生体反応が生じているか（筋収縮が生じるなど）を入念に確認する必要があります．

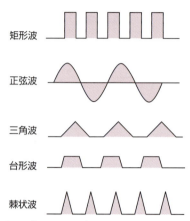

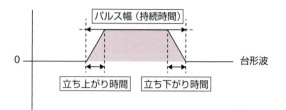

図14 立ち上がり時間と立ち下がり時間

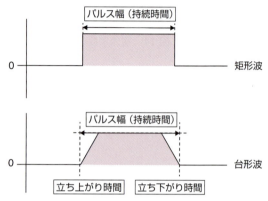

図15 パルス幅

図13 さまざまな電流波形

矩形波（直角波）；傾きが急激であり刺激が強いものをいいます．正弦波（サイン波：sine wave）；電流の変化が緩やかであり，電流の方向が規則的に変化する波形のことをいいます．三角波；電流の変化がゆっくりな波形です．台形波；電流の変化がゆっくりであり，電流の上限値に達するとその電流値を維持した波形です．棘状波；電流の変化が急激な波形です．

1）矩形波

矩形波は，傾きが急激であり刺激が強いものをいいます．神経・筋刺激用の装置の多くは矩形波での刺激となり，筋の収縮を誘発させます．また，パルス幅を長く設定することで変性筋の収縮も可能です．

2）正弦波（サイン波：sine wave）

電流の変化が緩やかであり，電流の極性が規則的に変化する波形のことをいいます．電流の変化が緩やかであるため，疼痛が生じにくく電流量を増加できます．そのため変性筋の収縮に使用できます．

3）三角波

電流の変化がゆっくりであるため疼痛が生じにくい波形です．おもに変性筋を収縮させる目的で使用します．

4）台形波

電流の変化がゆっくりであり，電流の上限値に達すると，その電流値を維持します．台形波もおもに変性筋を収縮させる目的で使用します．

5）棘状波

電流の変化が急激であり，刺激が強く疼痛を生じやすくなります．パルス幅が短いため健常筋の筋収縮は得ることができますが，変性筋など正常な筋以外では筋収縮を得ることができません．

● 立ち上がり時間と立ち下がり時間（図14）

立ち上がり時間とは刺激電流の1つの波において，電流強度がゼロの状態から最大強度になるまでの時間を示します．また，立ち下がり時間は電流強度が最大強度からゼロの状態になるまでの時間を示します．

● パルス幅（図15）

パルス幅とは1回の電流の波の立ち上がり開始から立ち下がり終了までの時間をいいます．マイ

 先輩からのアドバイス

脱神経筋を電気刺激すると，再生末梢神経の再支配を遅延させたり，無効にしたりするという論文もありますので，急性期には電気刺激を実施しません．

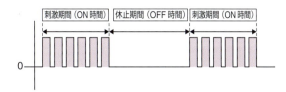
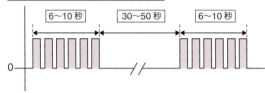
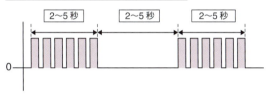

図16 通電率

クロ秒（μs），ミリ秒（ms）で表します．パルス幅とパルス幅のあいだをパルス間隔といいます．

● 通電率（図16）

通電率（デューティーサイクル：duty cycle）とは刺激期間（ON時間）と休止期間（OFF時間）の割合をいいます．推奨されている通電率は治療目的に応じて異なります．たとえば，筋力増強では，筋疲労を生じにくくするように，1（ON時間）：5（OFF時間）の通電率がよく，筋スパズム軽減では，筋疲労を生じさせて興奮性を抑制するために，1（ON時間）：1（OFF時間）の通電率で実施するのが効果的です．

電気刺激療法の禁忌と注意点

● 禁忌

①心臓ペースメーカやその他の電気刺激装置などを体内に植込んでいる場合（治療範囲が電場内に入るとき，器械の誤作動を引き起こすことがあります）．
②頸部や咽頭部への刺激（頸動脈洞反射を誘発することがあります）．
③深部静脈血栓症の局部（筋収縮により血栓の剥離および遊離が生じることがあります．ただし，予防として用いる場合はよいとされています）．
④心臓を挟んでの刺激（心臓が電場に入り，心臓の電気信号を乱すことがあります）．
⑤悪性腫瘍部位への刺激（腫瘍細胞の増殖などにより悪性腫瘍を進行させることがあります）．
⑥出血部位への刺激（電気刺激により止血の生体反応を乱すことがあります．）
⑦骨髄炎，感染症罹患部への刺激（炎症反応を増悪させることがあります）．
⑧てんかん患者への刺激（神経への電気刺激が引き金となり，てんかん発作を誘発することがあります）．

● 注意点：実施可能であるが，注意が必要な場合

①感覚異常のある部位への刺激（強度を設定する際の注意が必要となります）．
②認知機能低下がある対象者への刺激〔その対象者の予期できない行動（電極を剥がしてしまったり，出力操作を勝手に行ったりするなど）により，不必要な部位に必要量以上の電流を通電してしまうことがあります〕．
③心疾患に罹患している患者への刺激（通電により不安感を高めることがあります．また，重篤な場合は禁忌になります）．
④皮膚刺激に敏感な患者やアレルギー性皮膚炎の罹患者への刺激〔電極を用いることで接触性皮膚炎（皮膚のかぶれ）が生じる場合があります．また，皮膚に掻き傷や損傷があり，皮膚が上皮化した箇所は抵抗値が下がるため，その部位に過剰な電流が流れてしまうことがあります．また，瘡蓋になっている箇所は抵抗値が上がるため電流が流れにくい状態になります〕．
⑤痛覚過敏やアロディニアがある患者（通電時の刺激で疼痛を誘発することや電極の貼付で疼痛を誘発することがあります）．
⑥妊婦の腹部への刺激（陣痛時の疼痛軽減に用いられることもありますが注意が必要です）．

電気刺激による生体測定の意義と活用方法

電気刺激を用いた生体測定は<u>末梢神経，神経筋接合部，筋</u>などに異常が生じているかを判断するのに用います．末梢神経，神経筋接合部，筋の異常を判断するために，<u>強さ-時間曲線</u>を用いた評価方法や<u>誘発筋電図</u>を用いた評価方法があります．

● 強さ-時間曲線（図17）

神経や筋を興奮させるには「<u>興奮を生じさせる電流の強度（電流強度）</u>」と「<u>刺激電流の通電時間（パルス幅）</u>」が重要です．このときの電流刺激の波形は矩形波を使用します．<u>パルス幅</u>の変化に対応して筋収縮に必要な最小電流をグラフ上に記録し，その点を結んだ曲線を<u>強さ-時間曲線（strength duration curve：S-D曲線）</u>といいます．このS-D曲線からもわかるように，「パルス幅」が短い場合は「興奮を生じさせる電流の強度」を強くする必要があり，「パルス幅」が長い場合は「興奮を生じさせる電流の強度」を弱くすることができます．<u>神経の種類</u>によって位置や形が異なり，脱神経筋など異常をきたした場合は曲線がグラフ上で右上方へと移行するなど特異的な曲線となります．そのため，S-D曲線を用いることで，容易に神経の異常を見つけることができます．

また，S-D曲線から算出できる<u>基電流（rheobase）</u>や<u>時値（chronaxie：クロナキシー）</u>は興奮を生じさせる閾値の比較に使用できます．<u>基電流</u>とはパルス幅を長くした状態で興奮を生じさせる最小の電流値のことです．また，この際の通電時間を<u>利用時（utilization time）</u>といいます．

この利用時は電流のわずかな強さで変化が生じてしまうため，正確な測定が困難です．そこで，十分に通電時間を設けた際の基電流を測定して，

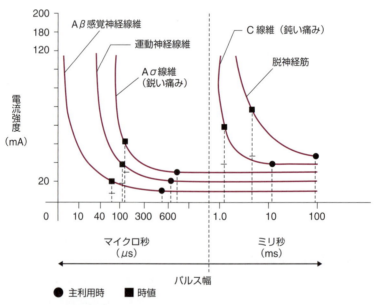

図17　強さ-時間曲線
各神経別のS-D曲線を示します．●が主利用時，■が時値を示します．

Point

電流，電場
・電流とは，導体を<u>電荷が移動する現象</u>のことで，ある一定の大きさの場所をある一定の時間に通る電荷の量で表します．一方，電場とは<u>電荷に力を及ぼす空間</u>のことで，すなわち電気的な力が働く空間です．

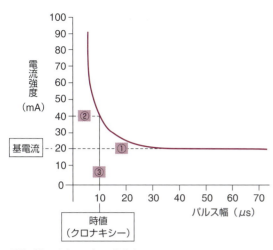

時値（クロナキシー）の求め方
① 基電流（興奮が生じる最小値）時の電流強度に着目する（図では 20 mA）
② ①の値を 2 倍する（図では 40 mA）
③ ②の電流強度の際のパルス幅を求める（図では 10 μs）
この値が時値（クロナキシー）です

図 18 時値（クロナキシー）の求め方

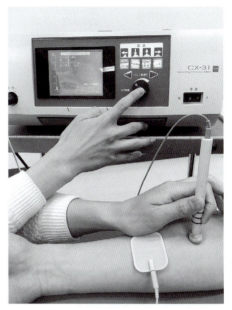

図 19 レコーディングクロナキシーメーター CX-31（オージー技研社製）と実際の使用

その 2 倍にあたる電流の強さを与えたときの刺激電流の通電時間を求めて利用します．この値を**時値**（**図 18**）といいます．この S-D 曲線はレコーディングクロナキシーメーター（CX-31：オージー技研社製）（**図 19**）を用いることで簡便に，かつ正確に測定できます．

● 臨床現場における S-D 曲線の使用場面

1) 末梢神経，神経筋接合部，筋の異常の判断

神経線維が損傷を受けて連続性が絶たれると損傷部以下に変性が始まり，正常筋で記録したS-D 曲線と比較して**右上方に移行**します[12]（**図 20**）．この変化は数日間かけて生じます．このS-D 曲線の変化からわかるように，**より長いパルス幅**で，かつ**強い強度の電気刺激**がないと収縮させることができません．この現象は神経線維が興奮性を失い，筋線維自体の反応が出るため，特異的な曲線になります．このように正常とは逸脱した曲線を**脱神経筋所見**といいます．実際の臨床現場で使用される機器でパルス幅を 1 ms 以上に設定できるものは限られます．そのため，損傷筋や脱神経筋に対する電気刺激を行うことは難しいことがこの曲線からもわかります（p. 96 先輩からのアドバイス参照）．

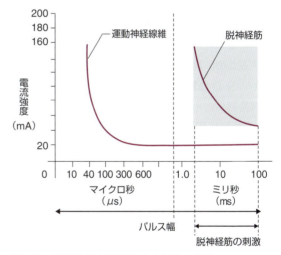

図 20 正常神経と損傷筋や変性筋の変移
損傷筋や脱神経筋は正常筋で記録した S-D 曲線と比較して**右上方に移行**します．すなわち，より**長いパルス幅**で，かつ**強い強度**の刺激がないと収縮させることができません．

2) 運動点（モーターポイント：motor point）の探索[13, 14]

パルス幅を 10 ミリ秒（ms）に設定し，**最も小さい電流値**で収縮が生じる箇所を探索することで対象の筋の**運動点**（電気刺激を行い，最も効果的に筋が収縮する点）を効率よく探索できます．この際，電流値が 20 ミリアンペア（mA）を超え

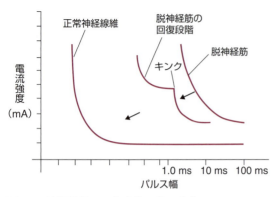

図21 神経線維の回復段階に伴う変移

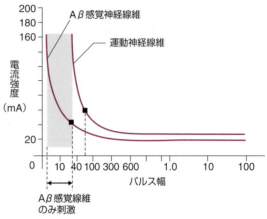

図22 神経の違いによる曲線の相違
■はクロナキシーを示します．この点での刺激がパルス幅と時値に対応する電流曲線上の電流値の関係において最も効率的な刺激となります．

る刺激を加えても筋の収縮が確認できない際は神経の支配が失われている（脱神経筋）と判断できます（図20）．

3）神経の回復過程の指標（図21）

神経の不完全損傷や損傷からの回復期には曲線が**折れ曲がる**など**特異的な不連続線**として現れます[15]．この折れ曲がり（kink：キンク）の多くは30ミリ秒から1ミリ秒のあいだで生じます．この不連続線は神経の再支配が始まった際に観察できるため，**再神経支配所見**といいます．このことからS-D曲線を用いることで神経線維の1つの回復過程の指標になります．

4）治療時に用いる刺激電流の通電時間（パルス幅）の決定指標（図22）

電気刺激療法を用いる際に感覚入力のみを治療に用いたい際はAβ感覚神経線維をターゲットとします．そこで，300マイクロ秒（μs）のパルス幅で刺激を行うと，電流値の軽微な上昇で容易に運動神経も刺激されます．したがって，感覚入力のみを刺激する際はできるかぎり短い**パルス幅**の電流を用いることが必要だということがわかります．そこで，このS-D曲線を用いて治療目的に最適なパルス幅を決定します．また，**クロナキシー周辺**がパルス幅と刺激強度の関係において最も**効率的な刺激**となります．したがって，クロナキシーを用いることで，刺激を与えるのに適切な刺激強度およびパルス幅がわかります．

● 誘発筋電図（図23）

末梢神経や神経筋接合部の異常を調べるための手段として**誘発筋電図**という測定手法がありま

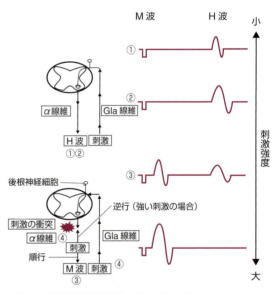

図23 誘発筋電図測定におけるH波とM波
電気刺激の刺激強度を強くしていくと，H波〔GIa線維 → 脊髄前角細胞 → α運動神経線維（α線維）〕の波形が確認できます．さらに刺激強度を強くしていくとM波〔運動神経（α線維）〕の波形が確認でき，H波の減弱が確認できます．

す．この誘発筋電図は電気刺激を用いて末梢神経を刺激することで筋に生じる活動電位を解析する方法であり，測定できる波形には**H波**と**M波**があります．

まず，電気刺激の刺激強度を強くしていくと，閾値の低い**感覚神経**（GIa線維）が興奮します．

これにより求心性に興奮が伝わり，単シナプスを介して脊髄前角細胞でα運動神経線維（α線維）を興奮させることで同脊髄レベルの筋を活動させます（脊髄反射）．その活動を記録したものをH波といいます．

このH波は中枢神経障害と末梢神経障害の両方の評価が可能となります．通常，脊髄の前角細胞の興奮は中枢神経系により抑制されています．したがって，H波を確認することで，中枢神経系の影響を確認できます．たとえば，脳血管疾患罹患後に生じる痙縮ではH波の増大が確認できる（健常者でもH波の振幅はさまざまであるため，H波/M波（振幅比）を用いることでより明確になります）ため，痙縮の程度を表すことができます[16, 17]．

刺激強度を強くしていくと閾値が高い運動神経（α線維）が興奮し，骨格筋を収縮させます．このときに記録できる活動電位をM波といいます．このとき，運動神経（α線維）に入った刺激が末梢側へ伝導する（M波）のと同時に中枢側へも上行します．その際に感覚神経（GIa線維）から伝導してきた刺激（H波）と衝突が生じ，H波が減弱します．さらに刺激を強くするとH波の発現が確認できなくなります．このM波は運動神経の伝導速度の測定（神経を刺激した時点からM波が発生した時点までの時間を計算して，その値で2点間の距離を除すれば運動神経の伝導速度が計算できます）に使用できます．また，振幅の大きさを見ることで神経の軸索変性や脱髄変性などの症状の判断に使用できます．

●客観的痛覚閾値の測定

電気刺激を用いることで，疼痛を数値化（客観化）できます．

皮下で感知できる感覚は3つあります．1つめはAβ線維で触覚，圧覚を伝えます．2つめはAδ線維で侵害性機械刺激だけでなく，侵害性熱刺激などにも応じており，鋭い疼痛を伝えます．3つめはC線維で多くは機械，化学，熱刺激などによる鈍い耐えられない疼痛を伝えます．それぞれの神経線維は太さが異なり，特有の不応期をもちます．その電気的性質の違いを利用することで線維別の刺激を行うことができます．それぞれの刺激周波数はC線維：5 Hz，Aδ線維：250 Hz，Aβ線維：2,000 Hzとなります．これらを用いてそれぞれの周波数ごとの知覚可能な最小強度の電流値（current perception threshold：CPT）を測定することで疼痛の閾値を測定できます．また，耐えることができる最大強度の

Point

痛覚の受容器

・針で指先を刺すと「チクッと」した鋭い疼痛のあとに「ジーン」とした鈍い疼痛がやってきます．これは侵害受容器が2種類存在し，それぞれが異なる興奮を受け取り伝達することを示しています．

・痛覚の受容器は侵害刺激により興奮するので侵害受容器（nociceptor）とよびます．受容器の形状はパチニ小体やルフィニ小体のような特殊な構造はなく，自由神経終末（free nerve ending）となっています．自由神経終末には高閾値侵害受容器とポリモーダル受容器があります．高閾値侵害受容器は侵害性機械刺激（体にとって害となる刺激）を与えると興奮しますが，ポリモーダル受容器は機械的・化学的・熱刺激など幅広い刺激に対して興奮します．そのため，ポリ（poly；多数の）モーダル（modal；形態上の）受容器といいます．この高閾値侵害受容器とポリモーダル受容器は全身に広く分布し，ほとんどの組織に存在します．

・したがって，針で刺すなど瞬間的な侵害刺激は高閾値侵害受容器で感知して速度の速いAδ線維に伝わります．一方で，針を抜いたあとに生じる「ジーン」とした鈍い疼痛はブラジキニンなどの発痛物質（化学的刺激）がポリモーダル受容器で感知して速度の遅いC線維に伝わります．そのため，時間差のある異なる疼痛を認識します．

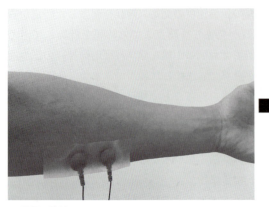
a 電極の貼付
　刺激する部位に電極を貼付します．

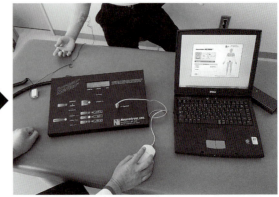
b 最小電流値の記録と疼痛閾値の算出
　無作為に各周波数（5Hz，250Hz，2,000Hz）の最小電流値を記録し，疼痛閾値を算出します．治療前後での変化により効果を判断します．

図 24　神経選択的知覚閾値測定器（Neurometer®，NS3000_Neurotron 社製）

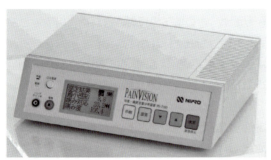

図 25　知覚・痛覚定量分析装置（PAINVISION®，PS-2100 N_オサチ社製）

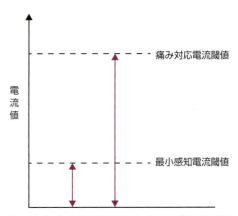

図 26　最小感知電流閾値と痛み対応電流閾値

電流値（pain tolerance threshold）を測定することで知覚の異常（痛覚過敏・鈍麻）などを客観的に測定できます．

この神経線維別の閾値測定を行うための機器として神経選択的知覚閾値測定器（Neurometer®，NS3000_Neurotron 社製）（図 24）があります[18,19]．

また，そのほかにも知覚閾値を測定する機器として知覚・痛覚定量分析装置（PAINVISION®，PS-2100 N_オサチ社製）（図 25）があり，この機器は 50 Hz の周波数の電気刺激を用いて測定を行います[20,21]．まず，感知できる最小の刺激電流量である「最小感知電流閾値」を測定します（図 26）．次に自身が感じている疼痛の感覚に相当するときの刺激電流量である「痛み対応電流閾値」を測定します（図 26）．それらを用いて「痛み指数（痛み対応電流閾値/最小感知電流閾値）」と「痛み度（100×痛み対応電流閾値 − 最小感知電流閾値）/最小感知電流閾値」を算出します．

PAINVISION を末梢神経損傷の重症度や治療効果の判定を目的として使用した場合は保険適用となっています．

確認してみよう！

- 電気刺激療法は目的に応じて（　①　）と（　②　）に大別することができます.
- （　①　）のなかでも筋収縮を目的に施行することを（　③　）といい，疼痛緩和を目的に施行することを（　④　）といいます.
- 神経細胞に刺激が生じて電位がマイナスからプラス方向へ動くことを（　⑤　）といい，その際に 40 mV まで上昇する電位のことを（　⑥　）といいます. さらに，上昇した電位が再び静止膜電位へと戻ることを（　⑦　）といいます.
- 物理療法機器で用いる「電流」には同じ極性（陽極や陰極）の（　⑧　）と極性が変わる（　⑨　）と短時間に瞬間的に流れる（　⑩　）が存在します. また，⑩のなかで極性が変わらないものを（　⑪　），極性が変化するものを（　⑫　）といいます.
- 1秒間に繰り返す電気の波の数のことを（　⑬　）といいます. また，1回の電気の波の立ち上がり開始から立ち下がり終了までの時間を（　⑭　）といいます.
- 刺激のある期間（ON 時間，刺激時間）と刺激のない期間（OFF 時間，休止時間）の割合を（　⑮　）といいます.
- 興奮を生じさせる電流の強さと刺激電流の通電時間で作り出す曲線のことを（　⑯　）といい，刺激電流の通電時間を可能な限り長く通電した状態で興奮を生じさせる最小の電流値を（　⑰　）といいます. さらに，（　⑰　）の2倍にあたる電流の強さを与えたときの刺激電流の通電時間（パルス幅）を（　⑱　）といいます.
- 誘発筋電図において刺激が感覚神経（GIa 線維）を興奮し，単シナプスを介して運動神経（α線維）を興奮させることで生じる波形を（　⑲　）といい，刺激が運動神経（α線維）を直接興奮させることで生じる波形を（　⑳　）といいます.

解答

①治療的電気刺激（TES）　②機能的電気刺激（FES）　③神経・筋電気刺激（NMES）④経皮的神経電気刺激（TENS）　⑤脱分極　⑥活動電位　⑦再分極　⑧直流電流　⑨交流電流　⑩パルス電流　⑪単相性パルス　⑫二相性パルス　⑬刺激周波数　⑭パルス幅　⑮通電率（デューティーサイクル）　⑯S-D 曲線　⑰基電流（rheobase）　⑱時値（クロナキシー）　⑲H 波　⑳M 波

　※①と②は順不同

（中西　亮介）

103

引用文献

1) Popović DB：Advances in functional electrical stimulation（FES）. J Electromyogr Kinesiol 24（6）：795–802, 2014.

2) 半田廉延：上肢の機能解剖学と FES. バイオメカニズム会誌 17（1）：8–14, 1993.

3) Ladouceur M, Barbeau H：Functional electrical stimulation-assisted walking for persons with incomplete spinal injuries：longitudinal changes in maximal overground walking speed. Scand J Rehabil Med 32（1）：28–36, 2000.

4) 八島建樹ほか：磁気刺激による手関節背屈運動に関する研究. バイオメカニズム会誌 40（2）：103–109, 2016.

5) Han TR, et al：Magnetic stimulation of the quadriceps femoris muscle：comparison of pain with electrical stimulation. Am J Phys Med Rehabil 85（7）：593–599, 2006.

6) 東間 紘, 合谷信行：膀胱排尿ペースメーカー. 人工臓器 15（4）：1747–1750, 1986.

7) Sloan JB, Soltani K：Iontophoresis in dermatology：a review. J Am Acad Dermatol 15（4）：671–684, 1986.

8) Yu C, et al：Effects and mechanisms of a microcurrent dressing on skin wound healing：a review. Mil Med Res 1：1–8, 2014.

9) Ward AR, Shkuratova N：Russian electrical stimulation：the early experiments. Phys Ther 82（10）：1019–1030, 2002.

10) Ward AR：Electrical stimulation using kilohertz-frequency alternating current. Phys Ther 89（2）：181–190, 2009.

11) 渡部幸司, 長岡正範：リハビリテーションにおける電気刺激療法の展望. 順天堂医 56（1）：29–36, 2010.

12) Richardson AT：Electrodiagnosis of facial palsies. Ann Otol Rhinol Laryngol 72：569–580, 1963.

13) 初山泰弘：筋・神経系の電気診断（4）－強さ時間曲線. 総合リハ 6（4）：291–295, 1978.

14) Narita H, et al：Does the Location of the Motor Point Identified with Electrical Stimulation Correspond to that Identified with the Gross Anatomical Method? J Phys Ther Sci 23（5）：737–739, 2011.

15) Parry CW：Electrodiagnosis. J Bone Joint Surg Br 43（2）：222–236, 1961.

16) Bour LJ, et al：Soleus H-reflex tests in spasticity and dystonia：A computerized analysis. J Electromyogr Kinesiol 1（1）：9–19, 1991.

17) Kohan AH, et al：Comparison of modified Ashworth scale and Hoffmann reflex in study of spasticity. Acta Med Iran 48（3）：154–157, 2010.

18) 池畠 寿ほか：Neurometer による電流知覚閾値について. 高知リハ学院紀 6：19–22, 2005.

19) 植田弘師, 松本みさき：ニューロメーターを用いた新しい知覚線維選択的侵害受容評価法. 日薬理誌 131（5）：367–371, 2008.

20) 加藤 実：新しい痛みの測定－PainVsion. 麻酔 60（9）：1059–1063, 2011.

21) 池野重雄, 川真田樹人：PainVision. 麻酔 58（11）：1367–1372, 2009.

参考文献

22) 真島英信：生理学, 改訂第 18 版, 文光堂, 2018, pp 92–93.

23) Arne S, Sabine RS（三木明徳, 井上貴央監訳）：からだの構造と機能, 西村書店, 1998, pp 138–140.

24) 網本 和, 菅原憲一編：標準理学療法学 物理療法学, 医学書院, 2004, pp 126–185.

25) 桂井 誠：ハンディブック電気, 改訂 2 版, オーム社, 2005, pp 2–7.

26) Cameron MH（渡辺一郎訳）：EBM 物理療法, 原著第 3 版, 医歯薬出版, 2010, pp 217–254.

27) 中山登稔, 林 知也：臨床現場における経皮的神経電気刺激療法－TENS による 40 疾患への応用, 医歯薬出版, 2011, pp 4–22.

28) 松原貴子ほか：ペインリハビリテーション, 三輪書店, 2011, pp 4–7, 35–42, 219–224, 271–275.

29) 松澤 正, 江口勝彦：物理療法学, 改訂第 2 版, 金原出版, 2012, pp 149–187.

30) 細田多穂監修：シンプル理学療法学シリーズ 物理療法学テキスト, 改訂第 2 版, 南江堂, 2013, pp 15–26, 187–224.

31) 石川 朗総編集：15 レクチャーシリーズ 理学療法テキスト 物理療法学・実習, 中山書店, 2014, pp 95–118.

32) 濱出茂治, 烏野 大：テキスト物理療法学 基礎と臨床, 医歯薬出版, 2016, pp 26–41, 62–65.

33) 庄本康治：PT・OT ビジュアルテキスト エビデンスから身につける物理療法, 羊土社, 2017, pp 172–206.

第9章 電気刺激療法（2）知覚神経刺激

電気刺激療法（2）知覚神経刺激

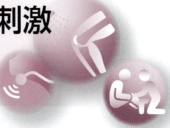

エッセンス

- 電気刺激療法のなかには**疼痛緩和**を目的に体表面上から電気刺激を施行する治療方法があります．それを**経皮的神経電気刺激**（transcutaneous electrical nerve stimulation：TENS）といいます．このTENSは急性疼痛と慢性疼痛の両方に対して効果があります．
- TENSを用いた疼痛緩和には，①内因性オピオイドによる疼痛緩和系，②疼痛を伝達するAδ線維とC線維の神経ブロックによる疼痛緩和，③ゲートコントロール仮説に基づいた疼痛緩和，④下行性疼痛抑制による疼痛緩和の4つの機序があります．
- TENS施行時の電極貼付位置は疼痛部位と同じ**髄節レベルの皮膚領域（デルマトーム：dermatomes）**に沿って電極を貼付する方法が効果的です．一方，骨関節系の疼痛には，骨，軟骨，結合組織，靱帯，腱などの組織を支配する神経の髄節領域（**スクレロトーム：sclerotomes**）に沿って電極を貼付する方法が効果的です．また，疼痛緩和を目的とした手法の1つとして**干渉波電流刺激（interferential current：IFC）療法**があります．IFCとは2つの異なる中周波領域（周波数が2,500～5,000 Hz）の交流電流を生体内で交差させ，その周波数の差による干渉電流を生体内に生じさせる電気刺激法です．周波数の高い電気刺激を活用することで皮膚抵抗が少なく，皮膚表面での電気エネルギーの損失が少ないという利点があります．

経皮的神経電気刺激の定義

経皮的神経電気刺激（transcutaneous electrical nerve stimulation：TENS）（図1）とは，おもに疼痛を緩和する目的で皮膚表面から電流を送り，末梢神経を刺激するものです[1]．

疼痛の種類

疼痛の種類には大きく分けて「急性疼痛（acute pain）」と「慢性疼痛（chronic pain）」があります．TENSはこれら「急性疼痛[1]」「慢性疼痛[2]」に対して疼痛緩和の効果があります．

● 急性疼痛と慢性疼痛（表1）[3]

疼痛とは「実質的（針が皮膚を突き破る）あるいは潜在的（針が皮膚を破らない：実質の損傷はない）な組織損傷に結びつく，あるいはそのような損傷を表す言葉を使って表現される不快な感覚・情動体験」であると国際疼痛学会（International Association for the Study of Pain：IASP）で定義されています．すなわち，疼痛は単なる感覚情報ではなく「楽しい」や「辛い」などの情動反応など多様な情報として体験されるものです．「急性疼痛」と「慢性疼痛」とでは発生メカニズムが大きく異なります．

「急性疼痛」とは，外傷など侵害刺激（組織を損傷するか，損傷する可能性がある刺激）による興奮が疼痛の経路を伝わり，視床を介して大脳で「どこに」「どのような」侵害刺激が加わったかを認識します．そのため，急性疼痛は生体への危険信号として捉えます．

一方，慢性疼痛は3カ月以上にわたり持続または頻発する疼痛のことです．また慢性疼痛は，構造的（神経自体）や機能的（シナプスの感受性が過敏になる，神経の過剰興奮による神経回路の混線）に不可逆的なリモデリング（remodeling）（不可逆的な変化）が生じることも原因です．さらに，慢性疼痛には心理的因子（ネガティブな思考・心理状態）や社会的因子（社会的立場の喪失や生産性の減少）も含まれます．そのため，慢性

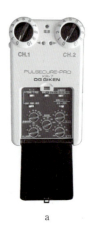 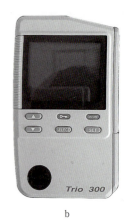

図1　TENS 装置の例
（a）単相性パルスを用いた TENS．Pulsecure-pro KR-70（OG-GIKEN 社製）．
（b）二相性パルスを用いた TENS．Trio-300（伊藤超短波社製）．

表1　急性疼痛と慢性疼痛の相違点[3]

	急性疼痛	慢性疼痛
時間経過	短期	長期（3カ月以上）の持続／頻発
発生源	侵害刺激	神経系の不可逆的なリモデリング
警告信号としての意義	あり	なし
他の要因の影響（心理的・社会的因子）	あり	著明

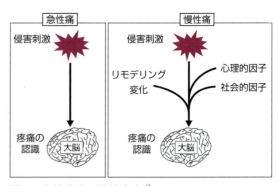

図2　急性疼痛と慢性疼痛[4]

疼痛は複合的なものであり急性疼痛とはまったく異なった病態です（図2）[4]．

慢性疼痛は2015年にIASPにより「1．一次性慢性疼痛」「2．がん性慢性疼痛」「3．術後および外傷後慢性疼痛」「4．慢性神経障害性疼痛」「5．慢性頭痛および口腔顔面痛」「6．慢性内臓

表2 ICD-11 慢性疼痛の分類 [4]

1	一次性慢性疼痛		5	慢性頭痛および口腔顔面痛
	1.1 広汎性一次性慢性疼痛（線維筋痛症を含む）			5.1 一次性慢性頭痛
	1.2 局在性一次性慢性疼痛（非特異的腰痛，慢性骨盤痛を含む）			5.2 二次性慢性頭痛
				5.3 慢性口腔顔面痛
	1.x その他の一次性慢性疼痛			5.z 慢性頭痛および口腔顔面痛としか分類できないもの
	1.z 一次性慢性疼痛としか分類できないもの			
2	がん性慢性疼痛		6	慢性内臓痛
	2.1 がんと転移による慢性疼痛			6.1 持続する炎症による慢性内臓痛
	2.2 抗がん剤による慢性疼痛			6.2 血管性の慢性内臓痛
	2.3 がん手術後の慢性疼痛			6.3 閉塞や膨張による慢性内臓痛
	2.4 放射線治療後慢性疼痛			6.4 牽引や圧迫による慢性内臓痛
	2.x その他のがん関連慢性疼痛			6.5 複合性要因による慢性内臓痛
	2.z がん性慢性疼痛としか分類できないもの			6.6 他の部位からの関連痛としての慢性内臓痛
3	術後および外傷後慢性疼痛			6.7 がんによる慢性内臓痛
	3.1 術後慢性疼痛			6.8 機能性もしくは説明不能な慢性内臓痛
	3.2 外傷後慢性疼痛			6.x その他の慢性内臓痛
	3.x その他の術後および外傷後慢性疼痛			6.z 慢性内臓痛としか分類できないもの
	3.z 術後および外傷後慢性疼痛としか分類できないもの		7	慢性筋骨格系疼痛
				7.1 持続する炎症による慢性筋骨格系疼痛
4	慢性神経障害性疼痛			7.2 骨関節の構造的な変化に伴う慢性筋骨格系疼痛
	4.1 末梢性神経障害性疼痛			7.3 神経疾患に伴う慢性筋骨格系疼痛
	4.2 中枢性神経障害性疼痛			7.4 非特異性の慢性筋骨格系疼痛
	4.x その他の神経障害性疼痛			7.x その他の慢性筋骨格系疼痛
	4.z 神経障害性疼痛としか分類できないもの			7.z 慢性筋骨格系疼痛としか分類できないもの

痛」「7. 慢性筋骨格系疼痛」の **7つに分類** されており（**表2**）[4]，2018年の WHO が作成する **ICD-11** にこの定義が組み込まれました．そのなかでも「術後および外傷後慢性疼痛」の1つとして存在する「**複合性局所疼痛症候群（complex regional pain syndrome：CRPS）**」は患側肢の過度な不使用が大きな原因です．そのため，TENS で **疼痛を緩和** し，積極的に運動療法を実施することが重要で，理学療法士にとって治療可能な慢性疼痛といえます．

●複合性局所疼痛症候群（図3）

CRPS とは **難治性** の慢性疼痛症候群であり，TENS による疼痛緩和効果があります[5]．CRPS は IASP により以下の4つの症状がある場合と定義されています[6,7]．

①骨折，捻挫，打撲など侵害刺激を伴う出来事や患肢の不動化の原因があること．

複合性局所疼痛症候群（CRPS）

・慢性的な強い疼痛
・アロディニア・痛覚過敏
・浮腫・皮膚血流の変化
・他の原因が除外できる

複合性局所疼痛症候群のタイプ

TypeⅠ：神経損傷を伴わない
　（反射性交感神経性ジストロフィー，RSD）
TypeⅡ：神経損傷を伴う
　（カウザルギー）

図3 複合性局所疼痛症候群 [9]

②継続した疼痛，アロディニア（allodynia）（軽い触刺激，圧刺激，中等度の温冷刺激など本来，疼痛を起こさないような非侵害刺激に対しても生じる疼痛のこと [8]），または疼痛の原因となる出来事に対して不釣り合いな痛覚過敏が

107

生じていること．
③疼痛の生じている時期のいずれかの時点で疼痛領域に浮腫，皮膚血流の変化や発汗異常があること．
④疼痛および機能不全になりうる他の原因がないこと．

さらにCRPSは神経損傷の有無によって2つのタイプがあります[9]．

TypeⅠ：神経損傷を伴わない．強い疼痛に加えて，自律神経系の変調，運動機能不全，情動の変調などさまざまな症状を伴う症候群です．反射性交感神経性ジストロフィー（reflex sympathetic dystrophy：RSD）と称されていた症候群です．

TypeⅡ：神経損傷を伴う．末梢神経損傷に伴い，アロディニアや尋常でない灼熱痛が支配領域に出現します．浮腫の出現は少なく，局所の熱感や発赤は伴いません．カウザルギー（Causalgia）と称されていた症候群です．

TENSを用いた疼痛の緩和機序

TENSを用いた疼痛緩和には，①内因性オピオイドによる疼痛緩和系，②疼痛を伝達するAδ線維とC線維の神経ブロックによる疼痛緩和，③ゲートコントロール仮説に基づいた疼痛緩和，④下行性疼痛抑制による疼痛緩和，の4つの機序があります．

● 内因性オピオイド系（表3）[10, 11]

電気刺激が加わると視床下部や中脳中心灰白質から内因性オピオイドといわれるエンケファリン，βエンドルフィン，ダイノルフィンなどが分泌されます[10, 11]．分泌されたエンケファリンやβエンドルフィンなどは大脳皮質や視床などに存在するμ（ミュー）受容体などに結合することで疼痛の刺激を抑制します．また，ダイノルフィンはκ（カッパー）受容体に結合することで疼痛の刺激を抑制します．この内因性オピオイドは非常に強力な疼痛の緩和作用をもちます．また，電気刺激の周波数の違いによって分泌される内因性オピオイドの種類が異なります．

1）エンケファリン

エンケファリンは2Hz程度の比較的低い周波

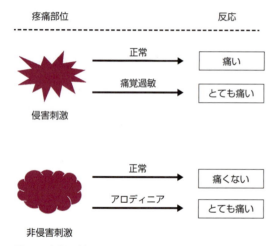

図4　痛覚過敏とアロディニアの違い

表3　内因性オピオイド系[10, 11]

刺激周波数	分泌物	効果までの時間	持続効果
2～5Hz（pps）	エンケファリンβエンドルフィン	遅い（20～30分）	長い（数十分～数時間）
50～100Hz（pps）	ダイノルフィン	早い	短い（通電終了後消失）

Point

痛覚過敏とアロディニアの違い（図4）
・痛覚過敏は疼痛を誘発する侵害刺激が本来の刺激量よりも過剰に感じてしまう現象をいいます．また，アロディニアとは疼痛を誘発しない触刺激，圧刺激，温冷刺激などの非侵害刺激でも疼痛を誘発してしまう現象をいいます．

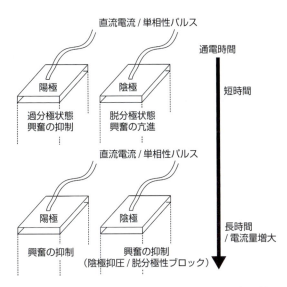

図 5 直流電流や単相性パルス電流を用いた際の効果

数の刺激[12]によって中脳中心灰白質から分泌されます．そして，この 2 Hz の周波数で刺激を行うと効果が生じるまでに 20～30 分の時間を要しますが，刺激終了後も**数十分～数時間は持続し**ます[13]．

2）βエンドルフィン

βエンドルフィンはエンケファリン同様に **2 Hz 程度**の比較的低い周波数の刺激によって視床下部から分泌されます．したがって，効果が生じるまでに 20～30 分の時間を要しますが，刺激終了後も**数十分～数時間は持続**します[13]．

3）ダイノルフィン

100 Hz 程度の比較的高い周波数の刺激[12]によって大脳皮質，線条体，海馬，扁桃核，視床下部，中脳中心灰白質などから分泌されます．この比較的高頻度の周波数による TENS の効果は**即効性の効果**がみられるが，**持続性がありません**．

● **疼痛を伝達する Aδ 線維と C 線維の神経ブロック**（**単相性パルス電流**を用いた際の効果）（図 5）

疼痛を伝達する神経には Aδ 線維と C 線維があります．Aδ 線維は**有髄線維**で伝導速度が早く，「チクッ」とした鋭い疼痛を伝えます．また，C 線維は**無髄線維**で伝導速度が遅く，「ズーン」とした鈍い疼痛を伝えます．これら Aδ 線維と C 線維に直流電流や単相性パルス電流の電気刺激を

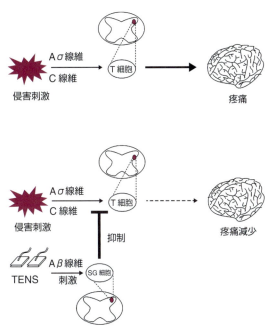

図 6 ゲートコントロール仮説（理論）

通電することで，**陽極下（プラス極）**では**過分極状態**となり，神経の興奮が抑制されます．さらに**陰極下（マイナス極）**では通電直後に**脱分極状態**となり，興奮性は高まりますが（フリューゲル第 2 法則），その後，強い刺激を加えるか，長時間の通電を行うことで**興奮性が抑制**されます〔**陰極抑圧/脱分極性ブロック**（フリューゲル第 3 法則）〕．したがって，「直流電流や単相性パルス電流を用いた TENS」は陽極下においても陰極下においても神経の興奮性を抑制させます．この機序を利用して疼痛を伝達する Aδ 線維や C 線維の神経ブロックで疼痛を緩和できます．

● **ゲートコントロール仮説（理論）（図 6）**

疼痛は末梢の組織に加わった侵害刺激を疼痛の神経（Aδ 線維や C 線維）の末端（自由神経終末）で感知し，脊髄まで伝えられます（1 次侵害受容ニューロン）．その後，次の神経に乗り換え，**視床**まで伝えられます（2 次侵害受容ニューロン）．ふたたび，神経を乗り換えて一次体性感覚野や二次体性感覚野に投射（3 次侵害受容ニューロン）して疼痛の「場所」や「質」の識別を行います．刺激を受容してから視床までの経路を「**脊髄視床路**」といいます．この経路のなかで Aδ 線維を

介した鋭い疼痛やC線維を介した鈍い疼痛は脊髄後角にあるT細胞（中枢投射細胞：central transmission cell）に入力します．一方，触刺激や圧刺激などを伝えるAβ線維を刺激することで，脊髄後角に存在するSG細胞（substantia geratinosa cell：膠様質細胞）が活性化します．このSG細胞の活性化はT細胞の活性化を抑制します．すなわち，疼痛が伝わる経路の門（ゲート）を閉ざすため，疼痛が伝わりにくくなります．これをゲートコントロール仮説といいます．これは，Melzack氏とWall氏が1965年に提唱した1つの仮説ですが，現在はSG細胞がこのような機能を有していないことも指摘されているため，否定的な意見もあります．

電気刺激を用いてAβ線維を単独で刺激するには不応期に考慮した2,000 Hzの周波数に設定する必要があります．しかし，臨床現場で2,000 Hzの周波数で組織を刺激することは非常に困難です（2,000 Hzの周波数まで上げることが可能な機器が少ない）．そこで，Aβ線維を単独で興奮させることはできないが50-100 Hzの周波数でも内因性オピオイド（ダイノルフィン）が賦活化するとともにゲートコントロール仮説との疼痛緩和機序が同時に働くとも考えられています[14]．

●下行性疼痛抑制系（図7）

電気刺激が大脳の体性感覚野に伝わると，そこから中脳中心灰白質を介して脊髄後角に作用して，疼痛を伝える神経線維のゲートを閉めるように促します．その結果，疼痛を伝えにくくします．これを下行性疼痛制御といいます．この下降性疼痛制御は扁桃体，海馬，島皮質，前帯状回などが関与する情緒的な変化（興奮，怒りなど）によっても制御されており，精神状態が興奮状態となっている場合はこの経路の活性化を促進することで，さらに疼痛を抑制します．この下行性疼痛制御を含めてゲートコントロール仮説という場合もあります．

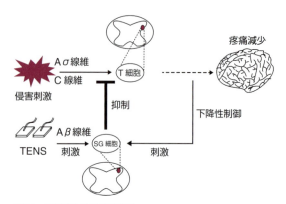

図7　下行性疼痛抑制系

TENSの実施方法

TENSは目的や対象組織に応じた「刺激強度」「波形」「電極貼付位置」「刺激時間」の設定が必要です．

●刺激強度

TENSを実施する際の刺激強度の設定には感覚閾値レベルの刺激と運動閾値レベルの刺激の設定があり，それぞれの刺激強度で効果に違いがあります．

1）感覚閾値レベルの刺激

疼痛や筋収縮を伴わない，「ピリピリ」と感じる刺激です．この感覚閾値レベルの刺激を行うことで，疼痛が緩和します[15]．感覚閾値レベルの刺激は筋収縮を伴わないので，関節可動域運動や歩行練習など運動療法を同時に併用する際に活用できます．

2）運動閾値レベルの刺激

不快感のない範囲での最大筋収縮を誘発する刺激で実施します．この運動閾値レベルの刺激でも疼痛が緩和します[17]．この筋収縮が生じるレベルの刺激では電気刺激による感覚入力に加え，筋収縮が生じた際の感覚入力が付加されます．しかし，筋収縮を伴うため，運動療法との併用が困難となります．

●波形

TENSを実施する際の刺激波形には，極性が変わらない単相性（単極性）パルス波と極性が変わる二相性（双極性）パルス波の両方が用いられて

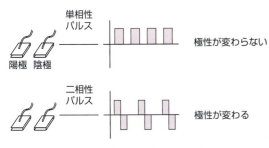

図8 単相性パルス波と二相性パルス波

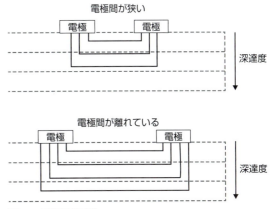

図9 電極間距離

おり（図8），それぞれが疼痛緩和に効果があります[1]．単相性の波形を用いた場合は極性（陽極と陰極）が変わらないので，一時的にそれぞれの電極貼付の直下において異なる反応が生じます．陽極（プラス極）下では過分極状態になるため，神経の興奮が抑制されます．陰極（マイナス極）下では通電直後に脱分極状態となるため興奮性は高まります．しかし，その後に強い刺激の通電や長時間の通電を施行することで陰極側の電極下でも興奮性が抑制されます（陰極抑圧/脱分極性ブロック）．二相性パルス波は電荷の蓄積による副作用がないため，さまざまな機器で取り入れられています．

● 電極貼付位置

TENSによる疼痛の制御を効果的に行うためには，電極間の距離や電極の貼付位置にも注意が必要です．電極間の距離が狭いと浅層部が電場になり，電極間が離れていると深層部までが電場になります（図9）．効果的な電極の貼付位置は4つあります（図10）．

①疼痛部位を挟むように貼付する方法
②疼痛部位に関連した末梢神経の支配領域に貼付する方法
③疼痛部位に関連した髄節レベルの傍脊柱部に貼付する方法[18]
④疼痛部位と同じ髄節レベルの皮膚領域（デルマトーム：dermatomes）に沿って電極を貼付する方法．骨関節系の疼痛にはスクレロトーム（sclerotomes）に沿って電極を貼付する方法

Point

フリューゲル（Pfluger）の刺激法則

・フリューゲル第1法則（極興奮の法則：law of polar excitation）とは，神経を直流電流での刺激下で神経回路を閉鎖する際（電流が流れ始めたとき）と神経回路を開放した際（電流が断たれたとき）に興奮が生じて筋収縮が起きることです．

・フリューゲル第2法則（電気緊張の法則：law of electrotonus）とは，神経に興奮が生じる閾値以下の電流を通電すると，興奮は生じないが電極近くの電極部位の閾値に変化が起こることをいいます．これを電気緊張といいます．陰極下では閾値が低下します（興奮性の亢進）．陽極下では閾値が上昇します（興奮性の抑制）．

・フリューゲル第3法則（陰極抑圧の法則：law of cathodal depression）とは，直流電流を続けて通電すると陰極下で反応性の抑制が生じ，通電を終了しても抑制されたままの状態となることです．これを陰極抑圧といいます．

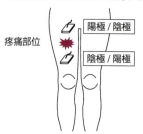
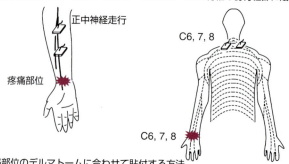
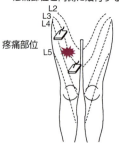
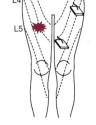

図10 電極の貼付方法
効果的な電極の貼付位置は4つありますが，単相性パルス波を用いた際も二相性パルス波同様に電極の貼付は極性を気にせず貼付してください．

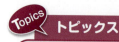

- 内因性オピオイドを意識した治療では効果の目的（即効性なのか持続性なのか）に応じて，治療周波数選択しますが，低周波領域と高周波領域の両方の刺激を用いて内因性オピオイドのエンケファリン，βエンドルフィン，ダイノルフィンそれぞれの効果を得ることができます．また，低周波（2 Hz）高周波（100 Hz）の間欠的刺激（2 Hz—3秒と100 Hz—2.5秒を交互施行）を行うことができ[19]，低周波領域と高周波領域の電気刺激や間欠的刺激でそれぞれの内因性オピオイド物質の枯渇（尽き果ててなくなる）を防止できます．

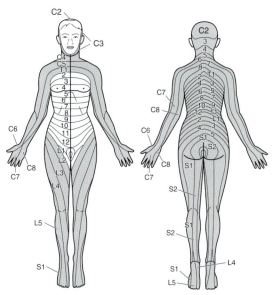

図11 皮膚領域（デルマトーム）[20]

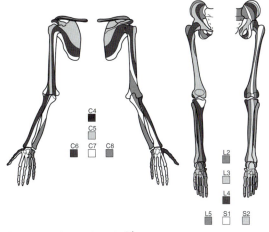

図12 スクレロトーム[21]

表4 TENSの刺激強度に応じた刺激時間

刺激強度	持続時間	起こりうる副作用
感覚閾値レベル	2時間程度	長時間使用による皮膚トラブル
運動閾値レベル	20〜30分程度	筋収縮による筋疲労

　ここでは，疼痛抑制効果が多数報告されている**デルマトーム（図11）〔骨関節系の疼痛にはスクレロトーム（図12）〕**に沿った貼付方法を紹介します．

　デルマトームとは感覚求心線維から単一の後根神経節，後根，脊髄分節に入る皮膚領域です（**スクレロトーム**とは，骨，軟骨，結合組織，靱帯，腱などの組織を支配する神経の髄節領域を示したものです）．デルマトームに沿って，疼痛が生じている髄節レベルを特定し，その同一レベルに相当するデルマトーム上にTENSの**電極（関電極・不関電極）を貼付**することで効果的に疼痛を抑制できます（単相性の波形を用いた場合でも陰極側に強い刺激の通電や長時間の通電を施行することで**陰極抑圧**が生じるため同一のデルマトーム上に貼付しても支障はありません）．疼痛緩和に対する電気刺激はデルマトームに沿うため，疼痛が生じている反対側のデルマトーム上に電極を貼付しても効果的に疼痛を緩和できます[18]．

　アロディニアのように電極の貼付が疼痛を誘発する場合は，疼痛が生じている部位とは**反対側のデルマトーム上**に電極を貼付することで効果的に**疼痛**を緩和できます．そのほかにも幻肢痛など四肢切断により電極の貼付が施行できない場合においても効果的に疼痛が緩和できます．また，関連痛に対しても効果があります．関連痛の場合は疼痛の原因となる部位の髄節レベルに相当する**デルマトーム上に電極を貼付することで効果があります**．

●刺激時間（表4）

　感覚閾値レベルの刺激強度を用いる場合と**運動閾値レベル**の刺激強度を用いる場合では刺激時間が異なります．運動閾値レベルの刺激強度を用いる場合は長時間の治療（刺激）は**筋疲労**を伴うため，**20〜30分**程度の施行が理想的です．感覚閾値レベルの刺激強度を用いる場合には必要であれば24時間実施することも可能です．そのときには電極と皮膚のトラブルを観察するためにも，最長でも**2時間おき**に確認することが必要です．

干渉波電流刺激療法（図14）

　電気刺激療法の1つとして干渉波電流刺激（interferential current：IFC）があります．この

IFCを用いた疼痛緩和効果は急性疼痛や慢性疼痛に対してもTENSと同等もしくはそれ以上の効果があります[23,24]．

IFCでは，電気刺激を施行する周波数が2,500 Hz以上の2つの異なる中周波領域の交流電流を生体内で交差させ，その周波数の差による干渉電流を生体内に生じさせます（IFCで用いる搬送電流は交流波であることから極性はありません．したがって，対になっている電極のどちらを貼付し

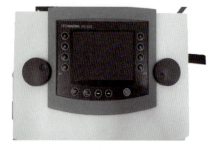

図14　干渉波電流刺激に用いられる機器．ES-520：（伊藤超短波社製）

 先輩からのアドバイス

「運動器疾患でも関連痛は生じます」

　組織の損傷が生じると本来は患部を中心に疼痛が発生しますが，患部から離れた同じ髄節の遠隔部に疼痛が発生することがあります．この疼痛を「関連痛（referred pain）」といいます．この関連痛は内臓が損傷を受けると発生することで有名です．たとえば，狭心症の患者は胸だけではなく，「左肩〜肘」に疼痛があると訴えます．また，尿路結石による疼痛の際は「腰部」に疼痛を訴えることがよく知られています．その一方で，運動器疾患でも関連痛の出現が知られています[22]．変形性股関節症など股関節の疾患では「腰部」「大腿部」「膝関節部」「下腿部」「足関節部」などさまざまな関連痛があるといわれています．

　関連痛の原因は「中枢説」と「末梢説」があります．二次侵害受容ニューロンはさまざまな部位からの一次侵害受容ニューロンを収束しています．この関連痛は一次侵害受容ニューロンから二次侵害受容ニューロンに乗り換える際に何らかの原因があることで，本来は股関節に侵害刺激を受けたにもかかわらず，脳が誤って膝関節に侵害刺激を受けたと誤認してしまうと考えるのが中枢説です（図13）．また，侵害刺激入力による軸索反射や後根反射によって放出された神経伝達物質が他部位の受容器を刺激すると考えるのが末梢説ですが，結論は出ていません．

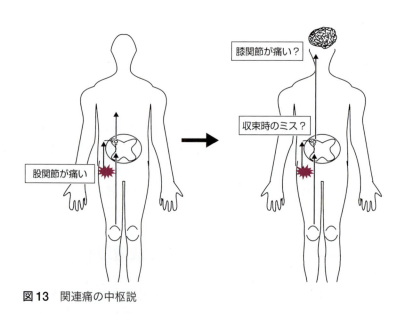

図13　関連痛の中枢説

114

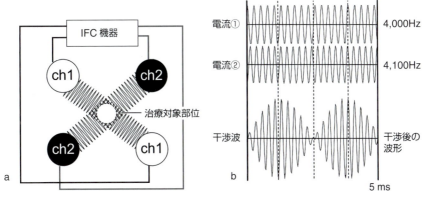

図15　干渉波電流刺激の電極貼付方法と刺激波形
（a）電極の貼付方法です．1つの機器から2種類の中周波領域の電気刺激を通電する場合はこのようにch1（チャンネル1）とch2（チャンネル2）をそれぞれ対角線に配置してください．ch間で用いる搬送電流は交流波であることから極性はありません．したがって，対になっている電極のどちらを貼付してもかまいません．（b）は2つの異なる交流電流を干渉した後の波形の図です．例として4,000 Hzと4,100 Hzを干渉しています．周波数を1〜100 Hzの範囲で調節できます．

てもかまいません）（**図15**）．それにより**疼痛緩和**や**筋収縮**などを行う治療器です．すなわち，4,000 Hzと4,100 Hzの周波数を流して（搬送電流）体内の目的の部分でぶつける（干渉）ことで100 Hzの干渉波電流が作り出されます．ほかにもよく用いられる周波数は2,500 Hz，5,000 Hzなどがあります．周波数の高い電気刺激により皮膚の**抵抗を低く**します．そのため，皮膚抵抗が下がり皮膚表面での**電気エネルギーの損失が少ない**という利点があります．そうすることで，通電刺激感覚を少なくして，電流刺激が深層部へ到達しやすくなるととともに，通電による皮膚や皮下組織で感じる疼痛や違和感の出現を抑制します．

TENSとIFCの手順

①TENSやIFCを施行することで得られる効果や実施するうえでの注意点を患者に**説明**し，**同意**を得ます．

電気刺激に対して不安感を抱いている患者も多くいます．その不安感を取り除くためにもていねいに説明を行うとともに，同意を得ることが必要です．また，施行中に異常を感じた場合の対応についても説明を行うことで，安心して電気刺激を受けることができ，熱傷など起こりうるリスクを少なくします．

②**電極貼付位置**を決定します．

TENSは疼痛が生じている箇所を確認し，そのデルマトーム上に電極貼付位置を決定します．IFCは4つの電極の中心が疼痛箇所のデルマトーム上になるように決定します．

③**皮膚の処理**を適切に行います．

電極貼付を行う前に電極貼付部位の**皮膚処理**を実施します．電気刺激療法において一番の抵抗は

 先輩からのアドバイス

感覚閾値レベルの刺激強度では筋収縮を生じさせないことから，運動を妨げることがありません．したがって，感覚閾値レベルの刺激強度のTENSは，関節可動域運動，筋力増強運動，歩行練習などの運動療法と併用することができます．

皮膚抵抗です．したがって，皮膚の抵抗を下げることが重要です．皮膚抵抗が高ければ生体に流れる電流量が低下するため，適切な電流量を通電することができず，目的の生体反応を得ることができません．したがって，通電時に皮膚の処理を適切に実施することが重要となります．

具体的にはまず，**皮脂や汚れ**を取り除くことが必要です．そのためには流水だけでなく，**ハンドソープ**など洗剤を用いて洗浄します．汚れをとるためアルコール綿で清拭したときには，揮発後の乾燥に気をつけましょう．

④電気刺激条件を設定します．

電気刺激の**極性**，**電流強度**，**刺激周波数**，**波形**，**通電時間**，**通電率**など電気刺激条件を設定します．IFCではとくに**搬送周波数**（機器から生体に出力する周波数）を定めるとともに**干渉後の周波数**を決定します．

⑤電極を貼付し，電流刺激を施行します．

電極を②で決定した箇所に貼付し，目的の**生体反応**（感覚閾値レベル，運動閾値レベル）が生じるところまでゆっくりと電流値を上げていきます．その際に異常な疼痛や不快感が生じないかを確認します．

⑥通電中の皮膚損傷を確認・観察します．

通電中も患者に疼痛や不快感がないかを確認するとともに，**発赤**など皮膚に問題が起きていないか観察します．

⑦電極を取り外します．

電気刺激終了後に電極を取り外します．この際に必ず電源をOFFにして**電流が流れていないことを確認してください**．通電中に電極を取り外そうとすると電極の接着面積が一時的に狭くなるため**電流密度が急激に増加**し，**熱傷**などを起こすことがあります．

⑧皮膚の状態を観察します．

電極を取り外したあとには電極が貼付されていた箇所に**異常な発赤**や**接触性皮膚炎（かぶれ）の徴候**や痒みなどの症状がないか注意して観察してください．

TENSの適応と禁忌と注意点

●適応

TENSの適応は「**急性疼痛**」「**慢性疼痛（複合性局所疼痛症候群**含む）」など疼痛全般です．神経系の疼痛や筋骨格系の疼痛などさまざまな疼痛が適応となります．

●禁忌

①**心臓ペースメーカ**やその他の電気刺激装置などを**体内に植込んでいる**場合（治療範囲が電場内に入るため，機器の誤作動を引き起こすことがあります）．

②**頸部や咽頭部**への刺激（頸動脈洞反射を誘発することがあります）．

③**深部静脈血栓症**の局所（筋収縮により血栓の剝離および遊離が生じることがあります．ただし，予防として用いる場合はよいです）．

④**心臓を挟んでの刺激**（心臓が電場に入り，心臓の電気信号を乱すことがあります）．

⑤**悪性腫瘍部位**への刺激（腫瘍細胞の増殖などにより悪性腫瘍を進行させることがあります）．

⑥**出血部位**への刺激（電気刺激により止血の生体

先輩からのアドバイス

アルコール綿で赤くなる，いわゆる**アルコールアレルギー**には注意が必要です．このような対象者にはアルコールが入っていない消毒綿もありますので，アルコールが入っていない消毒綿を用意しておくことも重要です．アルコール綿を使用する場合は必ず事前に口頭で確認することが大事です．

また，アルコールは**揮発性が高い**ので皮膚が乾燥し，**皮膚抵抗が高まる**恐れがあります．高齢患者など皮膚の乾燥が強い場合はアルコール綿での清拭ではなく流水を用います．

反応を乱すことがあります).

⑦骨髄炎，感染症，結核罹患への刺激（炎症反応を増悪させることがあります).

⑧てんかん患者への刺激（神経への電気刺激が引き金となり，てんかん発作を誘発することがあります).

●注意点：実施可能であるが，注意が必要な場合

①感覚異常のある部位への刺激（強度を設定する際の注意が必要となります).

②認知機能に支障がある対象者への刺激〔その対象者の予期できない行動（電極を剥がす，出力操作を勝手に行うなど）により，不必要な部位に必要量以上の電流を通電してしまうことがあります〕.

③心疾患に罹患している患者への刺激（通電により不安感を高めることがあります. また，重篤な場合は禁忌になります).

④皮膚刺激に敏感な患者やアレルギー性皮膚炎の罹患者への刺激〔電極により接触性皮膚炎（皮膚のかぶれ）が生じる場合があります. また，皮膚に掻き傷や損傷があり，皮膚が上皮化した箇所は抵抗値が下がるため，その部位には過剰な電流が流れてしまう可能性があります. また，痂蓋になっている箇所は抵抗値が上がるため電流が流れにくい状態になります〕.

⑤痛覚過敏やアロディニアがある患者（通電時の刺激で疼痛を誘発することや電極の貼付で疼痛

を誘発することがあります).

⑥妊婦の腹部への刺激（陣痛時の疼痛軽減に用いられることもありますが，注意が必要です).

TENS の実際

臨床において遭遇する頻度の高い「変形性膝関節症」「慢性腰痛症」「五十肩」に対する TENS および IFC の機器設定の例を記述します.

変形性膝関節症に対する TENS と IFC を用いた例（**表5**）[25, 26]

慢性腰痛症に対する TENS と IFC を用いた例（**表6**）[27, 28]

五十肩に対する TENS と IFC を用いた例（**表7**）[29, 30]

TENS と運動療法

変形性膝関節症などにより慢性的な疼痛を有する患者に対して TENS を実施しながら等尺性の筋力増強運動を実施する方法があります. この方法は慢性的な疼痛が原因で筋力増強運動時に筋出力が発揮できない患者には効果的です. 疼痛がある部位のスクレロトーム（L3〜L4領域）に相当するデルマトーム（L3〜L4領域）上に TENSの電極の感覚閾値レベルで TENS 施行中または20分以上の TENS を実施したあとに筋力増強運動を行います.

表5 変形性膝関節症に対する TENS と IFC を用いた例 [25, 26]

TENS の設定	Adedoyin, 2005	Atamaz, 2012
刺激強度	運動閾値レベル	感覚閾値レベル
刺激周波数	80 Hz	80 Hz
パルス幅	200 μs	200 μs
治療時間	20分	20分
電極配置	記載なし	疼痛のある部位
IFC の設定		
刺激強度	運動閾値レベル	感覚閾値レベル
搬送周波数	記載なし	4,000 Hz
干渉後の周波数	80 Hz	100 Hz
治療時間	20分	20分

表6 慢性腰痛症に対する TENS と IFC を用いた例 [27, 28]

TENS の設定	Facci，2011	Rajfur，2017
刺激強度	対象者が快適と感じるなかでの最大の強さ	対象者が望む感覚レベル
刺激周波数	2 Hz	100 Hz
パルス幅	330 μs	100 μs
治療時間	30 分	60 分
電極配置	記載なし	記載なし
IFC の設定		
刺激強度	対象者が快適と感じるなかでの最大の強さ	対象者が望む感覚レベル
搬送周波数	4,000 Hz	4,000 Hz
干渉後の周波数	20 Hz	50～100 Hz
治療時間	30 分	20 分

表7 五十肩に対する TENS と IFC を用いた例 [29, 30]

TENS の設定	Morgan，1996
刺激強度	感覚閾値レベルまたは，不快感を感じないレベル
刺激周波数	80 Hz
パルス幅	記載なし
治療時間	20 分
電極配置	疼痛のある部位
IFC の設定	Suriya-Amarit，2014
刺激強度	強い感覚レベル
搬送周波数	4,000 Hz
干渉後の周波数	100 Hz
治療時間	20 分

 先輩からのアドバイス

　TENS 施行中に運動療法を実施することで電極の一部が剥がれることが想定できます．これにより，接着部分への電流密度の急激な増加が生じるため注意が必要です．吸引導子を用いた電極ではなく粘着パッド電極を使用する場合は粘着力を十分に確認することでこのようなリスクを防ぐことができます．

表 8 物理療法実習体験

電気刺激前の VAS	5 Hz 刺激時（mm）				刺激後	
	刺激直後	5 分後	10 分後	20 分後	刺激直後	終了 20 分後
感覚閾値強度 実施後の VAS	mm	mm	mm	mm	mm	mm
運動閾値強度 実施後の VAS	mm	mm	mm	mm	mm	mm
	100 Hz 刺激時（mm）				刺激後	
	刺激直後	5 分後	10 分後	20 分後	刺激直後	終了 20 分後
感覚閾値強度 実施後の VAS	mm	mm	mm	mm	mm	mm
運動閾値強度 実施後の VAS	mm	mm	mm	mm	mm	mm

物理療法実習体験 (表8)

①圧痛計を用いて 3 kg で大腿中央部（L3 領域）を押した際の疼痛を VAS で数値化して記録します．

②デルマトームに沿って疼痛誘発部位の L3 領域に電極を貼付します．

③刺激周波数および刺激強度をそれぞれ変更し，疼痛の変化を比較検討します．刺激周波数は 5 Hz と 100 Hz です．刺激強度は感覚閾値レベルと運動閾値レベルの強度で 20 分間施行して刺激中の疼痛の変化を記録しましょう．

④20 分の刺激終了直後と終了 20 分後の疼痛の変化も記録しましょう．

確認してみよう！

- 治療的電気刺激法のなかでも疼痛軽減を目的に体表面上から電気刺激を施行する治療方法を（　①　）といいます．
- 疼痛は実際に組織の損傷を伴い，生体の危険信号として表される（　②　）と3カ月以上にわたり持続または頻発する（　③　）に分けることができます．この（　③　）は構造的や機能的に不可逆的な（　④　）が生じることが原因であると考えられています．さらに，（　⑤　）や（　⑥　）を含むため，慢性疼痛は複合的なものであり急性疼痛とはまったく異なったものです．
- 慢性疼痛は2015年に国際疼痛学会により（　⑦　）つに分類されています．
- 慢性疼痛のなかで「術後および外傷後慢性痛」に分類され，疼痛を伴う外傷（骨折，捻挫，打撲など）や不動により，1）慢性的な強い疼痛，2）アロディニア，3）痛覚過敏，4）浮腫，5）皮膚温の異常・発汗異常などの症状を伴う難治性の慢性疼痛症候群を（　⑧　）といいます．（　⑧　）は（　⑨　）の有無でType Ⅰ とType Ⅱに分けることができます．
- 疼痛を伝達する神経線維には（　⑩　）と（　⑪　）が存在します．
- 電気刺激にはエンケファリン，βエンドルフィンやダイノルフィンなど（　⑫　）を分泌することも報告されています．この（　⑫　）は非常に強力な疼痛の緩和作用をもつことも知られています．
- 疼痛に対して触刺激や圧刺激などを加えることで疼痛の伝達経路を遮断し，疼痛を緩和させる理論を（　⑬　）といいます．また，大脳から中脳中心灰白質を介して疼痛を緩和させる制御を（　⑭　）といいます．この（　⑭　）を含めて（　⑬　）という場合もあります．
- 電気刺激の電極の貼付位置として疼痛部位と同じ髄節レベルの（　⑮　）に貼付する方法があります．骨関節疾患の場合は（　⑯　）をもとに電極の貼付位置を決定します．
- 周波数2,500 Hz以上の2つの異なる中周波領域の交流電流を生体内で交差させ，その周波数の差による電流を用いた治療方法を（　⑰　）といいます．

解答

①経皮的神経電気刺激法（TENS）　②急性疼痛（acute pain）　③慢性疼痛（chronic pain）④リモデリング（remodeling）　⑤心理的因子　⑥社会的因子　⑦7　⑧複合性局所疼痛症候群（complex regional pain syndrome：CRPS）　⑨神経損傷　⑩Aδ線維　⑪C線維⑫内因性オピオイド系　⑬ゲートコントロール仮説　⑭下行性疼痛制御　⑮皮膚領域（デルマトーム）　⑯スクレロトーム　⑰干渉波電流刺激（interferential current：IFC）

※⑤と⑥，⑩と⑪はそれぞれ順不同

（中西　亮介）

引用文献

1) Johnson MI, et al：Transcutaneous electrical nerve stimulation for acute pain. Cochrane Database Syst Rev（6）：Cd006142, 2015.

2) Kong X, Gozani SN：Effectiveness of fixed-site high-frequency transcutaneous electrical nerve stimulation in chronic pain：a large-scale, observational study. J Pain Res 11：703–714, 2018.

3) 松原貴子ほか：ペインリハビリテーション，三輪書店，2011，pp 4–7, 35–42, 219–224, 271–275.

4) Treede RD, Rief W：A classification of chronic pain for ICD–11. Pain 156（6）：1003, 2015.

5) Bilgili A, Cakir T：The effectiveness of transcutaneous electrical nerve stimulation in the management of patients with complex regional pain syndrome：A randomized, double-blinded, placebo-controlled prospective study. J Back Musculoskelet Rehabil 29（4）：661–671, 2016.

6) Bruehl S, et al：External validation of IASP diagnostic criteria for complex regional pain syndrome and proposed research diagnostic criteria. Pain 81（1–2）：147–154, 1999.

7) Harden RN, et al：Proposed new diagnostic criteria for complex regional pain syndrome. Pain Med 8（4）：326–331, 2007.

8) 南 敏明，伊藤誠二：痛みの可塑性．生物物理 41（1）：15–19, 2001.

9) Merskey H：Classification of chronic pain：Description of chronic pain syndromes and definitions of pain terms. Pain Suppl 3：S1–226, 1986.

10) Han JS：Acupuncture：neuropeptide release produced by electrical stimulation of different frequencies. Trends Neurosci 26（1）：17–22, 2003.

11) Han J, Wang Q：Mobilization of specific neuropeptides by peripheral stimulation of identified frequencies. Physiology 7（4）：176–180, 1992.

12) Han J, et al：Effect of low-and high-frequency TENS on Met-enkephalin-Arg-Phe and dynorphin A immunoreactivity in human lumbar CSF. Pain 47（3）：295–298, 1991.

13) 北出利勝：SSP 療法における鎮痛効果に有効な通電頻度の検討（その 1）．東方医学 29（4）：39–46, 2014.

14) 北出利勝：SSP 療法における鎮痛効果に有効な通電頻度の検討（その 2）．東方医学 29（4）：47–54, 2014.

15) AHsueh TC, et al：The immediate effectiveness of electrical merve stimulation and electrical muscle stimulation on myofascial trigger points1. Am J Phys Med Rehabil 76（6）：471–476, 1997.

16) BFagevik Olsén M, et al：A comparison of high-versus low-intensity, high-frequency transcutaneous electric nerve stimulation for painful postpartum uterine contractions. Acta Obstet Gynecol Scand 86（3）：310–314, 2007.

17) Hansson P, Ekblom A：Transcutaneous electrical nerve stimulation（TENS）as compared to placebo TENS for the relief of acute oro-facial pain. Pain 15（2）：157–165, 1983.

18) Kawamura H, et al：Comparison of the pain-relieving effects of transcutaneous electrical nerve stimulation applied at the same dermatome levels as the site of pain in the wrist joint. J Phys Ther Sci 29（11）：1996–1999, 2017.

19) Law P, Cheing G：Optimal stimulation frequency of transcutaneous electrical nerve stimulation on people with knee osteoarthritis. J Rehabil Med 36（5）：220–225, 2004.

20) Keegan JJ, Garrett FD：The segmental distribution of the cutaneous nerves in the limbs of man. Anat Rec 102（4）：409–437, 1948.

21) Inman VT, Saunders JB：Referred pain arising from skeletal structures. J Nerv Ment Dis 99：660–667, 1944.

22) Khan NQ, Woolson ST：Referral patterns of hip pain in patients undergoing total hip replacement. Orthopedics 21（2）：123–126, 1998.

23) Almeida CC, et al：Transcutaneous electrical nerve stimulation and interferential current demonstrate similar effects in relieving acute and chronic pain：a systematic review with meta-analysis. Braz J Phys Ther 22（5）：347–354, 2018.

24) Cheing GL, Hui-Chan CW：Analgesic effects of transcutaneous electrical nerve stimulation and interferential currents on heat pain in healthy subjects. J Rehabil Med 35（1）：15–19, 2003.

25) Adedoyin RA, et al：Transcutaneous electrical nerve stimulation and interferential current combined with exercise for the treatment of knee osteoarthritis：a randomised controlled trial. Hong Kong Physiother J 23（1）：

13–19, 2005.

26) Atamaz FC, et al：Comparison of the efficacy of transcutaneous electrical nerve stimulation, interferential currents, and shortwave diathermy in knee osteoarthritis：a double-blind, randomized, controlled, multicenter study. Arch Phys Med Rehabil 93（5）：748–756, 2012.

27) Facci LM, et al：Effects of transcutaneous electrical nerve stimulation（TENS）and interferential currents（IFC）in patients with nonspecific chronic low back pain：randomized clinical trial. Sao Paulo Med J 129（4）：206–216, 2011.

28) Rajfur J, et al：Efficacy of Selected Electrical Therapies on Chronic Low Back Pain：A Comparative Clinical Pilot Study. Med Sci Monit 23：85–100, 2017.

29) Morgan B, et al：Transcutaneous electric nerve stimulation（TENS）during distension shoulder arthrography：a controlled trial. Pain 64（2）：265–267, 1996.

30) Suriya-Amarit D, et al：Effect of interferential current stimulation in management of hemiplegic shoulder pain. Arch Phys Med Rehabil 95（8）：1441–1446, 2014.

参考文献

31) Arne S, Sabine RS（三木明徳, 井上貴央監訳）：からだの構造と機能, 西村書店, 1998, pp 138–140.

32) McCredie J, Willert HG：Longitudinal limb deficiencies and the sclerotomes：An analysis of 378 dysmelic malformations induced by thalidomide. J Bone Joint Surg Br 81（1）：9–23, 1999.

33) 網本 和, 菅原憲一編：標準理学療法学 物理療法学, 医学書院, 2004, pp 126–185.

34) 下津浦宏之, 井上聖啓：デルマトーム図. 脊髄外科 26（2）：147–161, 2012.

35) 桂井 誠：ハンディブック電気, 改訂 2 版, オーム社, 2005, pp 2–7.

36) Cameron MH（渡辺一郎訳）：EBM 物理療法, 原著第 3 版, 医歯薬出版, 2010, pp 217–254.

37) 中山登稔, 林 知也：臨床現場における経皮的神経電気刺激療法－ TENS による 40 疾患への応用, 医歯薬出版, 2011, pp 4–22.

38) 松原貴子ほか：ペインリハビリテーション, 三輪書店, 2011, pp 4–7, 35–42, 219–224, 271–275.

39) 松澤 正, 江口勝彦：物理療法学, 改訂第 2 版, 金原出版, 2012, pp 149–187.

40) 細田多穂監修：シンプル理学療法学シリーズ 物理療法学テキスト, 改訂第 2 版, 南江堂, 2013, pp 15–26, 187–224.

41) 石川 朗総編集：15 レクチャーシリーズ 理学療法テキスト 物理療法学・実習, 中山書店, 2014, pp 95–118.

42) 濱出茂治, 烏野 大：テキスト物理療法学 基礎と臨床, 医歯薬出版, 2016, pp 26–41, 62–65.

43) 庄本康治：PT・OT ビジュアルテキスト エビデンスから身につける物理療法, 羊土社, 2017, pp 172–206.

第10章　電気刺激療法（3）運動神経・筋刺激療法

電気刺激療法（3）運動神経・筋刺激療法

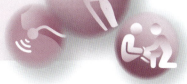

エッセンス

- 電気刺激療法には，治療方針（目的），刺激部位，電流種別などによる分類があります．治療方針では随意性筋収縮の促通を目的に行う**治療的電気刺激（TES）**と，失われた生体の運動機能を再建する**機能的電気刺激（FES）**があります．
- 神経・筋電気刺激（NMES）療法とは，神経や筋に対して表面電極を介して電気刺激をすることで筋収縮を誘発する治療法です．
- 神経・筋電気刺激療法の目的には，**筋萎縮の抑制・予防，筋力増強，随意運動の促通，痙性抑制**などがあります．目的に応じて電気刺激のパラメーター（刺激条件）を変えていきますが，たとえば筋力増強を目的に行う場合は運動閾値以上の刺激強度を用い，かつ周波数 20 Hz 以上にして筋の強縮を起こすことが前提となります．
- 機能的電気刺激療法は適応部位や電極の種類によりさまざまな機器があります．引き金となる刺激（音声や呼吸運動，関節角度，圧，生体電位；筋電位，脳波など）をセンサーが感知し，対象部位に電気刺激を実施するような仕組みですが，そのようなシステムにすることで**病態部位の機能を補う**ことができます．日常生活活動にはさまざまな活動があり，その動作特性により筋群の収縮のタイミングや持続時間が異なります．電気刺激条件を設定する場合は**動作特性と必要な筋活動を事前に確認**し，それに準じます．

分類

電気刺激は多くの種類が活用されていますが，カテゴリーが複雑にからみあっているため，理解が難しくなっています．さらに電気刺激療法の標準化された用語と電気刺激療法機器の業者によって名づけられたものも混在しています．表1はカテゴリー別に分類した表ですが，たとえば電気治療を行っていくうえで，治療方針は大きく2つあります．1つは対象者自身の機能改善を図ること，もう1つは失われた生体の運動機能を，電気刺激により筋収縮を誘発することで再建するものです．前者は治療的電気刺激（therapeutic electrical stimulation：TES）といい，後者は機能的電気刺激（functional electrical stimulation：FES）といいます．治療的電気刺激（TES）は，さらに病態部位や刺激方法にて分類されます．

このようにすべての用語を同じ次元で分類することは難しいため，分類方法によって異なることに留意すると比較的理解しやすくなります．

本章では，治療的電気刺激（TES）のなかでも，神経・筋を刺激する神経・筋電気刺激（NMES）と機能的電気刺激（FES）についての項目を中心に記述します．

治療的電気刺激療法の歴史

治療的電気刺激は古くはローマ時代に遡ります．当時は人工的に電気を生成することができないため，自然界にある"電気"を医療に用いました．医学目的で最初に用いられた刺激装置は"シビレエイ"であるといわれ，治療対象は疼痛（とくに頭痛，痛風のみ）と明確に定義されていました．シビレエイ，デンキナマズなどは以前は毒性をもった刺激が生体に麻痺をもたらすことでしびれた感覚を与えると解釈されていましたが，今日の研究では発電細胞からなる電気器官を有し，8～220V程度の出力があることが解明されています．また，この電気器官は生体から切り離しても数日間は発電し続けることも確認されており，疼痛部位に直接置いて治療していました[2]．この治療法は，治療対象をうつ病やてんかんなどに広げて18世紀ごろまで使用されていました[3]．19世紀以降，電気生理学が体系化され20世紀以降は対象も関節リウマチ，骨折，創傷，不眠症など多岐に及びました．20世紀なかごろ，麻痺に対する電気刺激についての報告のなかで筋力増強効果がないとの見解が広まりました．しかし，低周波や矩形波形など新たな刺激方法や刺激波形の確立で筋力増強効果が確認されました．現在でも機能

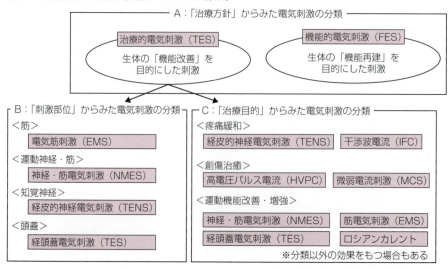

表1　電気刺激の分類（文献1をもとに作成）

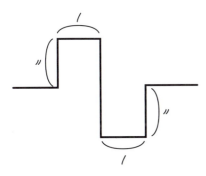

図1 対称性二相矩形波

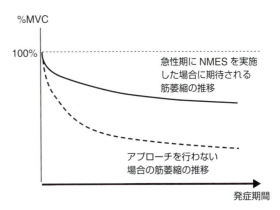

図2 発症早期からの筋萎縮の推移のイメージ
発症早期は不動期間や状態不安定などで筋萎縮や筋力低下を起こしやすい．そのため早期の低下を抑制・予防できることで長期的にみた際の筋力低下を予防できます．

回復を目的とした電気刺激療法は幅広く使用され，筋力増強や疼痛の緩和にとどまらず，経皮からの薬剤吸収の促進効果や創傷治癒などにも活用されています．

神経・筋電気刺激療法の定義

神経・筋電気刺激（neuromuscular electrical stimulation：NMES）療法とは，神経や筋に対して表面電極を介して電気刺激を与え，筋収縮を誘発するものです．狭義では運動神経や神経筋接合部を経由して個々の筋や筋群を収縮させる治療方法とされています．刺激波形は一般的に対称性二相矩形波（図1）が用いられます．

治療目的

筋萎縮の予防や筋力増強，神経・筋再教育などの目的[4]が中心です．最近では，中枢神経疾患患者の痙性の抑制[5]なども注目されています．随意的な筋収縮がみられない場合や易疲労性がみられる場合など，積極的な運動療法が実施できない対象者にも，筋活動を伴う運動を誘発できます．

生理学的作用

●筋力増強作用

1つの前角細胞と神経支配する筋線維群をまとめて運動単位とよびます．この運動単位には2種類存在し，遅筋タイプと速筋タイプがあります．遅筋タイプの運動単位は神経線維サイズが小さ

く，筋張力は低いものの疲労しにくい特性をもちます．速筋タイプの運動単位は神経線維サイズが大きく，疲労しやすいのですが高い張力を起こします．随意収縮の場合，小さい運動単位である遅筋線維から活動を開始し，大きい運動単位である速筋線維がその後に活動します（サイズの原理）．電気刺激による収縮では**すべての運動単位が同じタイミングで活動を開始**します．運動単位の動員数が増加することにより発火頻度も増加し，筋収縮力が増大します．長期的効果は筋肥大が生じ，筋力の増強が見込めます．

●筋萎縮の抑制・予防作用

筋は使用しないとすぐに廃用を起こします．入院による長期臥床やギプス固定は筋萎縮の最もイメージしやすい廃用です．さらに中枢性麻痺の場合は麻痺側を自発的に動かすことも困難になり，筋萎縮を加速させます[6]．発症早期は臥床や安静により筋萎縮の割合も大きくなり，発症からの期間が長いほどその影響は顕著に現れます．そのため発症早期からの筋萎縮の抑制・予防は非常に重要です（図2）．

また末梢神経損傷による脱神経筋の場合，損傷後，初めの1カ月で著しく変性し，筋の直径はおよそ2カ月で半減します[7]．速筋タイプの筋線維は遅筋タイプと比べ筋萎縮速度が速いため，2カ月以内でも筋萎縮の影響は非常に大きくなります．筋線維に対するNMESは筋衛星（サテライ

ト）細胞の増殖と分化を促し，筋の再合成に関与します[8]．また最近では，電気刺激により有髄神経線維密度と軸索直径が有意に高値となり神経の再生が促進されるとの報告もみられます[9]が，否定的な報告もあり一定の見解を得られていません．

● **随意運動の促通—神経・筋再教育**

電気刺激を感覚神経および運動神経に行った場合，閾値以上の刺激で神経を**脱分極**できます．脱分極した神経の興奮は近位・遠位両方に伝わります．**α運動神経線維**を刺激した場合，遠位方向に刺激が伝わり筋の収縮が促されます．同時にα運動神経線維を逆行する刺激も出現し，脊髄方向に

Point

- 矩形波とは四角形（方形波）のような電流の流し方をするもので（図1），多くの電流を流せるため刺激性が強い波形となります．

トピックス

- α運動神経線維の電気刺激により順行性に筋が反応する場合，その伝達経路を**M波**とよびます．ＧⅠa線維の電気刺激により興奮が脊髄に伝達，シナプスを乗り換えα運動神経線維を順行し筋に到達することを**H波**，α運動神経線維の興奮が一度逆行し，脊髄前角細胞に到達したあと，再度同じα運動神経線維を順行する波形を**F波**とよびます（図3）．これらは誘発筋電図の代表的なもので，末梢神経の興奮性動態を捉えることができます．電気刺激による神経筋再教育を行うにあたり，末梢神経の状態を確認することは治療の有効性を考えるうえでも重要です．

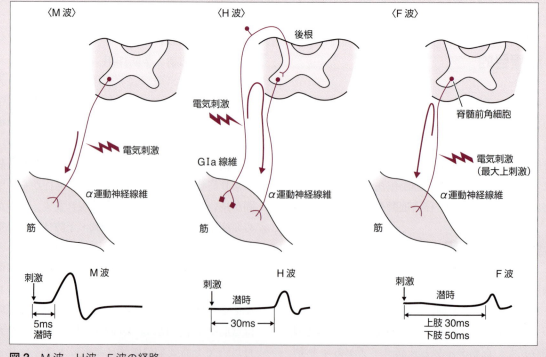

図3　M波，H波，F波の経路

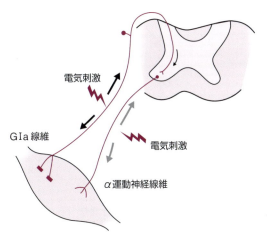

図4 神経に対する電気刺激とその伝達
運動神経を刺激した際の興奮（➡）と感覚神経（GIa）を刺激した際の興奮（➡）を示します．

伝播します．また**感覚神経（GIa線維）**を刺激している場合はその興奮（活動電位）も脊髄方向に伝播します．脊髄に入力された興奮は，その興奮強度により神経線維が閾値に達した段階でα運動神経線維を順行していきます（**図4**）．GIa線維から脊髄に興奮が上行し，後索を介して視床に興奮が伝達されます．視床からの興奮は最終的に感覚野に入力され知覚として認識されます．感覚野からはさらに一次運動野に投射されますが，その情報は一次運動野の促通効果をもたらします[10]（**図5**）．NMESにより神経と筋の再教育もできます．

● 痙性抑制作用

痙性とは，脳血管損傷や脊髄損傷などの中枢神経線維の損傷によって生じる運動麻痺であり，速度に依存する相動性伸張反射の亢進状態のことです．少しの刺激でも筋収縮を生じる状態であり，自身の動作がトリガーになることもあります（例：起立動作で体幹を屈曲させ骨盤を前傾させることでハムストリングスの近位部が伸張され，筋収縮が生じる．その結果，離臀の際に膝関節が屈曲してしまい下肢が浮いてしまう）．これは，伸張の速度が上がれば筋紡錘からの入力が増大しα運動神経線維の興奮性も高くなり，伸張反射がより強く出現するからです（**図6**）．中枢神経線維の損傷の場合，運動麻痺による筋の不動に伴い，拘縮，線維化など非神経性の変化が生じ，筋

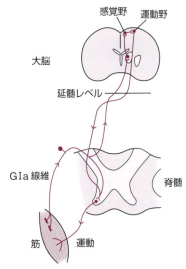

図5 運動と感覚の伝達経路
大脳に上行した感覚情報は感覚野に到達したあと，運動野へ投射され運動興奮をコントロールする一要素となります．

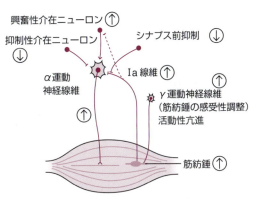

図6 伸張反射の回路（⬆は興奮，⬇は抑制を示す）
（文献11をもとに作成）

筋紡錘の長さを調整しているγ運動神経線維が活動性亢進することで，筋紡錘の感受性を高めます．筋紡錘からのGIa線維の興奮によりα運動神経線維の細胞体に興奮性シナプス後電位を発生し，α運動神経線維の興奮性が高まります．また，シナプス前抑制の減少と興奮性介在ニューロンの増大，抑制性介在ニューロンの減少がα運動神経線維の興奮性増大を助長します．その結果，強い筋収縮が起きます．

の弾性低下が起きます．筋の弾性の低下は筋紡錘の興奮性を増大させ，筋緊張の亢進を助長します[35,36]．また伸張反射興奮性の調節機構も破綻します．以上のメカニズムより，中枢神経線維の損傷患者は痙性が高くなります[11]．

痙性は一般的に錐体路損傷の代表的な症状とされていますが，錐体路の損傷だけでは必ずしも痙

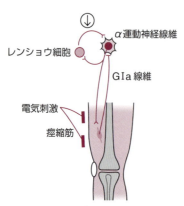

図7 反回抑制の原理（⬆は興奮，⬇は抑制を示す）（文献15をもとに作成）
痙縮筋からの情報はGIa線維を通りシナプスに入ります．シナプスからα運動神経線維を介して筋の収縮を起こしますが，α運動神経線維からは側副枝が出ており，レンショウ（Renshaw）細胞とよばれる細胞を介して同じα運動神経線維の抑制を図ります．

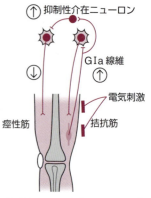

図8 相反抑制の原理（⬆は興奮，⬇は抑制を示す）（文献15をもとに作成）
拮抗筋が収縮するとGIa線維が興奮し，拮抗筋が収縮しやすいように痙縮筋が弛緩します．

性が起きないことが報告されています[12]．つまり，錐体路以外の下行路を含め，筋緊張にかかわる部位や経路が影響を受けます．たとえば，運動の企画にかかわる運動前野や，反射の興奮性調節にかかわる網様体脊髄路・前庭脊髄路が損傷すると痙性を起こします[13]．

痙性の抑制を目的に電気刺激を行う場合，痙縮筋に行う方法と拮抗筋に行う方法があり，どちらも痙性を抑制しますが，それぞれメカニズムは異なります．痙縮筋に対して直接刺激を行った場合は，反回抑制回路を通してα運動神経線維の興奮を抑制します（図7）．痙縮筋もしくはその支配神経に対し電気刺激を行うことにより，反回抑制作用からα運動神経線維を抑制でき痙性の低下を促すことが可能です．痙縮筋の拮抗筋へのNMESでは**相反抑制**により痙縮筋の抑制が起こります（図8）．

> **Point**
> ・反回抑制，相反抑制ともに反応の程度には個人差が大きく関与しています．対象部位を見ながら刺激を選択する必要がありますが，電気刺激は外部からの侵襲刺激ですので悪化しないよう初めは小さい刺激から確認します．

トピックス

- ICU-acquired weakness（ICU-AW）：救急病棟などで発症するびまん性筋力低下症候群の総称です．全身の筋力低下が生じますが，その関連因子としては，不活動，多臓器不全，血糖コントロール，敗血症，長期人工呼吸，低栄養，筋弛緩薬，性別（女性に多い）など多岐にわたるためプロトコルにあてはめることが非常に難しいです[16]．
- サルコペニア，フレイル：サルコペニアとは加齢等に伴う骨格筋量の低下または筋出力の低下と定義されています．フレイルとは高齢者の虚弱を指し，筋力低下などの身体機能に加え，認知機能の低下やうつなどの精神・心理的変調，独居困難などの社会的課題など多面的要素をもつものと定義されています[17]．

筋力増強目的の NMES の実際

●適応となる疾患

　筋力低下を起こす疾患は非常に多く，適応となるのは，中枢神経疾患，末梢神経疾患，神経筋接合部損傷，筋疾患（筋ジストロフィーなど）と幅広いです．また手術による侵襲やベッド上臥床，ギプス固定による廃用なども対象となります．最近では嚥下機能不全の要因となる嚥下筋群や，内部疾患（呼吸器疾患，心疾患など）者の四肢に対する適応も増えています．また ICU-AW，サルコペニア，フレイルによる筋力低下への NMES も注目されています．

●禁忌

　一般的な電気刺激の禁忌と同様です．
- ペースメーカや正常圧水頭症で使用される圧可変式バルブシャントシステムなど電子制御機器を使用している部位
- 頸動脈洞：頸動脈洞反射による血圧・心拍変化の可能性があります
- 深部静脈血栓症や血栓性静脈炎：血栓の遊離や炎症の助長の危険性があります
- 悪性腫瘍
- 心臓をはさむ位置
- 妊婦の腹部
- 出血傾向
- 感染症，骨髄炎，結核

 先輩からのアドバイス

　電気刺激装置の小型化が進み，ICU などの超急性期リハビリテーションでの活躍の場が増えてきました．NMES は筋力低下を予防し，早期離床を促進することが期待されています．しかし，疾患の急性期の NMES で注意すべき点があります．
- 意識低下：急性期で意識低下があり，電気刺激による疼痛を訴えることがない場合，筋収縮を誘発することに固執しすぎると電極部の熱傷などを起こす危険性があります．
- 脳血管疾患：急性期は脳機能の低下から筋が十分に反応しないことがあります．一方で，痙性が高い場合は少しの刺激でも過剰に反応することもあります．
- 心疾患・呼吸器疾患：筋収縮を誘発することで循環動態が変化することがあります．これらの対策としては，一部に電流が集中しないよう大きい電極を使用する，皮膚にしっかりと密着させる，事前にアルコールで拭き，抵抗が上がらないようにしたうえで刺激部位を十分に観察することが大事です．また刺激を行っているあいだは，血圧，心電図その他全身状態を十分に確認して著明な変化がないか注意してください．

 トピックス

直流と交流
- 電流の向きが一定の波形を直流〔direct current：(DC)〕，電流の向きが周期的に変化する波形を交流〔alternate current：(AC)〕といいます．コンセントを用いる電子機器は基本的には交流，電池を入れる機器は流れる方向が決まっているため直流となります．機器によっては内部で交流⇒直流に変換しているものもあります．治療機器は交流機器が多数を占めますが，これは長時間の使用でも電極直下のイオン化（電位の密集）が起きにくく炎症を起こす危険性が少ないためです．

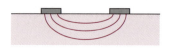

図9 単極通電と双極通電

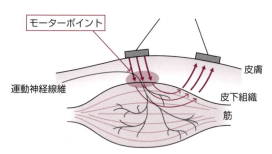

図10 モーターポイントと電気刺激のイメージ（文献18をもとに作成）
モーターポイントを刺激すると，効率的に筋全体の動員を促すことができます．

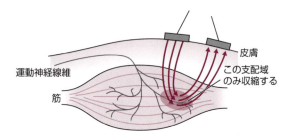

図11 モーターポイント以外での刺激
神経筋接合部の一部の刺激のため，一部の筋線維しか収縮しません．筋収縮力を上げるのに電流強度を高くするため，疼痛や不快感を引き起こします．

● 注意事項

一般的な電気刺激の注意事項と同様です．実施する場合には主治医の指示を仰いだうえ，十分に注意してください．
・感覚異常部位
・皮膚過敏
・認知機能低下
・小児や高齢者

● 実施方法

筋力増強を目的にNMESを実施する場合には後述する設定が重要です．実施手順に沿って説明していきます．

1）治療肢位と筋の伸張度

まずは治療肢位を決定します．対象者には安楽な肢位をとらせ筋を安静時の状態かやや伸張位にします．過度に伸張した状態や最大伸張位で固定した状態で電気刺激を行うと筋を損傷することがあるので注意します．

2）電極の選択―単極通電と双極通電

電極は2個1対の単位で選択します．電極方法は**単極通電**と**双極通電**があります．単極通電刺激法はサイズの小さい**関導子**を陰極として，大きい**不関導子**を陽極として単相波形で刺激する方法です．サイズの違いから関導子のほうが電流密度が高く，刺激を起こします．しかし密度が高いことから疼痛を生じやすいので注意します．双極通電刺激法は大きさの同じ大きさの電極を使用するため電流密度は同じで陰極と陽極の極性が変わる二相性波形です（**図9**）．

3）電極の貼付

電極を実際の治療部位に貼付していきます．貼付部位は**運動点（モーターポイント）上**か**支配神経上**（例：前脛骨筋・腓骨筋群を収縮させる場合の腓骨神経）を選択して配置します．手技によって，単極通電法と双極通電法の使い分けをします．前者は運動点の刺激，後者は大腿筋群のように筋全体を刺激するときに活用します（**図10**）．モーターポイントは神経筋接合部の近くであり，少ない刺激で容易に筋収縮を起こせます．モーターポイント以外の部分に電極を配置した場合，筋のなかでも一部の筋線維のみの収縮となることや表層のみの刺激となり，刺激部の筋疲労度が高くなることや電流値を上げるため不快感が強くなります（**図11**）．刺激強度を十分に高められないことがあるため，事前に探索導子を用いてモーターポイントを同定することが推奨されています

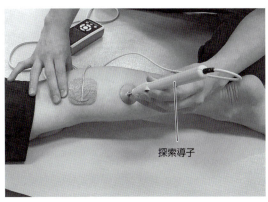

図12 探索導子を使用したモーターポイントの同定（神経筋電気刺激装置 NM-F1：伊藤超短波（株）製を使用）

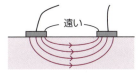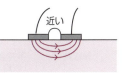

図13 一般的な電極間距離による深度の違い（周波数・電流強度により異なる）

（図12）．神経もしくは筋を刺激部位にした場合，電極は必ず走行に並行に貼付します．傷口や瘢痕組織がある場合は電流密度は高くなり，強い電流が流れてしまう危険性があり，それらをまたいで貼らないよう注意が必要です．また電極間の距離により到達深度が変化しますので，刺激したい組織が表層にあるか，比較的深部にあるかを事前に確認します（図13）．

4）刺激条件（表2）

安定した筋収縮が得られやすいため，筋力増強に関する研究では二相性パルス波が多く用いられています．二相性パルス波形は身体に大きな電荷を残さないことからも負担は少ないです．

刺激周波数は**強縮**を誘発させる必要があるため，最低 **20 Hz 以上**の周波数帯を用います．また活動する筋線維は周波数により変化し，10〜20 Hz では遅筋が，30〜60 Hz では速筋が興奮しやすくなります[19]．完全な強縮を起こし，かつ強い収縮力を得るために 50〜60 Hz の周波数を用いることが多いです．**50〜100 Hz の高い周波数は筋収縮力に差異がありません**．

パルス幅は一般的に **200〜400 µs** 程度が推奨されます．パルス幅は 100 µs 以下になると収縮力が弱く，長いほうがより高い筋出力を誘発できますが，感覚線維の興奮増大や皮膚抵抗の増大から疼痛，熱傷などが起きやすいため注意します．また筋の反応性が乏しい場合はパルス幅を長めに設定することで筋線維の動員を容易にします．

刺激時間の ON/OFF 時間は筋疲労に配慮するために休息時間を長めにとります．ON 時間に対し OFF 時間を長めにした，**1：1〜1：5** の割合が推奨されています．しかし実際の時間で考え

表2　目的別 NMES の推奨パラメーター

	筋力増強目的	筋萎縮・予防目的	随意運動の促通目的	痙性抑制目的
刺激波形	二相性パルス波	矩形波，台形波	二相性パルス波	二相性パルス波
周波数	50〜60 Hz	20〜30 Hz から開始し 60 Hz 程度まで	30〜60 Hz，持久力が低い場合は 50 Hz 程度	30〜60 Hz，場合によっては 100 Hz 程度
パルス幅	200〜400 µs	250〜800 µs	200〜400 µs	250〜400 µs
ON/OFF 時間	1：1〜1：5	ON を 2 秒以上とし，1：5 程度	1：1〜1：5	1：2〜1：5
強度	運動閾値以上〜最大強度の 70％程度	運動閾値以上〜最大強度の 80％程度	感覚閾値以上もしくは運動閾値程度	感覚閾値以上疼痛閾値未満で反応を確認
治療時間	10 回の収縮を 2〜3 セット	10〜20 回の収縮を数セット セット間は 10 分以上の休息をとる	10〜20 回の収縮を数セット 対象筋の疲労度を確認	反応を確認

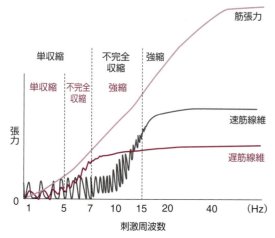

図14 筋線維タイプの違いによる刺激周波数と筋張力の関係（詳細は下記 Point 参照）

ると，ON 時間 30 秒，OFF 時間 150 秒でも割合上は 1：5 となりますが，1 回の刺激時間が長くなるため疲労しやすくなります．治療時間が合計 15 〜 30 分となるため，筋疲労しないように，ON 時間を 10 秒程度に設定します．

電流強度は運動閾値以上である必要があります．運動閾値は，刺激する筋や神経線維の種類，刺激部位の組織の状態により個人差があるため，小さい電流強度から確認します．筋力増強目的に電気刺激を行う場合，疼痛や不快感に耐えられる最大強度に設定した報告が多く，強い筋収縮を誘発できますが，長時間の高強度の運動は疲労しやすいため注意します．また疼痛が生じるレベルの強度では筋損傷の誘発や遅発性筋痛が出現しますので，耐えられる最大刺激の 60 〜 70％までに設定します．

治療時間は ON/OFF を 10 回 1 セットとし，合計 2 〜 3 セット程度実施するように設定します．たとえば ON/OFF が 5 秒 /25 秒の場合，1 セットでは 5 分間，10 秒 /50 秒の場合，1 回のセットで 10 分間の治療になります．刺激部位の状態を確認してどの程度刺激するか決定することが重要です．

筋萎縮の抑制・予防目的の NMES の実際

● 適応となる疾患

基本的には筋力増強を目的とする場合と同様の適応疾患になります．運動麻痺や神経変性疾患，末梢神経障害が重度の場合は筋萎縮が顕著にみられます．萎縮した筋を元に戻すことは困難なため，萎縮しないように発症早期からの介入が重要になります．

● 禁忌

一般的な電気刺激および「筋力増強目的の NMES」の禁忌と同様です．

● 注意事項

一般的な電気刺激および「筋力増強目的の NMES」の注意事項と同様です．

Point

・刺激周波数により筋の収縮動態が変化しますが，遅筋線維と速筋線維でその反応は異なります．実用的な知識としては強縮時の周波数です．「完全強縮」を起こす周波数は，遅筋線維で 8 Hz 以上，速筋線維で 16 Hz 以上です（図14）．骨格筋は遅筋線維と速筋線維が混在しているため，すべての筋線維を「強縮」させる周波数は通常 20 Hz 以上とされています[20]．

トピックス

・従来は刺激周波数が高いほうが筋出力が高くなり，筋力増強効果が高いといわれていましたが，近年の研究では 50 Hz 以上の周波数帯では筋力増強の効果は変わりません．また周波数が高ければ高いほど筋への刺激量が多くなり疲労しやすくなります．そのため，安易に周波数を高くしてしまうと患者への負担を増大させてしまう危険性があります．

脱神経筋の場合，反応性が乏しいことから出力を高めに設定しやすいですが，疼痛を生じやすいので注意します．

● **実施方法**

筋萎縮抑制・予防を目的に NMES を実施する場合の実施手順に沿って説明します．

1) **治療肢位と筋の伸張度**

安楽な肢位をとります．筋は伸張位のほうが張力が増すため，軽度伸張位になるよう設定します．また筋収縮形態は等尺性収縮が効果的です．

2) **電極の貼付**

筋の**モーターポイント**上か，**支配神経（モーターライン）**上に電極を貼付します．支配神経を刺激するとより強い収縮が得られ，その神経が支配する複数の筋に対して同時に収縮できます．とくに大腿四頭筋などの大きい筋の場合は筋腹を刺激するよりも支配神経を刺激すると効果的です．また筋萎縮が重度の場合は強い収縮力が求められますので，そのような観点からも支配神経を刺激すると効果は高いです[21]．

3) **刺激条件（表2）**

刺激波形は矩形波または台形波を用います．
刺激周波数は **20 ～ 30 Hz** 程度から開始します．萎縮筋は通常の筋に比べると筋疲労を起こしやすい特徴があります．そのため強縮が起きる程度の低い周波数帯から開始し，ある程度，筋の反応がみられたら徐々に周波数を上げます．

パルス幅は一般的に **250 ～ 800 μs** 程度が推奨されます．筋の反応性が乏しい場合はパルス幅を長く設定するほうが筋の反応性を高めることができますので，可能なかぎり長めで設定をします．機器によっては 300 μs 以上の長いパルス幅を設定できない場合もあるため事前に確認します．また**パルス幅が長い場合は疼痛を起こす可能性があります**ので，電流強度を下げるなど調整が必要です．

電流強度は**運動閾値程度の比較的小さい刺激**から始め，筋疲労の程度を確認します．筋疲労が起こらなければ徐々に強度を上げ，耐えられる最大刺激の **80%** 程度を上限として実施します．

ON/OFF 時間は，収縮時間を最低 **2 秒以上**起こしつつ，休息時間をその 4 ～ 5 倍程度長く設定します．収縮回数は合計 10 ～ 20 回を 1 セットとして，セット間は 10 分以上の休憩時間を設けるように配慮します．

 先輩からのアドバイス

電気刺激時に疼痛を訴えた場合，刺激量を下げる以外にも考えられる対策があります．たとえば，電流密度が高いと疼痛として認識しやすくなるため，筋の大きさが十分にある場合は大きな電極を使用したほうが電流密度を下げることができ，疼痛が緩和できます．大きな電極を貼っていても一部はがれていたり浮いたりすると電流密度は高くなってしまうので注意します．また皮脂などは皮膚の抵抗性の差を生じるため，部分的に強い電流が流れてしまうことがあります．そのため電極を貼付する前には，刺激部位に温熱療法を実施するか，あるいは，乾燥の危険があるので濃度を低くしたアルコールなどで拭いておくと比較的不快感を軽減できます．

Point

- 筋力増強目的に電気刺激を実施する場合，上記（129 ～ 130 頁参照）は対象筋に対しての説明でしたが，拮抗筋に電気刺激を実施し，それに抗するように筋収縮を促す方法もあります．これを**ハイブリット法**といい，電気刺激の強度によって抵抗量を調整できます．

随意運動の促通
─神経・筋再教育目的の NMES の実際

●適応となる疾患

おもに中枢神経系疾患による随意運動機能不全が適応となります．電気刺激により，随意運動にかかわる経路（126頁参照）が賦活されます．中枢神経系疾患では末梢レベルで二次的に筋萎縮や痙縮，自律神経変調，筋血流低下，関節拘縮などが生じます[22]．中枢神経系疾患による随意運動機能不全では中枢神経には神経・筋再教育の目的，末梢部には廃用抑制・予防目的と後述の痙性抑制の目的という部位別，メカニズム別による複数の効果が見込まれます．

近年では小脳部位の変調などによる協調運動機能不全も適応になります[23]．運動の調整を，視覚，前庭覚，固有感覚などの情報を統合しながら常に行いますが，神経・筋を刺激することでこれらの連絡系を強化しています．

●禁忌

一般的な電気刺激および「筋力増強目的のNMES」の禁忌と同様です．

●注意事項

一般的な電気刺激および「筋力増強目的のNMES」の注意事項と同様です．随意運動を促通させる場合，関節運動を伴うので対象部位に関節可動域の制限や重度感覚異常がないことが望ましいです．また随意運動と電気刺激を併用する場合は，指示の理解が必要なため，高次脳機能不全，感覚性失語症などが合併していないことが望ましいです[24]．

●実施方法

神経・筋再教育を目的にNMESを実施する場合の実施手順に沿って説明します．

1）治療肢位と筋の伸張度

随意運動を促通する場合，機能的な肢位をとり活動が行いやすいように準備します．

2）電極の貼付

対象とする筋のモーターポイント上に貼付します．神経筋接合部への刺激を狙うとともに知覚枝への刺激も期待できます．また支配神経部への刺激も効果的です．

3）治療パラメーター（表2）

刺激波形は二相性パルス波を用います．

刺激周波数は疲労の観点から $30 \sim 60\,Hz$ の周波数を用います．筋持久力が乏しい筋に関しては $50\,Hz$ 程度までにとどめておきます．

パルス幅は $200 \sim 400\,\mu s$ 程度に設定します．$250 \sim 300\,\mu s$ 程度が疼痛を誘発しにくく設定しやすいです．

電流強度は感覚閾値以上で実施する，あるいは運動閾値程度で筋収縮が起こる程度が望ましいです．また電流を流しながら随意運動を併用する治療方法も効果的で，目的とする筋活動や関節運動が行えるよう調整します．麻痺の程度や協調運動機能不全の程度により反応は変化しますので，出力の決定は治療時の反応をみることが重要です．

ON/OFF時間は $1:1 \sim 1:5$ 程度とします．治療時間は1回 $10 \sim 30$ 分とし，対象筋の疲労度をみて決定します．

痙性抑制目的の NMES の実際

●適応となる疾患

中枢神経線維損傷によって生じる痙性が適応となります．脳卒中や脳性麻痺，頭部外傷，脊髄損傷，多発性硬化症などの神経変性疾患が原因となります．さらにその疾病の特徴や病態部位によって痙性の出現方法は多様となります．たとえば，

Point

・随意運動促通目的の場合は実際に目的とする動作を行おうとしながら電気刺激を実施すると効果的です．また実際に随意運動が起きなくてもその動作をイメージするだけでも脳を賦活することができ，電気刺激の効果が高くなります．

脳卒中などの大脳病変では一般的に上肢は屈筋の筋緊張が高くなりやすく，下肢は伸筋の筋緊張が高い場合と屈筋の筋緊張が高い場合との2つに分かれます．さらに下肢のなかでも下腿三頭筋などの足関節底屈筋とハムストリングスなどの膝関節屈筋の緊張亢進が混在することも珍しくありません．しかし脊髄損傷などの脊髄病変では下肢は伸筋の筋緊張が高い場合が非常に多く，はさみ足歩行やクローヌス（clonus），屈筋スパズムなどがよくみられます．

● 禁忌

一般的な電気刺激および「筋力増強目的のNMES」の禁忌と同様です．

● 注意事項

一般的な電気刺激および「筋力増強目的のNMES」の注意事項と同様です．

● 実施方法

痙性抑制を目的にNMESを実施する場合の実施手順に沿って説明します．

1）治療肢位と筋の伸張度

痙縮筋は伸張刺激が加わることでより痙性を高める傾向があります．そのため治療肢位は筋に伸張刺激がかからないように調整します．

2）電極の貼付

痙縮筋のモーターポイント上（反回抑制メカニズムを利用）もしくは拮抗筋のモーターポイント上（相反抑制メカニズムを利用）に電極を貼付します．また相反抑制の場合，単独の筋だけでなく，その支配神経を刺激することも有効です．たとえば上腕二頭筋の痙性抑制の場合，拮抗筋である上腕三頭筋の刺激に加え橈骨神経に対して刺激を行うとより効果的です．

3）治療パラメーター（表2）

反回抑制，相反抑制とも波形は二相性対称性パルス波が一般的に用いられます．急激な刺激は痙縮筋の伸張反射を引き起こすことがありますので，台形波のような立ち上がりがゆっくりの波形が理想的です．

刺激周波数は1～2Hz程度の低い周波数では効果が低いという報告もあります[25]．痙縮筋，拮抗筋とも30～60Hzの周波数を用いるようにします．高周波数では痙性抑制効果が高く，反応をみて100Hz程度の周波数を用いる場合もあります．

パルス幅は痙縮筋，拮抗筋とも250～400μs程度に設定します．

痙性抑制の対象者は脳血管損傷や脊髄損傷が中心となり，感覚鈍麻や感覚過敏の場合も多々みられます．そのためどのような刺激が筋緊張を亢進させるか不明瞭なこともあり，電気刺激後，痙性が上がり，動作が不安定になるなど，他の治療を阻害することもあります．感覚閾値以上運動閾値未満であれば比較的患者負担は少なく，他の治療の阻害とはなりにくいため，まずは低強度の刺激から評価します．低い電流強度の場合は，刺激周波数は100Hz，パルス幅は150μsに設定すると効果的です．一方で，疼痛閾値直前の高電流強度刺激でも痙性抑制効果がみられ，刺激強度が強いほうが効果の持続時間が長いです．筋緊張亢進などの症状がないようであれば刺激強度は高くすることも効果的です[26]．

ON/OFF時間は刺激強度に合わせて設定します．感覚閾値以上で運動閾値未満の低強度の場合は筋疲労が起こりにくいので，OFF時間を1：1以下（OFF時間なし）にしてもかまいません．運

 先輩からのアドバイス

痙縮筋に対して電気刺激を行う場合，反回抑制などの神経生理作用が中心となりますが，それ以外に刺激自体で筋疲労を生じさせて過剰な緊張を抑える方法も考えられます．その場合は高強度，高周波数での刺激となりますが，疼痛や他の部位の筋緊張亢進などの可能性もありますので，全身状態を十分に観察しながら刺激パラメーターを選択します．とくにパルス幅が大きいほうが疼痛になりやすい傾向があります．

動閾値以上で筋収縮が起きる程度であれば収縮時間を5～10秒程度として1:1～1:2，関節運動が起きるレベルであれば1:2～1:5で設定します．

治療時間は1日30分程度とし，反復的に実施します．3日，1週間，1カ月と定期的に評価を実施し効果の有無を判別するとよいでしょう．

NMES適応の症例

60歳男性，腓骨神経麻痺にて下垂足歩行になっています．神経・筋再教育の目的にてNMESが適応になります．具体的な刺激部位を考える際に，基本動作や生活関連動作などを見据えた筋力増強が重要です．本症例では歩容改善を目的にすることが一般的で，このような場合，「背屈」動作をするために前脛骨筋の刺激が選択されます．しかし前脛骨筋は「背屈」「内がえし」の両方の作用があるため，前脛骨筋を単独で刺激すると歩行時に「内がえし」が出現することがあります．もし立脚期で「内がえし」が出現すると，支持脚の安定性が低下しスムーズな歩行の妨げとなります．そのため腓骨神経への刺激にて前脛骨筋と長・短腓骨筋を同時に収縮させ，ヒールコンタクトの際に「外がえし」を促しながら背屈するイメージができると歩容の改善につながります．また刺激の際，随意運動や動作イメージを対象者自身が行いながら刺激をするとより効果的です．

物理療法実習体験

●筋力増強効果の即時的体験と周波数による疲労の確認

筋力増強を体験し患者への応用を考えます．

使用する機器：電気刺激装置（NMESモードや神経筋刺激モードなど）

刺激部位：大腿四頭筋

動作：膝関節伸展

実験手順：

①大腿四頭筋の筋力を測定します．可能であれば徒手筋力計などを用い最大出力と到達時間を数値化します．

②座位にて電極を大腿四頭筋に貼付します．

③刺激条件は二相性対称性パルス波形，刺激周波数は50 Hz，パルス幅300 μs として筋収縮が起こり，かつ疼痛の限界強度の60％程度に設定します．ON/OFF時間を1:5とし，刺激時間はあわせて10分間とします．

④刺激後再度筋力を測定します．

⑤別の被験者で刺激周波数を80 Hz，100 Hzに変更して実施し，出力の程度と疲労の主観的な感想を確認します．

機能的電気刺激の定義と歴史

中枢神経線維損傷などによる失われた機能を電気刺激で再建する方法を機能的電気刺激（functional electrical stimulation：FES）療法とよびます．

最新の研究では，多能性幹細胞（iPS細胞）関連の研究をはじめとした再生医療分野が急速に発展しており，これまで不可能とされてきた中枢神経線維の再生に関しても研究が進んできています．これは脳卒中や脊髄損傷など中枢神経線維損傷によって損傷された部分の回復を示唆するもので，障害による後遺症の完全回復を期待されていますが，高度先進医療による研究段階であるため現時点では後遺症の完全治癒は困難です．外部からの制御信号（トリガー）を感知すると末梢部に電気刺激が流れるようにするものです（図15）．中枢性運動麻痺の場合，一般的にはα運動神経線維より遠位の末梢神経や筋自体の機能は残存していることが多いため，遠位の筋に電気刺激を行うことで収縮の誘発が可能となります．

FESは1961年にLiberson[27]らが片麻痺者の足関節背屈を補償するために電気刺激を用いたのが始まりとされています．しかしながら当時は複雑な機能を構築することができず，実用性には乏しい状況でした．1980年代から研究が盛んとなり，さまざまな電極や装置が誕生するとともに実用化が可能なシステムが生まれるようになりました．Peckham[28]らは完全植込み型電極を，

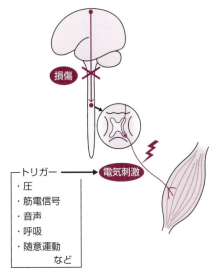

図15 FESの原理模式図

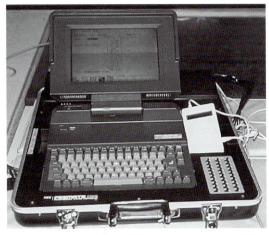

図16 FESMATE [32]

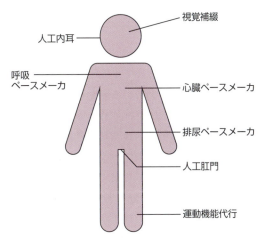

図17 現在,機能補綴が可能になってきている臓器の例

Marsolais[29]らは経皮的植込み型電極をそれぞれ用いてFESシステムを構築し,脊髄損傷者や頸髄損傷者の機能再建を図りました.わが国では1982年に四肢麻痺・対麻痺・片麻痺などの中枢神経線維の損傷を対象に東北大学の仙台FESプロジェクトが経皮的植込み型電極によるFESシステム(FESMATE:図16)を開発し動作の再建を実用化しました[30].この開発を皮切りに,FESシステムの開発と実践が盛んに行われるようになりました.また1985年には川村ら[31]による日本初のFES装置が厚生省(現・厚生労働省)の認可を受け市販されました[32].現在ではセンサー類も小型化し,日常生活においても使用できるような機器が多くなっています.適応部位や電極の種類,動作タイプなどさまざまなものが存在します(図17).近年では機器のバリエーションが格段に増え,生体内の感覚器において応用可能な装置が多くみられます.たとえば,心臓ペースメーカや呼吸ペースメーカ,排尿ペースメーカなど一定のリズムを刻みつつ特定の刺激(運動負荷など)に応じてそのリズムの速度を調整するものや,視覚補綴や聴覚補綴,皮膚感覚補綴のような任意の刺激を感知するもの,四肢の筋機能の代行などが実用的となっています.また電気刺激を起こすための引き金(トリガー)としては,音声や呼吸運動,関節角度,圧,生体電位,筋電信号,脳波などが使われ,それを感知するための仕組みとしては,スイッチ型,ボタン型,特殊センサー型などが実用化されています(例:踵部分に圧センサーを設置し,歩行時の立脚後期に踵が上がり,その圧がなくなると電気刺激が作動する).それらのトリガーとセンサーを組み合わせることで,より動作の特異性に合わせて刺激を行うことが可能となります.

FESの実際

●適応となる疾患

FESシステムを使用するには,**遠位の運動単位自体に損傷がなく筋自体が電気刺激に反応して**

表3 電極の選択

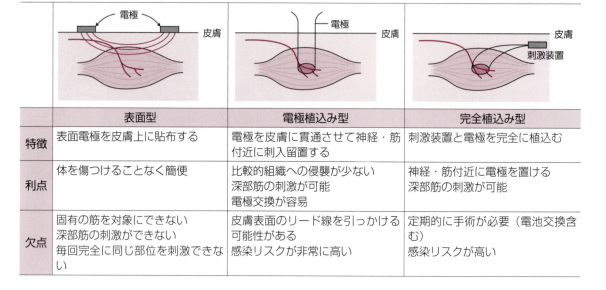

	表面型	電極植込み型	完全植込み型
特徴	表面電極を皮膚上に貼布する	電極を皮膚に貫通させて神経・筋付近に刺入留置する	刺激装置と電極を完全に植込む
利点	体を傷つけることなく簡便	比較的組織への侵襲が少ない 深部筋の刺激が可能 電極交換が容易	神経・筋付近に電極を置ける 深部筋の刺激が可能
欠点	固有の筋を対象にできない 深部筋の刺激ができない 毎回完全に同じ部位を刺激できない	皮膚表面のリード線を引っかける可能性がある 感染リスクが非常に高い	定期的に手術が必要（電池交換含む） 感染リスクが高い

収縮を起こすことが重要です．そのため適応疾患は中枢神経線維の損傷による脳血管疾患や脳性麻痺，脊髄損傷などの中枢性運動麻痺が適応となります．脊髄損傷の場合，α運動神経線維から遠位が残存していることが条件となります．一般的な禁忌は他の電気刺激に準じます．注意点は他の電気刺激療法と異なる部分もあります．たとえばFESは装具などと同様に機能再建するためのツールとして使用することもあり，対象者自身がセッティングする必要性が生じます．これは他の治療的な電気刺激介入との大きな違いであり，そのような条件の場合，機器の装着やトラブル（機器不良，疼痛など）の際に対処します．また日常生活内で使用することが多いため，その場での対応も考えなければならず，一定水準の認知機能を必要とします．また対象者は日常生活において長時間使用することが一般的であるため，筋が疲労しやすい特徴もあります．そのため筋の持久性を事前に十分確認することや，刺激周波数を低めに設定して疲労しにくくするなど工夫が必要です．

●禁忌

一般的な電気刺激の禁忌と同様です．

●注意事項

一般的な電気刺激の注意事項に加え，前述のように認知機能が低下している場合には注意します．その際，介助者などの援助が必要です．また筋疲労しやすい症例も注意します．

●実施方法

1）電極の選択（表3）

電極は大きく分けて表面型電極と植込み型電極があります[33]．

表面型電極は治療的電気刺激でも使用されているような電極パッドを皮膚に貼付する方法です．最大の利点は，侵襲がなく簡便に扱えることです．しかし欠点として，電極下の筋群への刺激となるため，固有の筋に対して確実に刺激できないことや深部筋の刺激ができないこと，電極位置が少しでもずれると筋群の反応が変わるため，貼付位置の探索に時間を要することなどがあげられます．また皮膚表面からの刺激のため，皮膚抵抗の増大により不快感を示す場合もあります．

植込み型はさらに2つに分けられ，電極植込み型と完全植込み型があります．両者の違いは刺激装置の位置（体内か体外か）です．電極植込み型は刺激装置が生体の外にあるため，リード線が皮膚を貫通します．植込み型の共通の利点は，表面型電極では難しい深部筋への刺激が可能になることです．また個別の筋を選択して刺激することも可能です．欠点としては，植込み部位の侵襲と感染のリスクが高くなることです．電極植込み型の

場合は，注射針を使用して電極を皮膚に貫通させるのみのため完全植込み型に比べ組織への侵襲が少なくなります．また刺激装置は体外のためメンテナンスや電池交換が容易になります．しかし皮膚から出ている部分を引っかけやすく，衣服などが着にくいという欠点もあります．対して完全植込み型は刺激装置も完全に皮下に入れてしまうため，外観はわからなくなります．近年は無毒で耐腐食性に優れた素材が採用されているため，皮膚や臓器などの損傷トラブルは少なくなりましたが，それでも定期的に電池交換やメンテナンスなどでの手術が必要となります．また異物反応が出る可能性もあります．

2）刺激方法の選択と調整

①神経代用型（ニューロプロステーシス型）

音声，呼吸，随意運動，筋電信号などのトリガー刺激を受け，各筋に対して電気刺激を実施し運動機能を再建することが目的となります．痙縮筋の抑制や固有受容感覚の改善を図りつつ，筋収縮を起こすことが可能です．トリガー刺激を起こすことができない非常に微弱な場合に用いる例が多いです．近年は無線制御が主流となっており日常生活での活用が容易です．また自身で機器を取り付けることを前提とした機器も増えています．図18は表面筋電図を利用したワイヤレスFES装置です．刺激ユニット付きカフ（cuff），コントロールユニット，床圧力センサーで構成されており，踵部に取り付けた床圧力センサーにより歩行周期を識別化して適切なタイミングで電気刺激を起こすように設計されています．またトリガーがスイッチタイプのものは治療用として用いられることが多く，任意のタイミングで刺激できます（図19）．

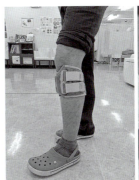
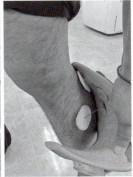

下肢に装着したところ　　カフの下に電極があります

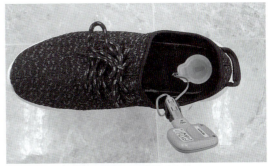

踵部に装着した床圧力センサー

図18　ワイヤレスFES装置の例

カフの下に電極があり，事前に総腓骨神経と前脛骨筋のモーターポイントを探索してその直上に刺激電極を設置します．刺激部位を設定したあとにカフを装着し，踵部に床圧力センサーを張り付けます．圧力オフをトリガーとし，ヒールオフを感知し，立脚後期～遊脚中期に前脛骨筋が収縮できるように促します．

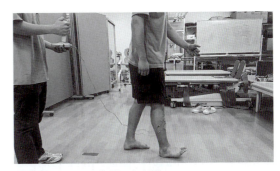

図19　スイッチを用いた刺激

トピックス

- 心臓ペースメーカは完全植込み型電極として多くの対象者に活用されていますが，基本的には刺激と感知の組み合わせで作動します．たとえば，刺激部位は，心房，心室，その両方があり，刺激感知部位は，心房，心室，その両方があり，機器の反応は，抑制，同期，その両方というように，心疾患の状況によってそれらを組み合わせます．近年，完全植込み型でも10年以上電池がもつものが一般的です．

②随意運動介助型（パワーアシスト型）

随意運動時に起こる電気的変化を増幅させ，不十分な運動を介助する目的で実施されます．これは，ある一定の筋活動電位を感知した際に，その筋自体にさらなる電気刺激を追加し出力を増幅するものです．対象者の筋活動電位の強弱に合わせてアシストする電気刺激の出力を自動的に調整できます．患者自身の活動電位をトリガーにしているため，麻痺側の筋活動を検出する場合には**随意的筋活動が必要**となり，Brunnstrom recovery stage Ⅱ～Ⅲレベル以上であることが推奨されます．重度運動麻痺の場合は非麻痺側の同部位の筋活動をトリガーに使用することで麻痺側筋の電気刺激を起こすなどの応用が可能です．また，この使用方法の場合，非麻痺側の筋活動電位に比例した電気刺激まで出力することが可能なため，動作の再現性も高いという利点があります．非麻痺側の随意運動を伴ったFESは，運動のイメージ・指令と実際の運動を同時に起こすことができます．それらの情報は，脳梁を介して左右両方の大脳が相互的に処理します．これにより脳神経ネットワークの再構築を促進し，運動機能改善に寄与します[34]．パワーアシスト型FES使用時に麻痺側運動野や運動前野の著しい血流増加を認めることからも，脳卒中急性期における非麻痺側⇒麻痺側への半球間抑制を低下させることができ改善効果は高いです．

3）刺激条件

刺激波形は対称性二相波形，刺激周波数は20～30 Hz，パルス幅200～600 μsが適しています．刺激強度は基本的には電極と刺激組織との距離で決まりますが，植込み型電極の場合は最大-15 V程度，表面型電極は-20～-100 V程度とされています．これは植込み型電極のほうが刺激組織に近いことが多いためです．刺激強度はその目的動作によって増減させますが，随意運動アシスト型の場合は最大強度を設定しないと筋疲労や過剰な収縮を引き起こす可能性が高くなります．

症例

60歳男性，10年前に左被殻部の脳出血を発症し右片麻痺を呈しています．麻痺の程度はBrunnstrom recovery stageにて上肢Ⅲレベル，手指Ⅲレベル，下肢Ⅲレベル程度，上下肢とも共同運動が可能で，T字杖（T-cane）を使用し屋外歩行自立レベルです．認知面は良好です．通勤で屋外歩行と電車の使用が必須なのですが，最近つまづくことが増えてきてしまい，本人が転倒の不安を感じています．発症から長い時間が経っており，機能の改善を求めることは難しく，最も適切な物理療法の処方としてはFESが考えられます．前脛骨筋と長・短腓骨筋群への電気刺激の反応性を評価し，筋収縮が得られるようであればFESを処方します．自身で装着できるように指導を十分に行ったうえで日常生活で使用してもらいます．また短下肢装具との併用も効果的ですが，その場合は，背屈可動性がある足継手や足関節部が油圧式になっているタイプを併用します．下腿部分に装着する場合，短下肢装具とぶつかってしまうこともありますので，短下肢装具の形状を工夫（下腿側の長さを短くする，トリミングするなど）します．

先輩からのアドバイス

片麻痺の患者にFES療法を実施する際の留意点として，健常者と比べ筋の反応時間が遅延している場合があります．そのようなケースでは立ち上がり時間を少し長めにとり，刺激の頂点が比較的遅めにくるようにすると動作とのタイミングが合致します．

物理療法実習体験

●機能的電気刺激のタイミング体験（上肢）：食事動作

電気刺激の部位を運動連鎖に沿って行うことで，動作の再建を理解します．

使用する機器：電気刺激装置
刺激部位：上腕二頭筋，回外筋
動作：ものをつまんで口に運ぶ（模倣）
実験手順：

① 電極を上腕二頭筋部，回外筋部に貼付します．
② 刺激条件は対称性二相波形，刺激周波数は30 Hz，パルス幅200〜300 μs として肘関節屈曲，前腕回外の関節運動が起きる刺激強度，刺激時間は2秒間で行います．
③ 被験者は机上の対象物を把持した状態で待機します．
④ 電気刺激のタイミングを，ⅰ）2カ所同時，ⅱ）回外筋を刺激してから1秒後に上腕二頭筋を刺激，ⅲ）回外筋を刺激してから2秒後に上腕二頭筋を刺激，の3パターンで実施し，対象物を口に運ぶことができるか比較します．

●機能的電気刺激と動作との関連（下肢）：歩行

動作に必要な筋収縮がどのタイミングで必要になるかを確認し，適切な電気刺激を行うことを目的とします．筋収縮のタイミングと持続時間を理解します．

使用する機器：機能的電気刺激装置（スイッチ型トリガーもしくは圧センサーによるトリガーのもの）
刺激部位：前脛骨筋
動作：歩行
実験手順：

① 電極を前脛骨筋部に貼付します．
② 刺激条件は対称性二相波形，刺激周波数は30 Hz，パルス幅200〜300 μs として足関節背屈の関節運動が起きる刺激強度で行います．
③ 対象動作は歩行とし，刺激トリガーは踵の圧センサー（もしくは踵が浮いた瞬間）とします．
④ 刺激のタイミングを踵が浮いた瞬間，踵が浮いてから0.2秒後，0.5秒後，1秒後としてそれぞれ歩行中に刺激します．
⑤ 最も歩行しやすいタイミングを確認したら，次は刺激の持続時間を0.5秒，1秒，2秒にして比較します．
⑥ それぞれの刺激のタイミングと刺激時間を体験します．

治療効果の判定手段（評価）

FESの刺激効果は動作に直結します．そのため刺激の有無により動作評価を実施します．たとえば歩行の場合は，まず全体の歩容を確認し，動作の円滑性を確認します．次に電子メトロノームでケーデンス（cadence：歩/分）を計測し，速度と歩数をチェックします．また直線歩行だけでなく，応用的な歩行を確認することで日常生活への汎用性を確認できますので，TUG（Timed Up and Goテスト）などでも確認します．

 先輩からのアドバイス

FESを使用する場合，客観的な動作パフォーマンスだけでなく対象者の主観を確認することも重要です．見た目はきれいに歩いていても対象者がストレスに感じることがありますので注意しましょう．

確認してみよう！

- 電気治療は治療方針によって大きく2つに分けられますが，対象者自身の随意的運動機能の回復を図ることを（　①　）電気刺激，失われた生体の運動機能を電気刺激により再建することを（　②　）電気刺激といいます．（　①　）電気刺激の略語は（　③　），（　②　）電気刺激の略語は（　④　）といいます．

- 筋力増強を目的に（　③　）を行う場合，筋の（　⑤　）を誘発させる必要があるため，周波数は（　⑥　）Hz 以上が推奨されます．しかし（　⑦　）Hz 以上では筋疲労しやすいため注意します．

- より効率的に筋収縮を得るため，電極は（　⑧　）上に置くようにします．（　⑧　）は（　⑨　）の直上になります．

- 痙性抑制を目的に（　③　）を行う際，痙性筋の刺激は（　⑩　）抑制メカニズムを，拮抗筋の刺激は（　⑪　）抑制メカニズムを利用します．

- （　④　）は（　⑫　）より遠位の（　⑬　）自体に損傷がなく，電気刺激に反応して（　⑭　）が収縮することが適応条件となります．

- （　④　）を実施する場合，生体から出る刺激トリガーを感知し電気刺激を行うように設定しますが，ある程度随意運動がある場合は（　⑮　）をトリガーにして増幅するように刺激します．

解答

①治療的　②機能的　③TES　④FES　⑤強縮　⑥20　⑦100　⑧モーターポイント
⑨神経筋接合部　⑩反回　⑪相反　⑫α運動神経線維　⑬運動単位　⑭筋　⑮活動電位

（平賀　篤）

引用文献

1) 川村次郎：治療的電気刺激（TES）—その問題点と未来. バイオメカニズム会誌 17（1）：23-31, 1993.
2) 小山なつ, 等 誠司：痛みと鎮痛の歴史閑話（2）—電気を使った痛みの治療の歴史. Pract Pain Manag 6（4）：214-219, 2016.
3) 川村次郎：義肢に血の通ふまで—Neural pristheses のすすめ. バイオメカニズム 7：1-4, 1984.
4) 島田洋一ほか：機能的・治療的電気刺激の今 オーバービュー. J Clin Rehabil 21（6）：534-543, 2012.
5) 内田成男：麻痺に対する物理療法 電気刺激療法を中心に. 理学療法 8（3）：183-191, 1991.
6) 大川弥生, 上田 敏：脳卒中片麻痺患者の廃用性筋萎縮に関する研究 健側の筋力低下について. リハ医学 25（3）：143-147, 1988.
7) Eberstein A, Eberstein S：Electrical stimulation of denervated muscle：is it worthwhile? Med Sci Sprts Exerc 28（12）：1463-1469, 1996.
8) Kern H, et al：Electrical stimulation counteracts muscle decline in seniors. Front Aging Neurosci 6：189, 2014.
9) 友利幸之介ほか：末梢神経圧挫後の脱神経筋に対する経皮的電気刺激が筋萎縮と神経再生におよぼす影響. 作業療法 25（3）：230-238, 2006.
10) Friedman DP, et al: Cortical connections of the somatosensory fields of the lateral sulcus of macaques: evidence for a corticolimbic pathway for touch. J Comp Neurol 252（3）：323-347, 1986.
11) Gracies JM：Pathophysiology of impairment in patients with spasticity and use of stretch as a treatment of spastic hypertonia. Phys Med Rehabil Clin N Am 12（4）：747-768, 2001.
12) Brown P：Pathophysiology of spasticity. J Neurol Neurosurg Psychiatry 57（7）：773-777, 1994.
13) 正門由久：痙縮の病態生理. Jpn J Rehabil Med 50（7）：505-510, 2013.
14) 内山孝憲：レンショウ細胞による反回抑制と筋張力制御. バイオメカニズム会誌 27（2）：76-82, 2003.
15) 鈴木俊明ほか：正常動作の神経機構. 関西理学 2：1-9, 2002.
16) 武居哲洋：重症患者に発症するびまん性神経筋障害：ICU-acquired weakness. 日神救急会誌 27（3）：1-7, 2015.
17) 山田陽介ほか：フレイルティ＆サルコペニアと介護予防. 京府医大誌 121（10）：535-547, 2012.
18) Low J, Reed A：Electrotherapy Explained, Cornwall：Butterworth heinemann, Oxford, 2002.
19) 渡部幸司, 長岡正範：リハビリテーションにおける電気刺激療法の展望. 順天堂医 56（1）：29-36, 2010.
20) 渡辺彰吾ほか：骨格筋の変位 MMG 強縮過程と筋線維タイプの関係. バイオメカニズム 19：23-33, 2008.
21) 半田康延：麻痺筋・廃用筋に対する治療的電気刺激. 総合リハ 24（3）：211-218, 1996.
22) 高橋博達：脳血管障害編 片麻痺に対する治療的電気刺激. 総合リハ 30（11）：1155-1160, 2002.
23) 山口 明ほか：疾患編 小脳性失調症 治療的電気刺激. 総合リハ 30（11）：1215-1218, 2002.
24) 石尾昌代, 村岡慶裕：リハビリテーション治療への応用 電気刺激—IVES も含めて. Med Rehabil 166：79-85, 2014.
25) Han JS, et al：Transcutaneous electrical nerve stimulation for treatment of spinal spasticity. Chin Med J 107（1）：6-11, 1994.
26) Wang YH, et al：Full-movement neuromuscular electrical stimulation improves plantar flexor spasticity and ankle active dorsiflexion in stroke patients：a randomized controlled study. Clin Rehabil 30（6）：577-586, 2016.
27) Liberson WT, et al：Functional electrotherapy：stimulation of the peroneal nerve synchronized with the swing phase of the hemiplegic patients. Arch Phys Med Rehabil 42：101-105, 1961.
28) Peckham PH, et al：Restoration of functional control by electrical stimulation in the upper extremity of the quadriplegic patient. J Bone Joint Surg Am 70（1）：144-148, 1988.
29) Marsolais EB, Kobetic R：Functional electrical stimulation for walking in paraplegia. J Bone Joint Surg Am 69（5）：728-733, 1987.
30) 八木 了, 半田康延：リハビリテーションにおける電気刺激の応用 麻ひ肢の電気刺激療法. リハ医学 33（1）：9-11, 1996.
31) 川村次郎：表面電極法. 日災医会誌 36（1）：22-28, 1988.
32) 島田洋一：機能的電気刺激（FES）の現状と将来展望. 秋田医 36（1）：1-7, 2009.

33) 星宮 望：機能的電気刺激の基礎．BME 6 (8)：1-7，1992．

34) 原 行弘：神経疾患に対するリハビリテーションの理論と実践．臨床神経 51 (11)：1063-1065，2011．

35) Gracies JM：Pathophysiology of spastic paresis. I：Paresis and soft tissue changes. Muscle Nerve 31 (5)：535-551, 2005.

36) Gracies JM：Pathophysiology of spastic paresis. II：Emergence of muscle overactivity. Muscle Nerve 31 (5)：552-571, 2005.

参考文献

37) 川村次郎：治療的電気刺激（TES）―その問題点と未来．バイオメカニズム会誌 17 (1)，23-31，1993．

38) 庄本康治編：PT・OT ビジュアルテキスト エビデンスから身につける物理療法．羊土社，2017．

39) Low J，Reed A：Electrotherapy Explained, Butterworth Heinemann, Oxford, 2002.

40) 嶋田智明ほか：物理療法マニュアル．医歯薬出版，1996．

41) 細田多穂監修：シンプル理学療法シリーズ 物理療法学テキスト．改訂第 2 版，南江堂，2013．

42) 柳澤 健編：理学療法学 ゴールド・マスター・テキスト 3 物理療法学．メジカルビュー，2009．

43) Reilly JP：Electrical Stimulation and Electropathology. Cambridge university press, Cambridge, 1992.

44) Caroline J：Current evidence-based protocols on the use of therapeutic modalities. Rehabsurge, 2015.

45) Sarah B, Sheila K：Electrotherapy Evidence-based practice. Churchill Livingstone, London, 2002.

46) Susan LM, et al：Modalities for therapeutic intervention. F. A. Davis Company, 2012.

47) 松澤 正，江口勝彦監修：物理療法学，第 2 版，金原出版，2012．

48) 濱出茂治，烏野 大：テキスト物理療法学 基礎と臨床．医歯薬出版，2016．

49) 奈良 勲監訳：物理療法実践ガイド．医学書院，2001．

50) 小川克巳，千住秀明：物理療法．神陵文庫，2001．

51) 加藤宏司ほか監訳：神経科学―脳の探求―．西村書店，2007．

52) 中村桂子ほか監訳：細胞の分子生物学 第 5 版．Newton Press，2010．

53) Mark LL：運動神経生理学講義 細胞レベルからリハビリまで．大修館書店，2002．

第11章 電気刺激療法（4）組織刺激

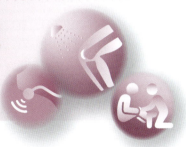

エッセンス

- 組織への電気刺激療法の目的は，①**創傷治癒**，②**薬剤導入（イオントフォレーシス）**，③**循環改善**，④**筋電図バイオフィードバック療法**です．
- 創傷治癒には，**直流（単相性）パルス微弱電流刺激療法**や**高電圧パルス電流刺激療法**が用いられます．循環改善には**高電圧パルス電流刺激療法**，薬剤導入には**直流電流療法**，筋電図バイオフィードバックには**治療的電気刺激（TES）**や**機能的電気刺激（FES）**を併用することもあります．
- 電気刺激を用いて細胞の活性化を促進して再生や組織修復を行い，筋電図を用いて生体内の変化を視覚的情報や聴覚的情報に変換して患者の治療に利用できます．
- それぞれ作用機序や使用する波形も違うため，適切な刺激条件（強度，周波数，パルス幅，刺激時間）および適応，禁忌，注意事項は刺激によって異なります．
- ただし，基本的な電気刺激療法の注意事項は共通しています．**電気刺激療法を行う前に，刺激部位の皮膚状態などの確認**は必ず実施します．

定義

組織への電気刺激療法は，経皮的に電気刺激を行うことで，刺激部位の細胞の活性化やATP産生など，局所の生体反応を促進させる治療的電気刺激療法のことです．また，通常では感知できない生体反応を視覚的情報や聴覚的情報に変換し，経皮吸収されにくい薬剤の非侵襲的な吸収を促進します．組織への電気刺激療法の禁忌は，その他の電気刺激療法の禁忌と共通する項目もありますが，使用目的によって禁忌事項も異なるため，それぞれの適応・禁忌を確認します．また，電極や電気刺激装置はそれぞれの目的に合わせて専用のものを使用する必要があります．

治療目的

●適応

①慢性創傷：創の治癒に重要な，肉芽の基盤となる線維芽細胞を活性化させ，治癒期間を短縮させます．

②筋損傷：筋衛星（筋サテライト）細胞の増殖・分化やATP産生を促進させることで，筋損傷の治癒を早めます．

③イオントフォレーシス：直流電流により，イオン化された薬剤を皮膚内に送り込み，薬剤の経皮吸収を促進します．

④循環改善：電気刺激による筋収縮で末梢血管の血流を改善します．

⑤筋電図バイオフィードバック療法：不完全麻痺している筋，または痙縮筋の筋電図を測定し，筋電波形をみながら筋の収縮・弛緩を随意的に制御できるように練習します．

創傷治癒効果

電気刺激療法の創傷治癒効果とは，創傷部位に電気刺激を行うことで皮膚や筋の細胞を活性化させ，傷の修復に必要な肉芽組織の形成を促し，創傷の治癒を促進させることです．電気刺激療法を用いることで，創傷治癒に必要な皮膚線維芽細胞の遊走や増殖，筋線維芽細胞への分化が促進されます[1〜3]．また，刺激電極の極性を変更することで貪食作用のある好中球やマクロファージの遊走を促進します[4]．これらの作用により，肉芽増生が促進され，創傷治癒期間を短縮させます．

また，皮膚組織だけでなく肉離れなどの筋挫傷に対しても電気刺激療法は疼痛の緩和・組織修復効果をもち，スポーツ現場などで活用されます．骨格筋が損傷すると，骨格筋の筋線維にある筋衛星細胞が活性化し，細胞分裂を繰り返すことで損傷した骨格筋が再生します．損傷筋に電気刺激を与えることで，この筋衛星細胞の増殖を促進させ[7]，ATP産生を促進する[8]ことで損傷筋の修復を促進できます．通常，組織損傷への電気刺激療法は1,000 μA 未満の直流（単相性）パルス微弱電流刺激療法（monophasic pulsed micro-current，マイクロカレント）と高電圧パルス電流刺激療法（high-voltage pulsed current：HVPC）が用いられます．

直流パルス微弱電流刺激療法

1,000 μA 未満の微弱電流は皮膚潰瘍や筋損傷の治癒を促進させます．パルス波をもつマイクロカレントは神経や筋を興奮させないため，長時間の刺激でも電気熱傷や筋疲労などの副作用が生じ

👤 先輩からのアドバイス

黄色の壊死組織，黒色の壊死組織が多い創や，明らかな局所感染・炎症徴候（腫脹，発赤，発熱，膿，悪臭）があるときは電気刺激療法の適応外となります．まずは，これらの感染・炎症を抑える治療が優先されます．

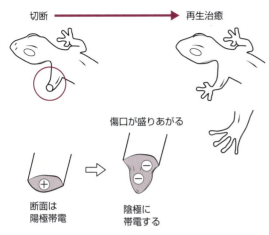

図1 両生類に生じる損傷電流
四肢が再生するイモリでは足切断後に切断面の電位は陽極に傾き，その後，陰極になり再生治癒します．この電位の変化が創傷治癒に重要だと考えられています．再生能力のない両生類（カエルなど）ではこの電位の変化はみられません．

表1 各細胞の遊走・増殖を促進させる条件

	極性	強度	周波数	実施時期
好中球, マクロファージ	陽極	50μA 付近	—	—
線維芽細胞	陰極	200μA 付近	2 Hz	増殖期

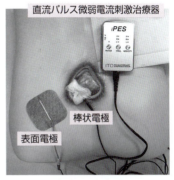

図2 治療場面（褥瘡モデル使用）
棒状電極を創部へ挿入，表面電極を周囲の健常皮膚に貼付して電気刺激療法を行います．棒状電極はドレッシング材に挿入するか，生理食塩水に浸したガーゼで包んで創上に設置します（第15章参照）．

にくく，**30分以上の連続使用も可能**です．マイクロカレントによって陰極帯電した好中球は陽極方向への，陽極帯電した線維芽細胞は陰極方向への遊走が促進されます．線維芽細胞の創部への遊走の促進には，交流ではなく直流を用いる必要があります．このように，刺激強度や極性は治療目的および刺激対象とする細胞によって異なる（**表1**）ため，注意が必要です．

また，マイクロカレントは筋細胞の再生やATPを促進し，疼痛を緩和し，損傷した筋の治癒を早めます[7]．近年では，創傷治癒に特化した低周波治療器も使用されています（**図2**）．

Point

- 生体には損傷が生じた際に損傷電流とよばれる微弱な電流（10〜100μA/cm²）が生じる[5]ため，臨床現場で使用する際は，この損傷電流を考慮した刺激強度を用いることが大切です（例：線維芽細胞の遊走は180μAに認定します）．

Point

- 図1のようにイモリなど手足が再生する両生類では顕著な電位の変化が起こるのに対し，ヒトではこれほどまでの変化はみられず，この電位の変化が再生と修復の環境整備の鍵と考えられています．

Point

- ATP（adenosine tri-phosphate, アデノシン三リン酸）とは，生物のさまざまな活動（筋収縮，生体内での物質の合成，輸送）で使われる，エネルギー生成に必要不可欠な物質です．ヒトの活動はすべて，ATPによるエネルギーを利用しています．

高電圧パルス電流刺激療法

高電圧パルス電流刺激療法（HVPC）には①ツインピークパルス（twin-peak pulse），②短時間高電圧出力，③単相性波形（陰極性，陽極性）の3つの特徴があります．図3のように，HVPCは2つの刺激電流波形を短い期間（phase width，フェーズ幅）で出力しており，パルス出力幅よりパルス休止期のほうが長く，単相性の波形が使用されます．総電流量は1秒間に流れる電流のことをいい，電流強度，周波数，刺激時間により決まります．HVPCのフェーズ幅は10～100μsであり，このようにパルス幅が短くパルス間隔の長い刺激波形を利用することで，平均電流量（図4）が少なくなります．そのため，パルス高電位の強度により感覚は変わりますが，HVPCでは活動電位を引き出す際の疼痛や不快感が少しみられます．また，S-D曲線（図5）

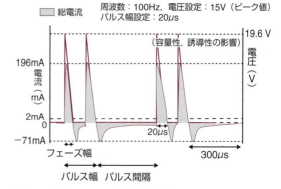

図3 高電圧パルス電流刺激療法時の生体電流波形
1つの刺激波形の幅をフェーズ幅，2連（ツインピーク）の波形の幅をパルス幅といいます．HVPCはパルス幅が短く，パルス間隔が長いことが特徴の1つです．HVPC療法を実施すると，生体ではこのような波形が生じます．

からわかるように，パルス幅が短い分，組織の脱分極を起こすにはより大きな出力が必要となるため，高電圧（150 V以上）まで出力する必要があります．スポーツ現場でも，感覚閾値程度の陰極性のHVPCが外傷後の浮腫抑制に利用されます．

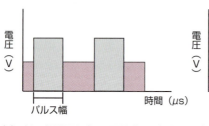 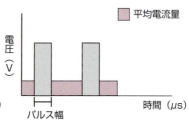

(a) パルス幅が長くパルス間隔が短い波形　　(b) パルス幅が短くパルス間隔が長い波形

図4　平均電流量
同じ刺激強度，周波数で電気刺激を行ったとき，パルス幅が短くパルス間隔が長い刺激のほうが，平均電流量が少なくなるため疼痛や不快感が少なくなります．

 先輩からのアドバイス

高齢者の皮膚は健常成人と比べ脆弱で皮膚のバリア機能が低下しているため，電極や電流刺激による接触性皮膚炎や炎症増悪がないか，治療後は毎回確認しましょう．

 先輩からのアドバイス

感染予防のために，創傷治癒に使用する電極は十分に消毒し，使い回しをせず対象者専用の電極にしましょう．

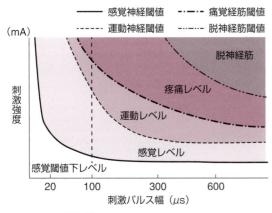

図5　S-D曲線[12]
HVPCではパルス幅が短い（20～200μs）ため，筋収縮を生じさせるにはより大きな出力が必要です．

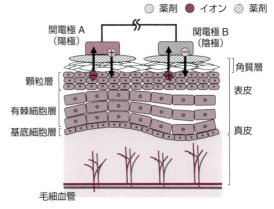

図6　イオントフォレーシス模式図
陽極帯電している薬剤は陽極の関電極から，陰極帯電している薬剤は陰極の関電極から電気的反発やイオンの流れによる対流により取り込まれます．
それぞれの電極に適応している薬剤については，表2を参照してください．

表2　イオントフォレーシスが適応される薬剤（文献8より改変）

使用電極	薬剤	適応
関電極A（陽極）	リドカイン フェンタニル	カルシウム沈着物 炎症
関電極B（陰極）	酢酸塩 デキサメタゾン ジクロフェナク アセチルサリチル酸	炎症 炎症 局所麻酔 麻酔

●循環改善

　電気刺激を用いて筋収縮を生じさせることで，筋ポンプ作用による末梢血管の血流増加が引き起こされます．血流が増加することで，筋スパズムや浮腫の軽減，末梢血液循環が改善できます．動物実験では，HVPCが下肢の血流を増加させました[6]．また，HVPCは急性外傷後の腫脹の抑制効果があり，スポーツ現場でも使用されています．その作用機序として血管膜の透過性の抑制作用やヒスタミンの抑制作用がありますが，明確なメカニズムはまだ明らかにされていません．

薬剤導入（イオントフォレーシス）療法

　イオントフォレーシス（iontophoresis）とは，皮膚に電流を与えることで水に溶解させた薬剤を皮膚内に送り込む（経皮吸収）薬剤輸送システムです．通常，皮膚は表面を角質層が覆っており，薬剤を含むさまざまな物質の皮膚内への透過を阻止しますが，直流電流を与えることで，電荷が同じ物質を皮膚内に送り込むことができます．陽極からは正イオンの，陰極からは負イオンの物質が皮膚内に送り込まれる（電気的反発作用，図6）ことを利用して，薬剤を皮膚内へ浸透させます．また，イオンの動きに伴い水分の対流が起きますが，この対流によっても薬剤は皮膚内に浸透します（電気浸透流）．臨床的には，リドカインなどの局所麻酔薬やジクロフェナクなどの抗炎症薬に対するイオントフォレーシスが行われています（図6，表2）．

　イオントフォレーシスによる薬剤投与量は「mA-min，電流強度（mA）×時間（min）」という単位を用い，総投与量は40～80 mA-minで設定されることが推奨されています[9]．電極はイオントフォレーシス専用電極を用いますが，使用

表3 バイオフィードバック療法の適応

	目的	適応
促通練習	末梢神経麻痺の促通 中枢神経麻痺の促通 筋力増強 排泄コントロール	腕神経叢損傷，末梢神経損傷など 脳神経損傷，脊髄損傷など 骨折，手術後，廃用性筋萎縮の予防 排尿・排便機能不全
弛緩練習	過剰な筋活動の抑制 巧緻性の改善	痙性斜頸，書痙，顔面けいれん 書痙，失調症状

の際は電流密度（1 cm^2 あたりの電流強度）に注意が必要です．一般的には，輸送電極が陰極の場合は 0.5 mA/cm^2，陽極の場合は 1.0 mA/cm^2 以下の電流密度が推奨されています[9]．また，皮膚に切り傷や潰瘍などの創傷がある場合は使用できません．

バイオフィードバック療法

バイオフィードバック（bio-feedback）とは，通常では認識できない生体の反応を知覚させ（feedback，フィードバック），随意的に制御することです．バイオフィードバックでは，血圧，血中酸素濃度，脈拍，脳波，荷重量，筋電図などを用いて生体内の反応を捉え，視覚情報や聴覚情報に変換して被検者へフィードバックします．

物理療法を使用したバイオフィードバックでは，筋電図バイオフィードバック療法が用いられており，その効果も確認されています．筋電図バイオフィードバックでは目的の筋の筋電信号を視覚，もしくは聴覚的に捉え，筋を随意的に収縮させる（促通）練習，もしくは筋の緊張を緩める（弛緩）練習を行います（表3）．失調症状や協調性の改善を目指す場合，主動筋と拮抗筋に電極を貼り，それぞれの筋の促通・弛緩を協調的に行います．促通練習では，不完全麻痺筋の筋電信号に同期してその筋を電気刺激し，電気刺激による運動促通効果とバイオフィードバックの両方を用いて麻痺筋の機能回復を目指す方法（図7）も用いられています．

筋電図バイオフィードバック療法と電気刺激療法の併用は，脳卒中片麻痺患者の筋促通効果や，腹圧性尿失禁や切迫性尿失禁のある患者の骨盤底

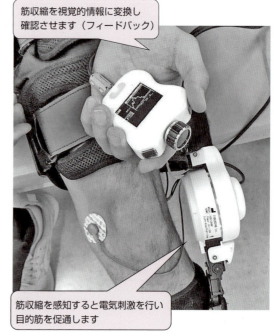

図7 筋電図バイオフィードバック療法とFESの併用
筋電図を用いて筋収縮を視覚的情報に変換し，対象者へフィードバックします．また，同時にFESを用いて電気刺激を行い，目的筋の運動を促通します．

筋群の収縮機能を促通させる効果があり，各種ガイドラインでも推奨されています[10, 11]．理学療法の際は表面筋電図を用いますが，骨盤底筋群は表面筋電図では捉えられないため，経腟もしくは経肛門プローブ（図8）を用います．ただし，経腟プローブは骨盤底筋以外の筋の動きも感知することがあるので注意が必要です．なお，現行の制度では（2021年7月時点において）下部尿路障害の骨盤底筋群に対する理学療法の診療報酬は認められておらず（自費負担となる），診療報酬の適応が望まれています．

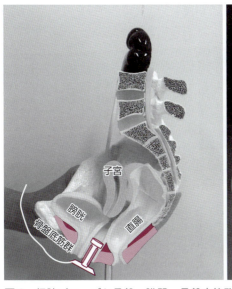
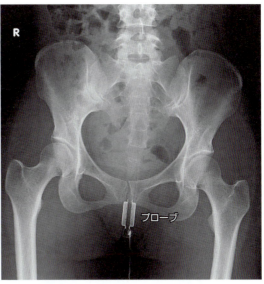

図8 経腟プローブと骨盤，臓器，骨盤底筋群の位置関係
骨盤底筋群は骨盤底にあり，膀胱，子宮，直腸を支えています．

禁忌・注意を要する事象

①心臓ペースメーカ：電磁波がペーシングに影響を及ぼすことがあるので，ペースメーカ使用者への機器が生体回路内となる電気刺激療法は禁忌ですが，筋電図バイオフィードバック療法は適応可能です．
②粘膜部位：皮膚と電気抵抗が違うため，電気刺激による副作用が生じる可能性が高くなります．
③妊婦の腰部や腹部，骨盤付近：胎児や妊娠中の子宮に影響を与えることがあります．
④頸動脈洞付近：舌咽神経–迷走神経反射が生じ，急激な血圧低下を引き起こすことがあります．
⑤動静脈血栓症：電気刺激による筋収縮で血栓が遊離し，肺塞栓症を引き起こすことがあります．
⑥感覚異常：感覚異常部位は電気刺激を知覚できず，過剰な刺激を与えることがあります．マイクロカレントは感覚閾値以下の強度であるため，使用後の皮膚の状態に注意して使用可能です．
⑦意識低下や失語症：疼痛の表出が困難なため適応外ですが，前項同様，マイクロカレントは注意して使用可能です．

表4 バイオフィードバック療法の患者選択

注意を要する患者
1. フィードバックを理解できない患者（認知機能低下，失語症など）
2. フィードバックに対する注意が持続しない患者（認知機能低下，注意機能低下）
3. 重度の麻痺（MMT：0，ブルンストロームステージ：Ⅰ）
4. 痙縮が強く自動運動が困難
5. 重度の筋力低下
6. 易疲労性がある

先輩からのアドバイス

バイオフィードバック療法は，フィードバックにより，現象を知覚できる信号に置き換えます．筋電図バイオフィードバックの禁忌となる疾患，状態はありませんが，患者はフィードバックされた情報に集中して運動しなければならないため，集中力が持続しない患者や易疲労性のある患者は適応外となります（表4）．

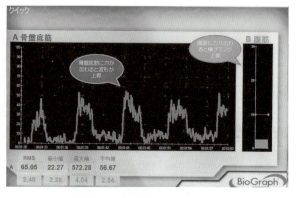
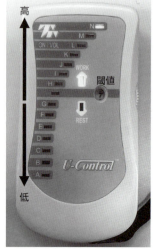
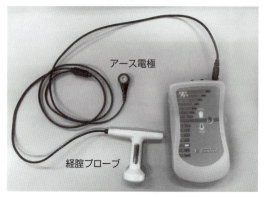

図9　骨盤底筋群用バイオフィードバック機器
閾値を設定し，収縮時にH〜Nにかけてランプがつき，音がなるように骨盤底筋群を収縮させます（右上）．
筋電図モニター（左上）で，骨盤底筋群の収縮，腹筋群の弛緩を確認します．骨盤底筋に力が加わると波形が上昇し，腹筋に力が加わると棒グラフが上昇します．

⑧皮膚に切り傷や潰瘍などの創傷がある場合：電気刺激療法は適応外となります．皮膚の創傷治癒に用いる際は，刺激後に創傷部位に発赤，出血，熱感などの異常が生じていないか確認する必要があります．

＊筋電図バイオフィードバック療法のみを行う際には禁忌事項はありませんが，電気刺激療法を併用する際は以上の禁忌事項に注意しましょう．

症例

腹圧性尿失禁がある経産婦の女性で，突然の尿漏れが原因で外出を控えるなどQOLの低下が生じています．筋電図を用いて，収縮が過剰もしくは不足している筋を視覚的に確認し，患者本人に骨盤底筋群および腹筋群の収縮・弛緩を意識づけることにしました．随意収縮が可能になったら，ホームエクササイズを指導しましょう．

筋電図バイオフィードバック療法

①筋電図バイオフィードバック療法を行う前に排尿をすませておきます．
②骨盤底筋群の活動測定のために，プローブに水性潤滑ゼリーを付け，腟内に挿入します．希望があれば，挿入後，尿とりパッドを装着した下着をつけて実施してもかまいません．
③皮膚に傷などの異常がないことを確認し，大腿部（会陰部から5〜10 cm離れた部位）をアルコールで消毒します．
④皮膚貼付式の表面電極（アース電極）を大腿部に貼付します．
⑤筋収縮の閾値を設定し，骨盤底筋群および腹筋

表5 尿失禁症状・QOL 質問表 [11]

(ICIQ-SF：International Consultation on Incontinence Questionnaire-Short Form)

1. どれくらいの頻度で尿が漏れますか？		
☐	なし	0
☐	おおよそ 1 週間に 1 回あるいはそれ以下	1
☐	1 週間に 2〜3 回	2
☐	おおよそ 1 日に 1 回	3
☐	1 日に数回	4
☐	常に	5

2. あなたはどれくらいの量の尿漏れがあると思いますか？ あてものを使う使わないにかかわらず，通常はどれくらいの尿漏れがありますか？		
☐	なし	0
☐	少量	2
☐	中等量	4
☐	多量	6

3. 全体として，あなたの毎日の生活は尿漏れのためにどれくらい そこなわれていますか？
まったくない　　0　1　2　3　4　5　6　7　8　9　10　　非常に

4. どんな時に尿が漏れますか？ （あなたにあてはまるものすべてをチェックして下さい）	
☐	なし：尿漏れはない
☐	トイレにたどりつく前に漏れる
☐	咳やくしゃみをした時に漏れる
☐	眠っている間に漏れる
☐	体を動かしている時や運動している時に漏れる
☐	排尿を終えて服を着た時に漏れる
☐	理由がわからずに漏れる
☐	常に漏れている

1〜3 の質問に対する回答の点数を加えて 0〜21 点で評価し，点数が高いほど重症となる．

群の電位をモニター上に導出します．

⑥収縮／休息サイクルを設定します（5〜10 秒）．

⑦トレーニング開始前に，身体が緊張しないようリラクゼーションを実施します．

⑧収縮期に音が鳴るように，肛門を引き締め骨盤底筋群を随意的に収縮させます．このとき，**骨盤底筋群の収縮を LED 点滅および筋活動のモニター音で確認するとともに，腹筋群に不要な収縮が入らないように筋電図モニターでも確認します（図9）**．収縮させるときは，「肛門を引き締めるようにしてください」や「腟を引き上げるようにしてください」と声かけをします．収縮の感覚がわかりにくい人には，肛門付近に自身の手を置き，肛門括約筋の収縮を感じられるようにします．

⑨**最大に収縮させる瞬発性のトレーニング，持続的に収縮させる持久力トレーニング，タイミングよく収縮させる協調性トレーニングを 3〜4 セット実施します．**

⑩収縮させるときの姿勢を，膝立て臥位，椅子座位，立位と変更し，筋力および筋持久力トレーニングを実施します．リラクゼーションを保持するために，座位で練習する際は背もたれにもたれて実施します．また，**収縮の際に息を止めずに吐くように伝えましょう．**

⑪筋収縮の感覚を学習させ，自宅でも行うように自主練習を指導します．

⑫終了後はプローブを中性洗剤で洗い，消毒液（ディスオーパ消毒液 0.55%）に設定時間漬け置きします．その後，アルコールガーゼでケーブル部分を拭き取り洗浄し，乾燥させます．

⑬自主練習モニターがなくても収縮できることを目指します．次回外来時に，練習したことができているか確認します．

●治療効果の判定手段

1. 目的筋の収縮/弛緩が随意的に制御できているか，筋電図を用いて評価します.
2. トレーニング前後での尿失禁症状とQOLの評価を質問紙（**表5**）[11]を用いて行います.

物理療法実習体験

皮膚貼付式の電極を任意の筋上に貼付し，筋を収縮させて表面筋電図波形の変化を確認しましょう．また，筋の収縮に合わせてFESによる電気刺激を行いましょう.

確認してみよう！

- 創傷治癒に対する電気刺激療法では，電流強度（　①　）μA以下の直流パルス微弱電流刺激療法や（　②　）波形をもつ高電圧パルス電流療法を用います．
- 直流パルス微弱電流刺激は知覚できない程度の強度のため，（　③　）がある患者や（　④　）な患者に対しても使用可能です．
- （　⑤　）を伴う電気刺激療法は，末梢血管の血流を増加させます．また，高電圧パルス電流刺激療法は，急性外傷後の（　⑥　）の抑制効果があります．
- 皮膚に電流刺激を実施し，薬剤を皮膚に送り込む方法を（　⑦　）療法といい，薬剤によって関電極となる（　⑧　）は異なります．
- 筋電図バイオフィードバック療法は，筋電図を用いて筋収縮を（　⑨　）や（　⑩　）で認識できるように信号を変換します．麻痺筋や筋力低下を生じている筋に対しては（　⑪　）練習を，緊張の高い筋に対しては（　⑫　）練習を行い，随意的に筋収縮，弛緩をコントロールできるように練習します．

解答

①1,000　②ツインピークパルス　③意識障害　④コミュニケーションが困難　⑤筋収縮
⑥浮腫　⑦イオントフォレーシス　⑧極性　⑨視覚　⑩聴覚　⑪促通　⑫弛緩
　※⑨と⑩は順不同

（植村弥希子）

引用・参考文献

1) Yoshikawa Y, et al：Monophasic Pulsed Microcurrent of 1–8 Hz Increases the Number of Human Dermal Fibroblasts. Prog Rehabil Med 1：1–7, 2016.

2) Uemura M, et al：Monophasic pulsed 200-μA current promotes galvanotaxis with polarization of actin filament and integrin $\alpha 2\beta 1$ in human dermal fibroblasts. ePlasty 16：e6, 2016.

3) Rouabhia M, et al：Electrical stimulation promotes wound healing by enhancing dermal fibroblast activity and promoting myofibroblast transdifferentiation. PLoS One 8（8）：e71660, 2013.

4) Fukushima K, et al：Studies of galvanotaxis of leukocytes; Galvanotaxis of human neutrophilic leukocytes and methods of its measurement. Med J Osaka Univ 4（2–3）：195–208, 1953.

5) Barker AT, et al：The glabrous epidermis of cavies contains a powerful battery. Am J Physiol 242（3）：R358–R366, 1982.

6) Taylor K, et al：Effect of high-voltage pulsed current and alternating current on macromolecular leakage in hamster cheek pouch microcirculation. Phys Ther 77（12）：1729–1740, 1997.

7) Fujiya H, et al：Microcurrent electrical neuromuscular stimulation facilitates regeneration of injured skeletal muscle in mice. J Sports Sci Med 14（2）：297–303, 2015.

8) Cheng N, et al：The effects of electric currents on ATP generation, protein synthesis, and membrane transport of rat skin. Clin Orthop Relat Res 171：264–272, 1982.

9) 肥田光正ほか：運動器疾患・障害に対する鎮痛のためのイオントフォレーシス．大和大研紀 1：17–22, 2015.

10)（公社）日本理学療法士協会：理学療法診療ガイドライン．（公社）日本理学療法士協会，2011, p416.

11) 泌尿器科領域の治療標準化に関する研究班編：EBM に基づく尿失禁診療ガイドライン．じほう，2004, pp9–23.

12) 烏野 大ほか：高電圧パルス電流療法－ High Voltage Pulsed Current Therapy．理療の歩み 15（1）：27–40, 2004.

13) 山本綾子ほか：失禁を持つ女性に対する筋電図バイオフィードバックを用いた骨盤底筋トレーニングの取り組み―トレーニング継続の工夫に関する一考察．甲南女子大研紀 看リハ 11：9–17, 2017.

第12章 牽引療法（持続法・間欠法）

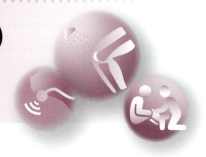

エッセンス

- 牽引療法は，器械や徒手により頸椎部・腰椎部に牽引力をかけ，関節面の離開や軟部組織を伸張させる療法です．
- 牽引療法は，骨にピンなどを刺して直接牽引する**直達牽引**と，体表を固定して牽引する**介達牽引**療法があります．介達牽引では，牽引方向，牽引力，牽引時間などを症状や患者の状態に合わせて設定することが大切です．
- 牽引時間による分類では，同じ力で持続的に長時間牽引する**持続牽引**と，牽引期・休止期を設けて牽引する**間欠牽引**があり，理学療法では，**自動間欠牽引器**を用いた**頸椎牽引**もしくは**腰椎牽引**を実施することが多いです．
- 牽引方向は目的とする椎間関節レベルに合わせて設定します．牽引力は目的に合わせ，患者の体重，頭の重さから算出します．
- 牽引療法の目的は，関節離開，軟部組織の伸張，筋スパズムの軽減です．軟部組織の伸張および筋スパズムの軽減を目的とする場合は，ホットパック療法や極超短波療法を併用することもあります．
- 牽引療法で症状が悪化することもあるため，牽引方向と牽引力を厳密に決定し，患者の状態を確認しながら実施することが大切です．

定義

牽引療法は「関節面を引き離す，または周囲の軟部組織を伸張するため機械力を身体に適用すること」です[1]．牽引療法は脊椎や四肢の末梢関節に適用され，器械や徒手，患者の自重を用います．牽引方法には，骨に穴を開けピンや鋼線を刺入して牽引する直達牽引と，体表を固定して牽引する介達牽引があります．直達牽引は，外傷による骨折・脱臼の整復，良肢位保持や，関節拘縮の予防および矯正のために医師により実施されます．

分類

介達牽引には，持続牽引と間欠牽引があります．持続牽引が，治療中に同じ牽引力で牽引されるのに対し，間欠牽引では牽引期・休止期を設けて牽引します（図1）．

脊椎を牽引することで，椎間関節を離開させ椎間孔を広げ，神経根の圧迫を減少させたり（図2），脊椎周囲の靱帯・筋・椎間板を伸張させたり，筋スパズムを軽減させたりします．牽引角度により離開する関節は決まり，また，得られる効果は牽引力によって決まります．肢位，牽引方向，牽引力，牽引時間の選択が不十分だと，期待する効果を得られないだけでなく，神経症状や疼痛を増悪させる恐れがあります．脊椎に過可動性や不安定性がある場合，強い力で牽引することで可動性をさらに高めてしまうことがあります．また，骨粗鬆症など脊椎自体が易骨折性を有する場合，牽引力が強いと関節周囲組織を損傷する危険性があります（表1）．牽引前にX線写真で，骨粗鬆症や骨折，変形の有無を確認します．また，脊椎の骨密度検査の結果を確認し，牽引療法の適応かどうかを検討し，実施する場合は低強度牽引が推奨されます．さらに，腰椎牽引に用いられる骨盤ベルトは過度の腹圧や骨盤帯への圧をかける

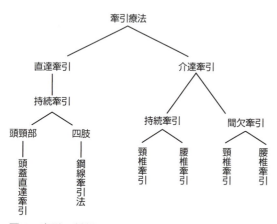

図1　牽引の種類
牽引療法は頭蓋や下肢にピンを挿入して牽引する直達牽引と，皮膚を介して牽引する介達牽引があります．直達牽引は頭頸部や四肢を持続牽引することが可能です．一方，介達牽引では，牽引期／休止期を設定する間欠牽引を頸椎や腰椎に実施します．

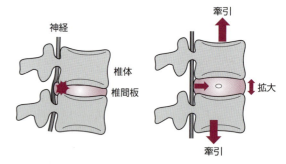

図2　椎間孔を拡大させ，ヘルニアを整復する
牽引することで椎間板腔が拡大して陰圧がかかります．そのため，突出していた椎間板（ヘルニア）が整復され，神経根の圧迫が軽減します．頸椎では6〜12 kg，腰椎では体重の1/3〜1/2の力が必要です．

表1　高強度の牽引を避けるべき疾患・状態

脊椎に過可動性／不安定性を生じる	脊椎の構造上に症状が生じる
・不安定性を有する骨折（術後も含む） ・関節脱臼 ・関節リウマチ ・マルファン症候群（遺伝性結合組織疾患）	・骨粗鬆症 ・脊椎腫瘍 ・関節リウマチ ・ステロイド剤の長期服用（ステロイド性骨粗鬆症の可能性）

恐れがあるため，妊婦や骨盤帯への圧に注意が必要です．また，骨粗鬆症の患者に対しては徒手牽引を選択しましょう．

治療目的

●適応
①椎間関節の離開：椎間関節を引き離し，脊髄神経根の圧迫を減少させます．
②椎間孔の拡大：椎間孔を拡大させ，脊髄神経根の圧迫を減少させます．
③髄核偏位の減少：椎間板内圧を低下させ，椎間板に陰圧がかかることで椎間板ヘルニアを整復します．
④後縦靱帯の緊張：後縦靱帯を緊張させ，後方へ脱出した椎間板ヘルニアを整復します．
⑤軟部組織の伸張：脊椎周囲の筋，腱，靱帯を伸張させ，脊椎の可動域を拡大させます．
⑥筋スパズムの軽減：疼痛を軽減させることで，疼痛による筋緊張を軽減させます．

禁忌

①脊柱の運動が禁止されているとき：不安定な骨折や手術後など，脊柱の運動を禁じられている部位では，牽引により症状が悪化する危険性があります．
②急性炎症が起こっているとき（外傷，手術後，炎症性疾患の炎症期）：炎症が悪化する危険性があります．
③脊椎カリエスや脊椎炎など，脊椎に炎症が生じている場合：炎症が悪化することがあります．
④高度の骨粗鬆症や腫瘍など，脊椎自体が脆弱化している場合：骨が損傷することがあります．

注意事項

自動間欠牽引では，必ず患者に非常用停止スイッチを持たせ，疼痛や不快感が生じた際にはスイッチを押して牽引を停止するよう伝えましょう．初回開始時は，開始後5分程度で患者の反応（疼痛，不快感の有無，症状が緩和されているか，伸張感）を確認し，疼痛や不快感がある場合には設定を変更するか，牽引療法を中止し，医師に相談しましょう．

牽引療法の実施方法

牽引療法の実施前に，既往歴，X線写真，患者の主訴，バイタルサインを確認し，適用可能かどうかを判断します．牽引方向，牽引力，牽引時間を決定し，牽引を開始します．

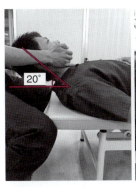
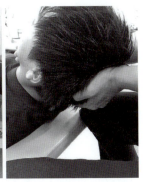

図3　徒手牽引
左手で外後頭隆起を保持し，右手で下顎を保持して目的の方向へ牽引します．このとき，検者は腰を落として重心移動を行い牽引します．

Point

牽引方向を徒手で決める（徒手牽引）（図3）
・右手の2指，3指を患者の下顎部へ当て，左手の1指〜3指で患者の外後頭隆起に手を当て，牽引します．牽引角度を変更し，症状が緩和しているかまたは伸張感を聞きながら椎間関節レベルに合わせて角度を確認します．

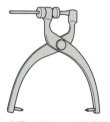
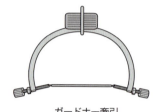
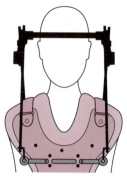

図4　直達牽引法
クラッチフィールド牽引：頸椎の骨折や脱臼の整復に用いられます．
ガードナー牽引：頸椎の骨折や脱臼の整復に用いられます．クラッチフィールドより装着が簡易で固定力も強いため，長期間の牽引に使用されています．
ハローリング：頭蓋に装着し，脊椎側弯症の矯正や頸椎牽引（とくに上位頸椎に有効）に用いられます．胸部のベストを金属支柱で固定するハローベストでは，牽引しながら離床することができます．

頸椎牽引療法

　頸椎牽引には，頭蓋骨に金属製のピンを刺して頭蓋骨を直接牽引する直達牽引法（**図4**）と，下顎部と外後頭隆起部にベルトをかけて牽引する介達牽引法があります．直達牽引は，頸髄損傷など長期間の牽引が必要な場合に用いられます．確実に牽引固定の効果が得られるというメリットがありますが，侵襲的であり（医師が装着する），神経損傷や感染などのリスクが生じるというデメリットもあります．また，直達牽引中は，ネジに緩みがないか，牽引方向がずれていないか，定期的な確認が必要です．介達牽引は，直達牽引と比べて牽引の確実性は下がりますが，使用は簡便で非侵襲的です．また，理学療法士（physical therapist：PT）が牽引角度や牽引力を決定できる治療方法です．

●牽引方向

　頸椎牽引では，治療部位に合わせて牽引角度を変更する必要があります．**上位頸椎には0〜15°，中位頸椎には15〜30°，下位頸椎には30〜45°**が有効です[2]が，0〜20°の頸椎牽引で，全椎間板腔（2つの椎骨のあいだ）が拡大することもあります[3,4]．まずは徒手牽引を行い，牽引に対する疼痛や不快感などの反応を評価し，

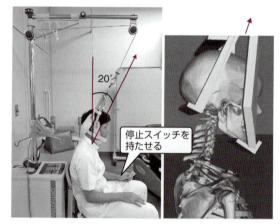

図5　頸椎牽引[5]
後頭部（外後頭隆起）と下顎にスリングをかけ，目的の椎間関節に合わせ牽引角度を決定します．また，牽引中は緊急停止スイッチを持たせ，いつでも停止できるようにします．

目的の椎間関節での効果を得られているか確認したうえで牽引角度を決めることが大切です．自動間欠牽引を行う際は椅子座位をとり，後頭部にホルダーを装着し，下顎にスリングを装着します（**図5**）[5]．このとき，下顎に圧が加わり疼痛が生じたり，化粧移りしたりすることがあるため，タオルやペーパータオルなどを挟んで実施します．座位で頸椎牽引を実施する場合，牽引角度が増加すると体幹も前傾するため，目的の牽引角度が保てず体幹の固定を必要としますが，体幹ベルトによる不快感や疼痛などにより頸部周囲筋群の筋緊

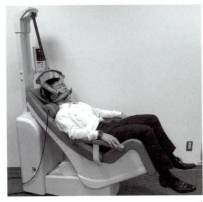
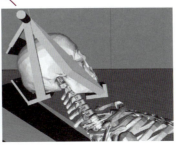

図6 セミファーラー位での頸椎牽引[5]
セミファーラー位で実施するため，牽引角度が拡大しても体幹を固定せず牽引することが可能です．

張が高まる恐れがあります．近年では，牽引角度を設定でき，体幹を固定する必要がないセミファーラー肢位で実施する機器も用いられています（**図6**）[5]．

●牽引力と牽引時間

治療目的によって推奨される牽引力が決定されます．**筋スパズムの軽減，軟部組織の伸張には5～8kg程度**で効果があるといわれています．また，人間の頭部の重量は約5kgであり，同程度の牽引で，頭部を支えている筋のリラクゼーション効果が得られるという報告もあります[6]．椎間関節の離開を目的とする場合はさらに強い力で牽引する必要がありますが，**頸部の筋や関節の損傷を考慮して13.5kgを超える力での牽引は避けるべき**です．初回の牽引では3～4kgの弱い力

表2 頸椎自動間欠牽引の設定条件（文献1より改変）

治療目標	総牽引力	牽引期/休止期（秒）
関節離開	9～13kg	15/15
筋スパズムの軽減	5～7kg	5/5
軟部組織の伸張	5～7kg	60/20

から開始し，患者の反応を確認して1～2kgずつ徐々に牽引力を上げるようにします．

牽引は**15分間以上**行うことが望ましいのですが，初回は5分程度で患者の反応が良好であれば10分間実施します．牽引力と同様，徐々に時間を増やすようにします．推奨される間欠牽引の設定値は**表2**のとおりです．また，筋スパズムの軽減や軟部組織の伸張を目的とする場合は，牽引前に，目的とする組織に対するホットパック療法

> **Point**
> ・頸椎牽引用のホルダーは，後頭部にしっかりとかけるようにしましょう．装着が不十分だと十分に牽引できないだけでなく，側頭下顎関節に疼痛や顎関節症が生じる危険性があります．また，頸動脈洞・頸動脈小体（圧受容器）を圧迫すると急激な血圧低下が生じる危険性があるため，下顎ホルダーをかける際は十分に注意しましょう．

先輩からのアドバイス

義歯の装着の有無によって側頭下顎関節のアライメントは変化します．顎関節症を引き起こさないために義歯の確認を行い，義歯を装着している人には外すように伝えましょう．

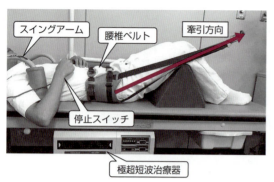

図7 背臥位での腰椎牽引
牽引の際は，腰椎ベルトを装着し，スイングアームを下ろして行います．牽引中は停止スイッチを持たせ，いつでも停止できるようにします．また，筋スパズムの軽減や軟部組織の伸張を目的とする際は，温熱療法を組み合わせると効果的です．極超短波療法を併用する際は，臀部や腰部に禁忌事項がないか確認する必要があります．
禁忌事項：ペースメーカ，人工骨頭や骨折の金属固定

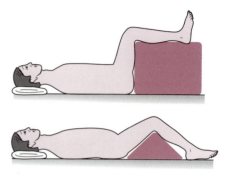

図8 腰椎牽引の肢位
上：背臥位で台に下腿を載せ，股関節・膝関節が屈曲約90°をとる肢位
下：背臥位で股関節・膝関節軽度屈曲位となる肢位
股関節屈筋群を緩め，腰椎の前彎を減少させるための肢位です．

や極超短波療法などの温熱療法の併用で，さらに効果が期待できます．

施行中は患者に非常停止スイッチを持たせ，疼痛や不快感があれば停止するよう指導しますが，**牽引中は患者から離れず，牽引休止期に適宜患者に症状を聞くようにします**．牽引後，症状が増悪した場合は医師に相談し，条件を変更するか牽引を中止します．

腰椎牽引療法

背臥位では，座位，立位と比べて脊椎の負担が軽減されるため，腰椎牽引療法は，通常，背臥位で電動式間欠牽引器を用います．ただし，股関節屈曲・膝関節伸展位での背臥位ではハムストリングスが伸張されるため，骨盤前傾・腰椎前彎が助長され，腰椎への負担が増加します．そのため，牽引時には図7のように股関節・膝関節屈曲位で行います．腰椎牽引には図8に示すいずれか

の肢位で実施することが推奨されます．いずれも腋窩をスイングアームで固定し，骨盤ベルトを装着しますが，ベルトの上端が腸骨稜上縁に合うようにし，ベルトがずれないよう装着することが大切です．頸椎牽引と同様，実施の際は非常停止スイッチを持たせ，疼痛や不快感があればただちに停止するよう指導します．また，初回または牽引条件の変更時には，牽引中に患者の近くで適宜症状を確認します．

● 牽引方向

牽引方向は骨盤の傾斜に合わせます．股関節・膝関節軽度屈曲位では大腿長軸と骨盤の傾斜がほぼ一致し，下位腰椎部への作用が期待できます．一方，上位腰椎部への牽引では牽引角度を増加させる必要があるので，股関節・膝関節の屈曲角度を90°へ近づけます．このとき，腰椎の前彎が強い状態で牽引すると疼痛の危険性があるため（図9），**骨盤の傾斜を確認して牽引することで腰椎前彎を増強させないように注意**します．近年では，自動で腰椎の前彎を軽減させ，患者の身長に合わせて牽引を行う能動的自動間欠腰椎牽引装置

先輩からのアドバイス

牽引力によるずれを防ぐために，患者の衣服のベルトを外して腸骨稜の位置を確認してから骨盤ベルトを装着するようにしましょう．装着の際はパーテーションで隠し，牽引中はブランケットで下半身を覆うなど，患者が安心して牽引できるように配慮しましょう．

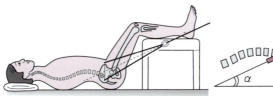

(a) 牽引により骨盤前傾が強くなり、腰椎前弯が助長されます。下腿を台に載せることで、腸腰筋の緊張が緩和されます。

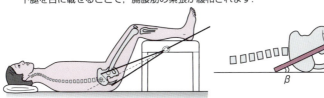

(b) (a)より小さい角度で牽引すれば腰椎前弯を強めず牽引できます。α＞β

図9　腰椎牽引方向

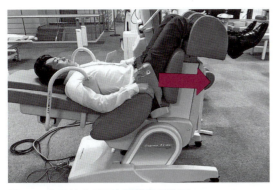

図10　能動的自動間欠腰椎牽引装置
最近では、自動で患者の足の長さに合わせて下肢を挙上させ、座面をスライドさせることで牽引を行う自動間欠腰椎牽引装置も用いられています。

表3　腰椎自動間欠牽引の設定条件（文献1より改変）

治療目標	総牽引力	牽引期/休止期（秒）
関節離開	体重の1/3～1/2	15/15
筋スパズムの軽減	体重の1/4	5/5
軟部組織の伸張	体重の1/4	60/20

も開発されています（図10）。

●牽引力と牽引時間

筋スパズムの軽減や軟部組織の伸張には体重の1/3～1/4程度の牽引力で有効といわれており、体重の30％の牽引力でSLRの可動域が向上したという報告もあります[7]。また、牽引時に温熱療法を組み合わせることで相乗効果が期待できます。椎間関節の離開にはさらなる牽引力を必要としますが、体重の1/2を超えないように注意します。初回の牽引力は低く設定し、患者の主訴に合わせ2～5kgずつ増加させます。牽引時間は15～25分が勧められています。牽引期/休止期の時間について、表3のように推奨しているものもありますが、明確なエビデンスは示されていません。

牽引療法の問題点

牽引療法は理学療法診療ガイドライン[9]でも推奨グレードCと、そのエビデンスレベルは低いです。その原因として、牽引療法の有効性について明確でない、もしくは効果を認めないとする報告が多いことや、牽引の方法に課題があることがあげられています。また、有効とされている設定条件についても臨床的効果の検証が不十分なものもあります。臨床現場で用いる際は、個々の牽

トピックス

・腹圧が高まると、過度な腰椎前弯が矯正され椎間板内圧は低下しますが、一方で突然の腹圧上昇（くしゃみなど）は脊椎への負荷（圧力、ずれ力）を上昇させます[8]。

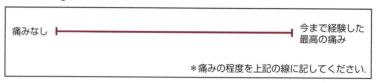
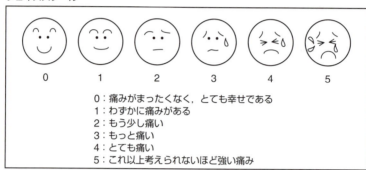

図11 疼痛の評価方法

visual analogue scale（VAS）：10 cm の線を引き，0 cm を「痛みなし」，10 cm を「いままで経験した最高の痛み」とし，現在の痛みの程度を線上に引いて何 cm のところにあるか測定します．細かい点数付けが可能な評価方法です．
numerical rating scale（NRS）：痛みの程度を0（痛みなし）〜10（今まで経験した最高の痛み，もしくは治療前の最大の痛み）の11段階とし，現在の痛みが何点にあたるか答えてもらいます．VASより評価は概数になりますが，簡便で臨床現場では多用されています．
フェイススケール（face scale）：6つの表情を見せ，痛みの程度がどの程度か答えてもらいます．視覚的にわかりやすく，理解力の乏しい子どもや高齢者に使われます．

引療法が適応となる部位と症状を明確にし，正しい方向・牽引力を適用させることが大切です．

症例

L4–L5 領域の腰椎椎間板ヘルニア（69 kg）で，腰痛や下肢の痺れの症状があり，初めて牽引療法を実施する患者です．骨盤の傾斜を確認し，セミファーラー位もしくはファーラー位に設定して非常停止スイッチを持たせます．初回の牽引なので，牽引力は体重の約 1/5 である 13 kg，牽引期/休止期は 15 秒/5 秒に設定し，牽引を 5 分間行います．疼痛や不快感がなければ 5 kg ずつ牽引力を増やして，症状の増悪がみられないか適宜確認します．可能であれば，牽引力は体重の 1/3 である 23 kg に設定し，間欠牽引を 15 分間実施します．終了後に疼痛と痺れが緩和したかどうかを確認し，腹筋，背筋や骨盤底筋群の運動や腰痛予防体操を指導しましょう．

治療効果の判定手段

① VAS（visual analogue scale），フェイススケール（**図11**），NRS（numerical rating scale）を用いて疼痛，痺れを評価します．
② 筋硬度計（p74 図16 参照）を用いて，筋緊張が軽減したかどうかを評価をします．このとき，測定肢位と測定部位を統一して計測します．
③ 筋緊張の低下や軟部組織の伸張，疼痛緩和により目的とした椎間関節の可動域が拡大したかどうかを確認します．

物理療法体験実習

筋スパズムが軽減する程度の牽引力で牽引し，牽引前後での関節可動域・筋硬度の変化を確認しましょう．

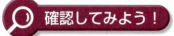

- 牽引療法は骨にピンなどを刺して直接牽引する（ ① ）牽引と，体表を固定して牽引する（ ② ）牽引があります．
- 長時間牽引を続ける方法を（ ③ ）牽引，牽引期/休止期を設定する方法を（ ④ ）牽引といいます．
- 脊椎を牽引することで，（ ⑤ ）関節を離開して（ ⑥ ）を広げたり，脊椎周囲の靱帯，筋を伸張したり，（ ⑦ ）を軽減させたりする効果が得られます．
- 離開する関節は（ ⑧ ）により決まり，得られる効果は（ ⑨ ）により決まります．
- 頸椎牽引では，筋や関節を損傷させないために牽引力は（ ⑩ ）kg以下とし，また，十分な効果を得るために牽引時間は（ ⑪ ）分以上とします．
- 腰椎牽引では，（ ⑫ ）位や（ ⑬ ）位で牽引を行いますが，牽引力は体重の（ ⑭ ）を超えないように注意します．

解答

①直達　②介達　③持続　④間欠　⑤椎間　⑥椎間板腔　⑦筋スパズム　⑧牽引方向
⑨牽引力　⑩13.5　⑪15　⑫ファーラー　⑬セミファーラー　⑭1/2
※⑫と⑬は順不同

（植村弥希子）

引用・参考文献

1) Michelle H. Cameron 編著，渡部一郎訳：EBM 物理療法．原著第 3 版，医歯薬出版，2010，p299，313，317.

2) 伊藤不二夫，木山喬博：頸椎間歇牽引における角度因子．総合リハ 13 (3)：213-218，1985.

3) Chung CT, et al：Comparison of the intervertebral disc spaces between axial and anterior lean cervical traction. Eur Spine J 18 (11)：1669-1676, 2009.

4) Vaughn HT, et al：Radiographic analysis of intervertebral separation with a 0 degrees and 30 degrees rope angle using the Saunders cervical traction device. Spine (Phila Pa 1976) 31 (2)：E39-E43, 2006.

5) Wong LKF, et al：Improvement of Multi-Body Simulation Model for Comparative Study of Cervical Traction Therapy-Comparison Between Inclined and Sitting Traction. 2018 IEEE International Conference on Robotics and Biomimetics, ROBIO 2018, 2018.

6) 国安勝司：頸椎間歇牽引が頸部筋の筋硬度に与える影響－筋硬度計および超音波診断装置を用いた評価．川崎医療福祉会誌 23 (1)：95-100，2013.

7) Meszaros TF, et al：Effect of 10%, 30%, and 60% body weight traction on the straight leg raise test of symptomatic patients with low back pain. J Orthop Sports Phys Ther 30 (10)：595-601, 2000.

8) Shahvarpour A, et al：Trunk active response and spinal forces in sudden forward loading: analysis of the role of perturbation load and pre-perturbation conditions by a kinematics-driven model. J Biomech 48 (1)：44-52, 2015.

9) （公社）日本理学療法士協会：理学療法診療ガイドライン．（公社）日本理学療法士協会，2011，pp161-162.

第13章 マッサージ療法

マッサージ療法

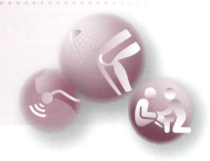

エッセンス

- マッサージの治療効果には，血液・リンパの循環改善，筋緊張の抑制，神経系の興奮や抑制などがあります．
- マッサージは，触圧刺激を皮膚に加えることで，直接，血管・リンパ管に圧が加わり循環改善に作用します．機械的な刺激により皮膚の知覚受容器を興奮させ，反射的に血管を拡張させ皮膚温が上昇します．
- マッサージには，血液やリンパの循環改善効果があります．マッサージを遠位部から近位部に向かって行うことで，停滞している血液中の疲労物質やリンパなどを近位部へ戻し，状態が改善します．
- マッサージにおけるアルントシュルツの法則において，弱刺激は機能を促進し，強刺激が機能を抑制します．
- マッサージの筋組織に対する治療効果は，循環改善のほかに，さまざまな手技による筋緊張の亢進と抑制です．
- マッサージによるゲートコントロール仮説やオピオイド（エンドルフィン，エンケファリン）の放出により，疼痛の緩和効果があります．
- オイルやパウダーを使用してマッサージを行うことによって，徒手と患者の皮膚摩擦を軽減し，不快感のないマッサージの手技が実施できます．
- 間欠的空気圧迫装置は，体液平衡を改善します．空気による圧迫は，血管外への体液流出を抑制し，リンパの循環を促進します．
- 弾性包帯は，遠位部で巻く張力を強くし，近位部に近づくにつれ張力を弱めます．包帯は，断端包帯を巻くように足部から，らせん状に巻いていきます．

定義と効果

マッサージ（massage）は，臨床上，理学療法士等が患者の体表面に施す手技です．マッサージは，静脈系循環・リンパ系循環，コンディショニング，神経系，筋緊張，疼痛の緩和などさまざまな効果があります．

●定義

マッサージの定義は，施術者の手で患者の体表面に力学的刺激（摩擦，圧迫，揉む，叩くなど）を加えて生体反応を引き起こし，浮腫，筋・筋膜性疼痛などの治療，疲労回復や健康の増進を図る治療法です．

●治療効果

マッサージの治療効果は，血液・リンパの循環改善，筋緊張の抑制，神経系に対する興奮や抑制などです．

人体の構造は複雑であるため軟部組織に施行する手技（**表1**）は多数あります．

●生理学的作用

1）皮膚に対する作用

マッサージは，触圧刺激を皮膚に加えることで，直接，血管・リンパ管に圧が加わり循環改善に作用します．皮膚循環が改善することで汗腺の機能を上げます．機械的な刺激により皮膚の知覚受容器を興奮させ，反射的に血管を拡張させ皮膚温が上昇します．

2）循環系に対する作用

マッサージには，血液・リンパの循環改善効果があります．遠位から近位にマッサージを行うことで，遠位に停滞している血液やリンパなどを機械的に心臓に押し戻します．下腿へのマッサージを遠位部から近位部に向かって行うことで，停滞している血液中の疲労物質やリンパなどを近位部へ戻します．これにより下腿の循環が活発になり老廃物も流され，新たな血液により酸素が増えることで状態が改善します．

3）筋組織に対する作用

マッサージの筋組織に対する治療効果は，循環改善のほかに，手技による筋緊張の促進と低下です．

マッサージにより皮膚や皮下組織の受容器が刺激され，大脳皮質体性感覚野に投射されます．脊髄反射は，手技や治療部位でさまざまな反射を生じます．

マッサージの軽擦法は，皮膚表面を軽やかに滑らせ，快刺激となって筋緊張を抑制します．アントシュルツの法則において，マッサージにおける弱刺激は機能を促進し，強刺激が機能を抑制します．

マッサージの軽擦法は筋の圧受容器やゴルジ腱器官を刺激するため，α運動神経線維を抑制します．

運動したあとの筋疲労物質などで局所的に筋緊張が高まり，軽擦法により循環を改善させます．筋疲労物質や沈滞していた血液が循環され，筋緊張低下に作用します．運動やスポーツによって筋に貯留した疲労物質は，マッサージの軽擦法によってすみやかに排除されます．また，筋腱移行部付近にはゴルジ腱器官があり，筋腱移行部を伸張させる強さでマッサージの刺激を加えると，そ

表1　マッサージの治療効果

作　用	方　法	効　果
鎮静作用	軽擦法	循環を改善し，神経や筋に対して，その機能を高めるように働くものです．弱刺激が有効です．
興奮作用	圧迫法，叩打法	循環を改善し，神経や筋の機能を抑制するものです．刺激は強刺激や持続刺激が有効です．
誘導作用	軽擦法	血行作用で，末梢部から中枢部にマッサージを実施し，血流を改善します．
矯正作用	強擦法	機械的刺激により，病巣の滲出物や癒着を砕き，剥離させます．

の筋は，知覚線維（GⅠb）の**抑制作用**によって筋緊張の抑制が生じ，筋はさらに伸びます（図1）．

4）疼痛に対する作用

マッサージによる**ゲートコントロール仮説**によれば，触圧覚である**Aβ線維**を刺激することで**SG細胞を促通**し，脊髄後角にある**T細胞**に対して疼痛の神経線維である**Aδ線維とC線維**の刺激を遮断することで疼痛を抑制します（p109図6参照）．

また，マッサージの刺激を受けると中枢神経内にある**オピオイド**（エンドルフィン，エンケファリン）が，脳脊髄液中に放出され，中枢神経系の疼痛伝達経路に抑制をかけ疼痛を緩和します．

筋内に貯留する発痛物質を，マッサージで循環を改善することによって除去します．マッサージ刺激が，適刺激であれば心地よいという快感情が生じ，疼痛を低下させます．**疼痛の脳関連領域（ペインマトリックス）**を図2に示します．マッサージを必要とする筋組織では鈍痛を感じることが多いです．筋の痛覚線維はAδ線維とC線維です．C線維はおもに感情を司る大脳辺縁系へ伝わって不快感情が生じ，前頭前野で認知しています．不快な感情は抑うつ傾向を招き，疼痛閾値を低下させます．マッサージを実施する際，疼痛閾値の低下を考慮し，**適宜インフォームドコンセントを実施したのち，マッサージ手技の強度に注意して患者に触れることが重要**です．

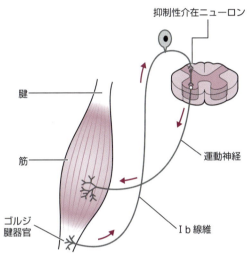

図1 ゴルジ腱器官とGⅠb線維抑制のメカニズム

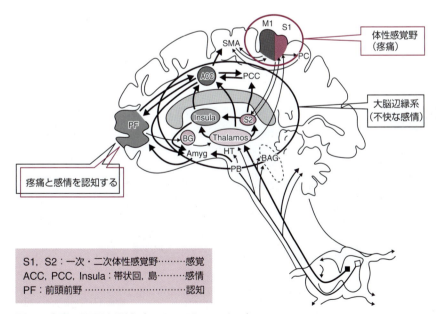

図2 疼痛の脳関連領域（ペインマトリックス）
疼痛は，おもにAδ線維により感覚野に伝わることによって感じます．またC線維は大脳辺縁系へ伝わって不快な感情を生み，前頭前野で疼痛と不快な感情を認知します．

●適応と禁忌
1）適応

マッサージは，循環の改善や神経・筋の働きを調整するため以下の疾患や症状が適応です．

頸肩腕症候群などの筋疾患，関節リウマチ（寛解期），慢性関節炎，末梢循環不全，捻挫，便秘，浮腫，癒着，関節拘縮，筋緊張，筋疲労などです．炎症の修復期や成熟期では，血流の増加や血管新生を促すことで組織治癒を図ります．

2）禁忌

マッサージの禁忌は，他の物理療法と同様です．

発熱性疾患，感染性疾患，化膿性疾患，潰瘍性疾患，静脈血栓症，開放創，発疹，関節結核，悪性腫瘍，妊娠中の腹部，外傷の急性期（内出血，肉離れ，腱断裂，骨折，捻挫と打撲の直後）などです．急性の炎症期にマッサージを実施することは，炎症を助長し，病態が悪化します．

徒手によるマッサージ療法の基本手技

マッサージの基本手技には，①軽擦法，②強擦法，③揉捻法，④圧迫法，⑤叩打法，⑥振動法があります．マッサージにおける手の使用部位を図3に示します．このほかに前腕を使用する場合もあります．マッサージは軽擦法で始まり，軽擦法で終わります．

マッサージの強度は，対象者が「快適と感じる」

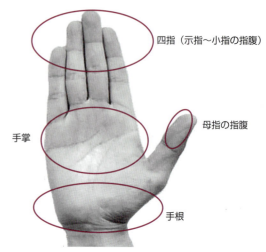

図3　マッサージにおける手の使用部位
患者の皮膚に，手掌全体，四指の掌面を揃えて密着させて手技を行うようにし，決して指尖に力を入れないようにします．

程度の刺激が，効果的です．

以下に，マッサージの基本手技について解説します．

●軽擦法（図4）

手掌全体を同圧で皮膚に密着させて**末梢側から中枢側に向かってなでる手技**です．

この手技には，①手掌軽擦法（手掌全体を皮膚に軽く密着させる），②二指軽擦法（母指と示指のあいだに皮膚を挟むように密着させる），③四指軽擦法（示指から小指までの掌面を揃えて皮膚に密着させる．指に力を入れすぎない）の3手技があります．

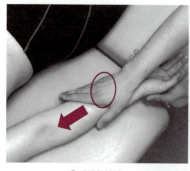

①手掌軽擦法
手掌全体を皮膚に軽く密着させ近位部方向へ擦ります．
○は，手掌面と皮膚とのおもな接触面を表します．

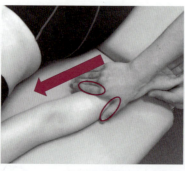

②二指軽擦法
母指と示指のあいだに皮膚を挟むように密着させ近位部方向へ擦ります．
○は，母指と示指との接触面を表します．

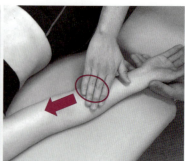

③四指軽擦法
示指から小指までの掌面を揃えて皮膚に密着させ近位部方向へ擦ります．
○は，四指の接触面を表します．

図4　軽擦法

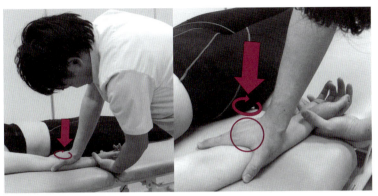

①手掌揉捏法
手掌全体を皮膚に強く密着させながら揉みます．
○は，手掌面と皮膚とのおもな接触面を表します．

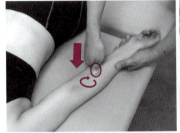

②母指揉捏法
母指の指腹を皮膚に強く密着させながら揉みます．
○は，母指の指腹と皮膚とのおもな接触面を表します．

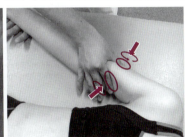

③二指揉捏法
母指と示指の指腹を皮膚に強く密着させながら揉みます．
○は，母指と示指の指腹と皮膚とのおもな接触面を表します．

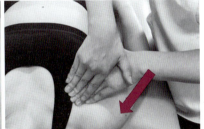

④四指揉捏法

図5　揉捏法

軽擦法は，機械的に血液を遠位部から近位部へ送る作用があります．軽擦法は，ハミガキのチューブからペーストを軽く送り出すように行います．強度は軽度の刺激です．軽擦法は，軽度な刺激によるリラクゼーション効果がたいへん重要です．

● 揉捏法（図5）
　手の種々の部分を**皮膚に密着させて筋を揉む手技**です．原則として末梢側から中枢側に向かって揉みます．揉み方は，筋線維を回旋状に揉む方法と，筋線維に対して直角方向に線上で揉む方法があります．

トピックス

- 脳に対するマッサージの作用も考える必要があります．マッサージの手技が適刺激であれば，患者は心地よい感情をいだきます．**情動を司る大脳辺縁系は，側坐核でのドーパミン放出**で幸福感を感じるため，リラクゼーション効果を促します．
- 背外側前頭前野および頭頂葉後部は，注意，ワーキングメモリー，記憶，実行機能の領域として知られ，下行性の疼痛抑制系に関して重要な領域です[1]．マッサージに注意を向けることで背外側前頭前野が賦活し，中脳水道周囲灰白質を刺激し**下行性疼痛抑制機構**を賦活します．
- マッサージは，筋組織への作用だけでなく，脳による疼痛抑制効果を高めます．

第13章　マッサージ療法

この手技は，①手掌揉捏法（手掌全体を皮膚に密着させる），②母指揉捏法（母指の掌面を皮膚に密着させる），③二指揉捏法（母指と示指のあいだに筋を挟むように皮膚に密着させる），④四指揉捏法（示指から小指までの掌面を揃えて皮膚に密着させる）の4手技があります．

生理的には，筋を揉むことにより，筋の血行を改善させ，筋緊張や筋硬結を緩解させる作用があります．

● 強擦法（図8）

①手掌強擦法では，マッサージを実施する部位に手掌全体を強く密着させ，近位部方向へ皮膚にしわができるほど擦ります．治療対象は筋組織表面までです．

さらに，母指，示指，中指の指頭で皮膚を強く擦る手技もあります．

この手技には，②渦紋状強擦法（指先で渦を巻くように強く擦る），③屋瓦状強擦法（指先を屋根瓦のカーブのように半円を描くように強く擦る）の2手技があります．

生理的には，病的滲出物を粉砕し，癒着した組織を剥離させる作用があります．

● 圧迫法（図10）

手の種々の部分を筋上の皮膚に当て圧迫を加える手技です．頸肩腕症候群や筋筋膜性腰痛症などの筋硬結の治療には，圧迫法を用いると効果的で

 先輩からのアドバイス

基本的にマッサージは，指と骨で筋を挟み込むことによって血流を促しています（図6）．軽擦法や揉捏法では皮膚組織から骨に対して筋を押していきますが，二指にて挟んで行う方法もあります．この二指揉捏法は，おもに僧帽筋などに用いると効果的です．

治療対象に応じた手の使用部位を考慮することで適切な治療が行えます（図7）．

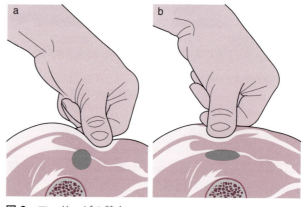

図6　マッサージの基本
aは指と骨のあいだで筋を挟めず，ズレています．
bのように，確実に指と骨のあいだで筋を挟むように行います．

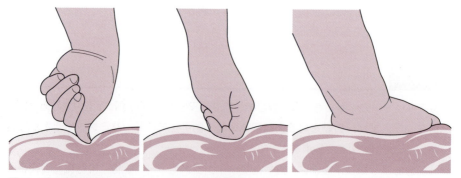

図7　手の使用部位に応じたマッサージ圧の違い
マッサージは，同じ圧刺激で押しても，手の使用部位の違いや皮膚に接する面積の大きさによってマッサージ効果の得られる深さに違いがあります．この点を考え，治療対象に適切な使用部位を用います．

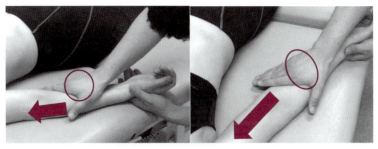
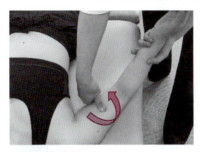
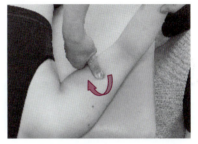

①手掌強擦法
手掌全体を皮膚に強く密着させ近位部方向へ擦ります．
○は，手掌面と皮膚とのおもな接触面を表します．

②渦紋状強擦法
矢印の方向に渦巻くように強擦します．

③屋瓦状強擦法
矢印のようにえぐるように強擦します．

図8　強擦法

す．
　この手技は，圧の加え方により，①間欠圧迫法（圧を4〜5秒加えて，2〜3秒力を抜き，それを4〜5回繰り返す）と，②持続圧迫法（圧を10〜15秒持続して加え，それを2〜3回繰り返す）があります．また，圧を加える手の部位により，①母指圧迫法（母指先端を筋上に当てて圧迫する）と，②手根圧迫法（手根部を筋上に当て圧迫する）があります．
　生理的作用は，持続圧迫法は強刺激として働き，循環を改善し，神経・筋の興奮性を抑制させ，疼痛の緩和効果があります．

　先輩からのアドバイス

　マッサージの際に，指のみでなく前腕による刺激を加えることもあります（図9）．これは，刺激量の調整が必要になりますが，治療者の関節を保護する目的もあります．図は，僧帽筋に対する前腕を使用したマッサージです．

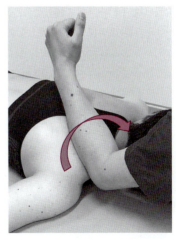

図9　前腕を使用したマッサージ

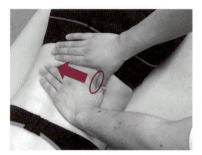
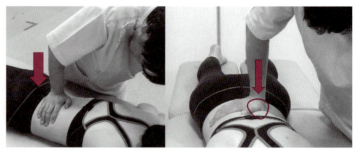

①母指圧迫法
母指の指腹を皮膚に強く密着させ筋を圧迫します．
○は，母指の指腹と皮膚とのおもな接触面を表します．腰方形筋に対する手技です．

②手根圧迫法
手根部を皮膚に強く密着させ筋を圧迫します．
○は，手根部と皮膚とのおもな接触面を表します．腰部の脊柱起立筋群に対する手技です．

図10　圧迫法

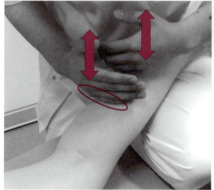
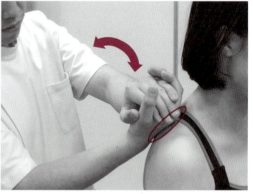

①切打法
指を揃えて伸ばした手掌の尺側でリズミカルに叩きます．指先の力は抜いて実施します．
○は，皮膚とのおもな接触面を表します．下腿三頭筋に対する手技です．

②拍打法
両手を握りしめず，左右の手掌をやや丸みをつけ，肘と手関節を使って叩きます．
○は，皮膚とのおもな接触面を表します．僧帽筋に対する手技です．

図11　叩打法

●叩打法（図11）
　手の種々の部分を使って皮膚上を軽やかに叩く手技です．叩き方は，手指に力を入れないでリズミカルに5〜6回叩いて1拍空けるという繰り返しを3〜4回行います．
　この手技は，①切打法（指を揃えて伸ばした手掌の尺側面で叩く），②拍打法（左右の手掌をやや丸みをつけた椀状にし，その手掌面で左右交互に叩く）があります．ほかにも，手掌叩打法（拳骨を作り，その小指の尺側面で叩く），指頭叩打法（手指のDIP関節を屈曲させ，その指先で皮膚上を叩く）があります．
　生理的には，皮下の毛細血管を拡張させたり，筋の収縮力を高めたりする作用があります．

Point

・マッサージの方法として，軽擦法にてリラクゼーション効果を目的に行い，強擦法などの強い刺激を加えて治療するなどの手技の手順を考慮することでアプローチの幅が広がります．

●振動法（図13）
　手指または手掌を皮膚に当てて振動を加える手技です．
　この手技は，手掌振動法（筋上の皮膚に手掌を当て，接触部位を押しつけないように手部を細かく1秒間に5～6回震わせ，1拍おいて繰り返し振動を与えます）があります．ほかには，指端振動法（筋上の皮膚に示指から小指の指先を当て，

先輩からのアドバイス

　マッサージを施行するときに重要なことは**筋線維方向を考える**ことです．たとえば，下腿三頭筋である腓腹筋とヒラメ筋を考えると，腓腹筋は**羽状筋**であり，ヒラメ筋は**紡錘筋**です（図12）．これらの筋線維の走行を考え，マッサージを実施する方向も考慮します．たとえば筋線維に垂直に行うマッサージ方法は強刺激で，治療目的は，炎症の治癒過程が停滞して治癒しない場合や筋群の癒着防止，筋線維間の癒着剥離です．このように，状態に合わせたマッサージを行うには，筋線維方向の解剖学的知識も必要です．

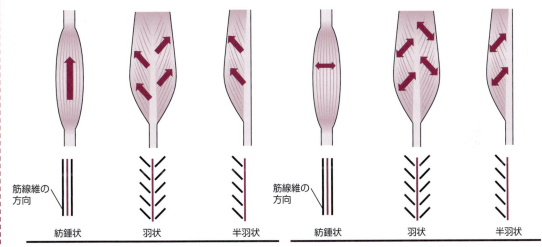

図12　筋の形状
通常のマッサージの方向は，筋線維の方向に沿って遠位部から近位部に向かって刺激します．強刺激のマッサージの方向は，筋線維の方向に対し垂直となるよう刺激します．マッサージを実施する筋線維方向と適応するマッサージにより，マッサージ方向を決定します．

先輩からのアドバイス

　筋硬結のある部位には圧迫法を用いると効果的です．圧迫方法も，前腕部を使用することでマッサージの幅が広がります．圧迫部分を筋腹や筋間のみでなく筋腱移行部に実施することで，筋緊張を抑制する作用をもつ**ゴルジ腱器官**からの脊髄に向かうGlb神経線維を介して対象とする筋の筋緊張を低下させる治療方法です．
　たとえば頸髄損傷患者の筋硬結に対して，菱形筋のストレッチングをしながら圧迫手技を行うことにより，筋硬結の改善が得られます．

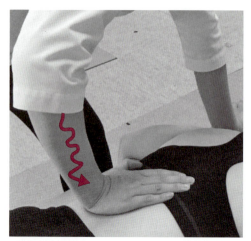

図13 手掌振動法
肩関節，肘関節，手関節を力を入れて固定し，1秒間に5〜6回震わせます．圧力として軽い振動を治療部位に与えます．腰部の脊柱起立筋群に対する手技です．

手掌振動法と同様に行います），牽引性振動法（上肢や下肢全体を震わせる方法です．上肢は，患者の手関節を握り遠心性に牽引しながら細かい振動を与えます．下肢は，患者の足関節を遠心性に牽引しながら震わせます）があります．

生理的には叩打法とほぼ同様です．とくに神経・筋の機能を促通し，抑制させる作用があります．

パウダーマッサージとオイルマッサージの相違点

　マッサージの手技は，治療対象である筋などの軟部組織により選択します．一方，患者は，疾患や状況によりさまざまな皮膚の状態を呈します．たとえば，乾燥した皮膚，発汗過多の皮膚，硬い皮膚，廃用の進んだ光沢のある弱い皮膚などが，臨床で多く診られます．また，気候や湿度にも影響されます．

　患者の皮膚が乾燥している場合や老人の場合，オイルを用いてマッサージを行います（図14）．オイルマッサージは，メンソール系など爽快感のある薬品を混入したオイルを潤滑剤として使用するマッサージです．一方，高温湿潤な気候の国では，ベビーパウダーを潤滑材に使用しマッサージを行います．

　疼痛をもつ患者に対しては，医療マッサージとして消炎鎮痛外用薬を用いて患部をマッサージすることも多々あります．

● **パウダーマッサージ**
　パウダーを用いることによって，皮膚と皮膚のあいだの摩擦を減少できます．自律神経に障害をもつ患者に対して治療をする際は，発汗が多い場合もあり，その際はパウダーを用いた治療が有効になります．汗腺が詰まることもあり，適切でない場合も多いのですが，オイルのように油汚れを防げるので使用されることがあります．

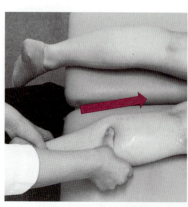 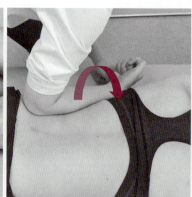 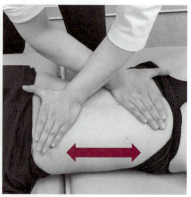

図14 オイルマッサージを施行している場面
患者や状況によりさまざまな皮膚状態を呈します．患者の皮膚が乾燥している場合や老人の場合は，オイルを用いてマッサージを行います．図は，オイルを潤滑剤として使用し，結合組織と筋膜の伸張を皮膚を介して行っているところです．

● オイルマッサージ

オイルを用いて，皮膚と皮膚のあいだの摩擦を減少できます．皮膚が乾燥している患者にオイルマッサージは有効です．オイルが皮膚と皮膚のあいだで潤滑剤となり，治療上の皮膚摩擦を減らします．深部筋や筋膜へのアプローチを実施する際は，手技の強度が増すため，オイルを使用すると効果的なマッサージができます．

間欠的空気圧迫法の特徴

間欠的空気圧迫法を施行できる物理療法の機器として間欠的空気圧迫装置があります（図15）．間欠的空気圧迫装置の目的は，空気による膨張と収縮によって四肢を圧迫して，浮腫を治療することです．臨床上，圧迫が身体に及ぼす効果は，体液平衡と循環改善（血管とリンパ管の循環改善）です．圧設定では，血圧計のマンシェットなどを使い，30〜60 mmHgの静脈圧程度に調節します．

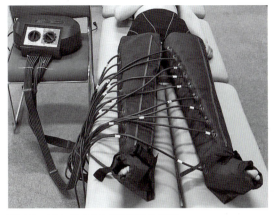

図15　間欠的空気圧迫装置の使用

● 間欠的空気圧迫法の作用
1）体液平衡の改善

一般的な組織は，静脈（血管内）から体液を押し出す静水圧が，体液を内部に保持する浸透圧より高いため，少量の体液が間質腔に滲出します．空気圧迫によって間質腔内の圧を上げ，四肢組織の血管内圧よりも高圧にすることで，血管とリンパ管からの体液流出を抑制し，流れを反対にしま

Point

・オイルやパウダーを用いることによって，マッサージのアプローチの幅が広がります．滑走性が増すことは，筋組織のみでなく，皮下組織や筋膜リリースにも効果的です．筋膜リリースは筋膜の治療です．筋は，筋膜に包み込まれています．筋膜は筋全体を覆う筋外膜，筋線維を束ねる筋周膜，筋線維1本1本を包む筋内膜に分けられます．

同じ姿勢を長時間保持すると筋収縮をしていた筋の筋膜は硬くなり，短縮します．この筋膜の硬さや短縮が筋の柔軟性を損ない，疼痛を招く原因になります．また，筋膜が柔軟性を損なうと神経線維が筋組織に入る部位を絞扼することもあり疼痛を感じます（図16）．筋が柔軟性を改善するには，筋の柔軟性を上げる筋膜リリースが効果的です．

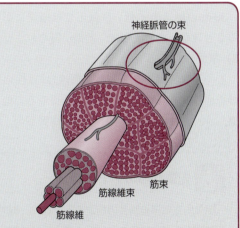

図16　筋膜と筋組織と神経についての解剖
○部で筋膜が神経等を圧迫して絞扼が生じ，疼痛が発生します．

筋膜リリースは，穏やかに筋膜に圧を加えながら，伸張を維持することで正常な状態に戻します．筋膜リリースの治療効果は，筋の柔軟性の回復，関節可動域の拡大や，疼痛の改善などです．

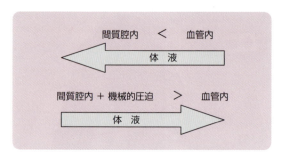

図17　体液平衡の仕組み

す（図17）．

●間欠的空気圧迫法の実践
1）間欠的空気圧迫法の設定時間

膨張時間と収縮時間の比率をおおよそ3：1とします．浮腫に対しては，**膨張時間：80〜100秒，収縮時間：25〜50秒**とします．この設定は，深部静脈血栓症予防にも適応します．

2）間欠的空気圧迫法の膨張圧

高めの圧は動脈の循環を損なうため，**拡張期血圧を超えない**ことを推奨しています．設定は30〜80 mmHgとし，患者の拡張期血圧よりも低く設定します．

静脈圧は上肢＜下肢なので，上肢：30〜60 mmHg，下肢：40〜80 mmHgに設定します．

30 mmHgよりも低い膨張圧では循環に影響することはないと考えられ，効果が得られません．

3）禁忌

心不全または肺水腫（静脈環流），急性の深部静脈血栓症，低タンパク血症，骨折やその他の外傷，うっ血性心不全，肝不全，急性腎不全，糖尿病性糸球体腎炎，放射線障害が禁忌です．

重度の浮腫に対して，強い圧迫を行うと多量の血液やリンパが心臓に戻されるため，心臓に負荷をかけることになり，心疾患に罹患した患者ではとくに注意が必要です．このように圧迫が，浮腫を軽減させず患者の状態を増悪させることもあります．

リンパマッサージ療法

●リンパシステムと心臓血管系の関係

血液は心臓から動脈で各臓器へ運ばれます．途中，毛細血管からの血液が，細胞に酸素や栄養素を届けます．その後，細胞から老廃物や二酸化炭素を取り込んだ血液は静脈から心臓へ戻ります．このとき，**静脈側の血管に戻れなかった水分を回収して血流に戻すのがリンパの役割**です．

静脈が運ぶ血液量は，動脈から運ばれた血液の約90％です．残りの約10％の運搬を担っているのがリンパ管です（図19）．全身に張り巡らされたリンパ管は，細胞・組織間の体液（間質液）を取り込んだリンパを運びます（図20）．リンパ管は動脈や静脈とは異なる流れ方をしており，とても細かく張り巡らされた毛細リンパ管が組織間液を吸収し，太いリンパ管に合流し，最後は頸部付近で静脈に合流します．多くの人では，頸部左側の静脈に下半身と左上半身からのリンパ管がつながります．頸部右側静脈には，右上半身のリンパ管がつながります（図21）．

 先輩からのアドバイス

間欠的空気圧迫装置の圧迫のみでなく，同時に**下肢挙上を併用**することによって，より体液平衡の改善につながります（図18）．

圧の調節の仕方は次のとおりです．血圧計のマンシェットを図18に示す部位に差し入れ，間欠的空気圧迫装置を開始したあと，圧を確認し調節します．

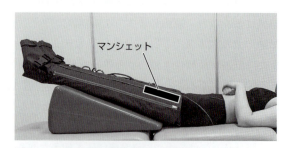

図18　間欠的空気圧迫装置と下肢挙上の併用

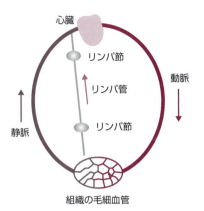

図19　心臓血管系とリンパシステムの関係

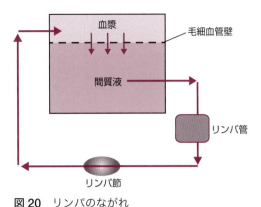

図20　リンパのながれ
漏れ出た間質液を再吸収して心臓血管系に戻します．

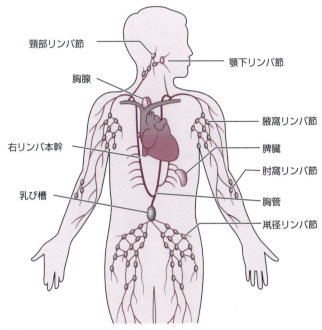

図21　おもなリンパ節とリンパ管系
鎖骨下静脈角は，内頸静脈と鎖骨下静脈の合流点で，リンパはここから血液に戻ります．

●リンパ浮腫

　リンパの重要な役割には，細胞にとって不要となった老廃物の回収とろ過，細菌や異物からの生体防御，ウイルスや病原体に対する抗体の産生などがあります．血管とともに全身に巡らされているリンパ管系は，体の老廃物を運ぶ「排水管」の役割を果たしています．このリンパの働きが悪くなると，皮下組織に体液が溜まってむくみが起こります．これがリンパ浮腫です．

　リンパ浮腫には，一次性リンパ浮腫（先天性あるいは原因不明のリンパ浮腫），二次性リンパ浮腫（リンパ節の切除など明らかな原因のあるリン

Point

- 間質液がリンパ管の回収容量を超えて溜まった状態を水腫といいます．この水腫が皮下に起こった場合を浮腫とよびます．

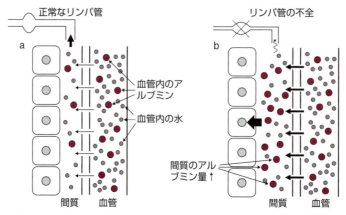

図22　浮腫のメカニズム
aは，リンパ管が正常な状態を示しています．老廃物やアルブミン，水などがリンパ管で回収されます．bは，リンパ管の不全な状態を示しています．リンパ管でアルブミンや水が回収されず，アルブミンが高濃度となり，間質に貯留しています．そのため，血管の膠質浸透圧（水を引き付ける力）の低下が起こり，水分が間質に移動しています．

パ浮腫）があります．臨床上，多くは二次性リンパ浮腫です．リンパ浮腫の25〜30％は，がんなどの観血的治療によるリンパ節の切除（リンパ節郭清術）や放射線治療によるものです．治療後すぐに発症する場合や10年以上経過したのちに発症する場合もあります．リンパ浮腫を罹患した患者は，外見の変化に強いストレスを受けうつ状態になることもあります．リンパ浮腫は，直接命にはかかわりませんが，治療せず放置すると日常生活動作やQOL（生活の質）に支障をきたし，細菌感染，蜂窩織炎などの合併症を患う危険性が高まります．

リンパ浮腫は，皮下組織にタンパク質が溜まって浸透圧により水分が引かれることで生じます（図22）．水分とタンパク質等によるリンパ浮腫の圧迫で皮下組織が挫滅（組織が破壊されること）されると完治は困難です．重要なポイントは，リンパ浮腫がみられる時期（まだ皮下組織が挫滅されていない時期）から，適切な治療（徒手的リンパドレナージ，間欠的空気圧迫法等）で完治を目指すことです．

●徒手的リンパドレナージ

徒手的リンパドレナージは，表層にあるリンパの排出を促す技術です．

臨床ではさまざまな治療技術がありますが，基本は，正常なリンパの流れる方向（図23）に沿って，表層の皮下への圧迫・減圧を繰り返し，

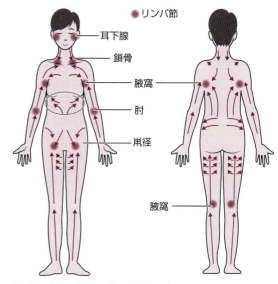

図23　リンパマッサージの方向

リンパを排出することです．

皮膚浅層に分布するリンパ管に対し手掌を患肢の皮膚面に密着させて皮膚を伸張するように施術します．潤滑剤をつけて行うと皮膚との摩擦が軽減できリンパドレナージをしやすくなります．

徒手的リンパドレナージの効果は3つあります．

①組織液の流れを促し，リンパの生成を促進します．

②リンパ節内の流れを活性化させます．

③局所的な血管の圧力を高めず，血流量を増加さ

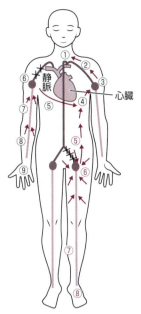

図24 徒手的リンパドレナージの順序
①から実施し，番号順にドレナージをする．

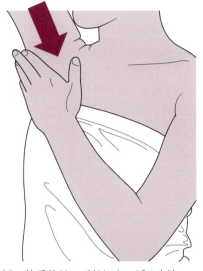

図25 徒手的リンパドレナージの方法
リンパマッサージの方向（図23）を考慮しながら愛護的に皮膚を伸張したあと圧迫を加え，排出方向へ手掌面を動かします．

せます．

徒手的リンパドレナージの実施方向は，図23を参考に部位ごとに行います．

リンパ管は，鎖骨付近のリンパ節で静脈に合流します．リンパドレナージが完了するまでにさまざまなリンパ節を経由します．たとえば，足部のリンパ浮腫であれば膝窩にあるリンパ節で，股関節であれば鼠径部のリンパ節です．このように**体の各部にあるリンパ節に向かってリンパを流します**．

徒手的リンパドレナージの順序は，鎖骨付近から行い，徐々に治療する部位に向かいます（図24）．近位部から遠位部の順序で，ドレナージの方向は鎖骨へ向かうよう行います．

徒手的リンパドレナージの治療順序は，部位を考慮し①〜③のように実施します．
① 鎖骨→頸部→顔
② 鎖骨→腋窩→肘→手
③ 鎖骨→腹部→鼠径→膝→足

リンパの通り道を近位部から順にきれいにするイメージで行うことが重要です．

徒手的リンパドレナージの圧は，皮膚のみに圧が伝わるよう，軽擦法で行います．**手技は「やさしく圧迫し，なでる」イメージで行います**（図25）．実施は，最初に皮膚のみを伸張するよう圧

Point

・徒手的リンパドレナージの注意点として，以下の点があげられます．
①リンパの流れる方向を考慮して排液します．
②疼痛を与えず愛護的に行います．
③間欠的に圧迫を加えます．
④ゆっくりとリズミカルな動きで行います．
⑤鎖骨リンパ節の近位から始め，治療部位（末梢）へ向かって，ポイントとなるリンパ節に向かいリンパドレナージをします．
⑥皮膚の表層をやさしくなでる（1〜2秒に1度の割合で皮膚を伸長する）ように行います．

を加えます．皮下のリンパ管やリンパ節を圧迫し，リンパを排出方向へ動かします．圧迫と減圧の繰り返しが，リンパ循環を促進させます．

リンパドレナージは滞っていたリンパを，体の各リンパ節に流しリンパ管の流れをスムーズにします．リンパドレナージで重要なことは，どこに向かってリンパを流すかです．

おもなリンパ節は，鎖骨リンパ節，腋窩リンパ節，顎下リンパ節，腹部リンパ節，鼠経リンパ節，膝窩リンパ節です．これらのリンパ節の位置を考慮してリンパ管の流れをドレナージで改善します．

リンパは重力の除去や筋収縮，運動で循環します．運動不足の人は浮腫を起こしやすくなります．排泄機能低下によるむくみの特徴は，いったんむくむと解消することが難しいので，リンパドレナージを行って，常に意識的に排泄する努力が必要です．

リンパ系は，毛細リンパ管→小リンパ管→集合リンパ管で流れます．毛細リンパ管は，リンパを結合組織から水分やタンパクを小リンパ管へと運び，小リンパ管から集合リンパ管に運びます．集合リンパ管は弁があり，リンパを一方向に運びます．

運動をして筋を収縮させることでリンパの流れは改善されます．数回軽く動くだけでも効果があります．日常生活で前かがみの悪い姿勢を続けていると，肩が前内側に位置し，頸部が伸展し，リンパの流れも悪くなります．患者の姿勢に注意を払うことが重要です．

リンパマッサージの禁忌は，心臓疾患，感染症，悪性疾患，低血圧，腎臓疾患，臓器移植をした患者，脾臓摘出者，重度の皮膚炎症部位です．

リンパ浮腫が慢性的に生じると，リンパ管脈組織は脆くなり，強い伸張や圧迫で簡単に破壊され

ます．**徒手的リンパドレナージに用いる皮膚の伸張・圧迫は，愛護的かつ注意深く実施することが重要**です．

弾性包帯の装着方法

静脈還流障害による浮腫を想定して，その改善を目的に両側の足部から下腿部に弾性包帯を実施します．

●弾性包帯の装着方法（図26）
①前足部から巻き始めます．
②内側縦アーチを引き上げるように巻き中足部，後足部の順で巻きます．
③足関節周囲を覆い圧迫するように巻きます．遠位から近位へと巻き上げます．
④包帯の半分が重なるように巻き上げます．弾性包帯を巻く圧力は，遠位部で張力を強くし近位部にいくにつれ張力を弱め，らせん状に巻いていきます．
⑤大腿遠位まで巻き，テープなどでずれないように固定して完成です．

●治療効果の判定手段
浮腫における治療効果の判定は，一般的に周径を測定します．

下肢の浮腫治療効果判定では，弾性包帯装着前後で周径を測定します．測定部位は，最大下腿周径と最小下腿周径です．測定肢位は，背臥位，長座位で，膝関節伸展位にて周径を測定します．

足部では足背を測定します．測定の際は，第2足趾の先から足背に向けて測定し，基準を決めます．治療前後に同様の測定をし，差を算出することで治療効果の判定となります．

また，シュテンマーサイン（Stemmer sign）があります．このサインは，浮腫により第2足趾，第3足趾のあいだの皮膚が普通につまめないとい

Point

・弾性包帯を巻く際は，必ず遠位から近位にかけて，上肢は30～40mmHg，下肢は50～60mmHgで圧迫を実施します．巻く際は，包帯のシワがないように巻き，下肢に圧痕が残らないようにします．
・弾性包帯装着後に運動療法を組み合わせることで，筋ポンプ作用により，浮腫の改善効果が高まります．

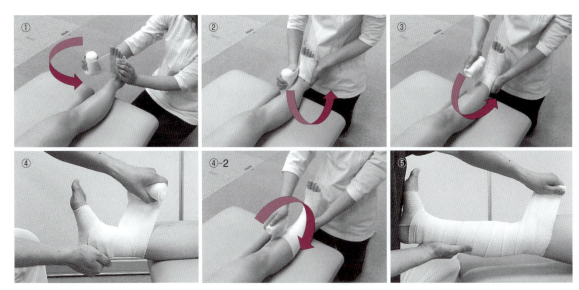

図26 弾性包帯の装着方法

うサインです.腕や腹部については該当しません.

肢体容積測定はリンパ浮腫の重症度,管理方法の適正性,治療の有効性を明らかにする方法として推奨されます.

水置換法は,四肢の浮腫を測定する方法として信頼性の高い方法です.肢体容積測定容器に注水して測定肢を静かに挿入したのち,排出された水を回収し,メスシリンダーを用いて排出量を計測します.足部などの,形状が複雑な部位の測定も可能です.臨床場面におけるリンパ浮腫評価方法としてはシュテンマーサインの有無や周径の測定が大半です.

 先輩からのアドバイス

弾性包帯の効果を高める方法として,包帯を巻く前に,指と指のあいだにティッシュペーパーを入れるなど,骨の形状を考慮し中手骨のあいだを圧迫することで効果が高まります.**図27左**のようにしたあと,**右**の弾性包帯を巻きます.

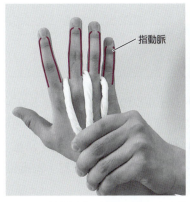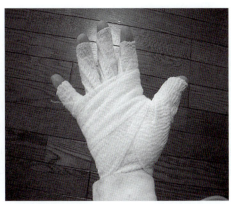

図27 弾性包帯の効果を高める方法

確認してみよう！

- マッサージの皮膚に対する作用は，機械的な刺激により皮膚の知覚受容器を興奮させ，反射的に血管を拡張させ（　①　）が上昇します．
- マッサージの治療効果は，（　②　）の循環促進，神経系に対する興奮や抑制，（　③　）の抑制などの作用があります．
- マッサージにおける（　④　）において，弱刺激は機能を促進し，強刺激が機能を抑制します．
- マッサージによる（　⑤　）は，触圧覚である $A\beta$ 線維を刺激することで（　⑥　）を促通し，脊髄後角にある T 細胞に対して疼痛の神経線維である $A\delta$ 線維と C 線維の刺激を遮断することで疼痛を抑制します．
- マッサージの刺激を受けると中枢神経内にある（　⑦　）（エンドルフィン，エンケファリン）が，脳脊髄液中に放出され，中枢神経系の疼痛伝達経路に抑制をかけ疼痛を緩和します．
- 筋腱移行部付近には，（　⑧　）があり，マッサージの刺激により，筋緊張の抑制が生じ筋は伸張します．
- 患者は，疾患や状況によりさまざまな皮膚の状態を呈します．たとえば，乾燥した皮膚に対しては（　⑨　）を使用したマッサージを，発汗過多の皮膚に対しては（　⑩　）を使用したマッサージを実施する必要があります．
- 間欠的空気圧迫法の作用として（　⑪　）の改善があります．これは，空気圧迫によって（　⑫　）の圧を上げ，四肢組織の（　⑬　）よりも圧を高めることで，血管とリンパ管からの体液流出を抑制します．
- 間欠的空気圧迫法の設定時間は膨張時間と収縮時間の比率を，おおよそ（　⑭　）とします．浮腫は，膨張時間を（　⑮　），収縮時間を（　⑯　）とします．
- 間欠的空気圧迫法の膨張圧は（　⑰　）を超えないことを推奨しています．設定圧は，（　⑱　）とし，患者の（　⑰　）よりも低く設定します．推奨される設定は上肢（　⑲　），下肢（　⑳　）です．
- 弾性包帯を巻く圧力は，（　㉑　）で張力を強くし（　㉒　）にいくにつれ張力を弱め，（　㉓　）に巻いていきます．

解答

①皮膚温　②血液・リンパ　③筋緊張　④アルントシュルツの法則　⑤ゲートコントロール仮説　⑥SG 細胞　⑦オピオイド　⑧ゴルジ腱器官　⑨オイル　⑩パウダー　⑪体液平衡　⑫間質腔内　⑬血管内圧　⑭3：1　⑮80〜100秒　⑯25〜50秒　⑰拡張期血圧　⑱30〜80 mmHg　⑲30〜60 mmHg　⑳40〜80 mmHg　㉑遠位部　㉒近位部　㉓らせん状

（金原　一宏）

引用文献

1) Mesulam MM：From sensation to cognition. Brain 121（Pt 6）：1013–1052, 1998.

参考文献

2) 芦沢勝助：あん摩（マッサージ）の理論と実技．医歯薬出版，1956，pp36–193，203–222．

3) 網本 和編：標準理学療法学 専門分野 物理療法学．医学書院，2008，pp230–253．

4) Barr JS, Taslitz N：Influence of back massage on auto-nomic function. Phys Ther 50：1979–1691, 1970.

5) Bell AJ：Massage and the physiotherapy. Physiotherapy 50：406–408, 1964.

6) Cuthbertson DP：The effect of Massage on Metabolism：A survey. Glasgow Med J120（6）, 2：200–213, 1933.

7) Ernst E et al：Massage causes changes in blood fluidity. Physiotherapy 73：43–45, 1987.

8) 服部一郎ほか：リハビリテーション技術全書．医学書院，1975，pp239–245．

9) 廣田彰男：イラストでわかるリンパ浮腫．法研，2013，pp10–22．

10) 石川 朗ほか：15レクチャーシリーズ 理学療法テキスト 物理療法学・実習．第2版，中山書店，2014，pp158–159．

11) 松澤 正：物理療法学．金原出版，2008，pp254–256．

12) 松原貴子ほか：ペインリハビリテーション．三輪書店，2011，p103．

13) Nordshow M, Bierman W：The Influence of manual massage on muscle relaxation：effect on trunk flection；effect on trunk flextion. J Am Phys Ther Assoo 42：653–657, 1962.

14) Severini V, Venerando A：The physiological effect of massage on the cardiovascular system. Eura Medicophys 3：165–183, 1967.

15) Wood EC, Becker PD：Beard's Massage. 3rd ed, WB Saunders, 1981.

16) Nood EC et al：Effects of massage in delaying atrophy in denervated skeletal muscle of the dog. Phys Ther Rev 28：284–285, 1948.

第14章 安全管理

安全管理

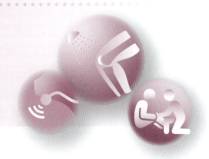

エッセンス

- 日本国内で販売されている医療機器は，その使用における安全上の**リスク**や使用目的によって種類ごとに**クラスⅠ～Ⅳ**に分類されます．
- 禁忌には**絶対禁忌**（禁忌）と**相対禁忌**（注意）があり，相対禁忌については，十分に**安全**に配慮しながら使用します．
- 物理療法の各エネルギーで**適応**や**禁忌**事項が列挙されていますが，効果を出せる作用機序について正しい知識を身に付けたうえで安全にかつ治療仮説を立てて用います．
- 物理療法を受ける患者に対して，その目的やリスクについてしっかりと説明し，刺激が強いほどよいわけではないことや，患者自身が異常を感じた際には理学療法士（physical therapist：PT）へ伝えるよう注意喚起が必要です．
- 物理療法の使用中やそのあとで**医療事故**が発生するリスクは皆無ではありません．そのためにも各エネルギーの特性を把握したうえで理学療法に用います．
- 万が一**インシデント**や事故が発生した場合には**記録**として残し，**原因分析**と**予防対策**が必須となります．
- 物理療法機器も長年使用していると付属品が消耗したり，機器の摩耗によって不具合が生じたりするリスクがあります．PTによる日々の**点検**とメーカーによる**定期的な点検**を実施するよう強く勧めます．

安全管理の総論

物理療法は技術を必要とする徒手療法と異なり，正しい知識をもって正しく治療に用いれば，新卒の理学療法士（physical therapist：PT）でも経験豊富なPTでも同様の効果を得ることが可能です．しかし，使い方によってはリスクを伴うため，各エネルギーの特徴の把握と患者の病態をしっかりと評価したうえで日々の臨床に用います．

医療器は「医薬品医療機器等法（薬機法）」で使用リスクの高さなどから表1のように分類されています．理学療法で用いられる物理療法機器のほとんどはクラスIIに分類されます．クラスII医療機器は，不具合が生じた場合でも，人体へのリスクが比較的低いと考えられる管理医療機器に分類されます．しかしながら，使用方法によっては発赤，熱傷，疼痛の悪化などの危険を伴うことがあります．リスクを軽減するためにも物理的エネルギーの正しい理解，患者の病態や症状の把握，物理療法を用いる目的などを明確にしたうえで使用します．

理学療法士の安全管理

●物理療法を用いる目的

物理療法を用いる際は，症状や対象組織，目的を明確にしたうえで，エネルギーや治療器を選択し，周波数，治療時間，パルス幅，デューティーファクター（時間率），強度などの設定条件を決定した治療仮説に基づいて治療にあたります．

また，疾患や症状ごとの治療プログラムを選択することで，自動的に設定条件や治療部位が表示され，機器で指定したとおりに電極などを配置すれば，あとは出力を上げて刺激を加えるだけという治療プログラム搭載型の治療器があります．PTは，提示された設定条件などが患者にとって安全なのか，効果を期待できるかを判断できるだけの知識をもつべきです．たとえば，廃用性筋萎縮予防の目的で神経筋電気刺激療法（NMES）を用いる場合には，まず刺激したい筋を選定して，しっかりと筋収縮の生じる設定条件（波形，周波数，刺激時間，休止時間など）を選択し，筋収縮が生じる運動閾値以上の強度まで電流値を上げます．疼痛の緩和が目的であれば，電気刺激のモード，周波数，パルス幅などを設定し，期待する効果が得られるようにします．つまり電気刺激なら何でもよいというわけではなく，目的に応じて最

表1　医療機器のクラス分類

医療機器のクラス分類		内　容	医療機器の例
高度管理医療機器	クラスIV	患者への侵襲が高く，不具合が生じた場合，生命の危険に直結する恐れがあるもの	心臓ペースメーカ，人工血管，冠動脈ステント，中心静脈カテーテルなど
	クラスIII	不具合が生じた場合，人体へのリスクが比較的高いと考えられるもの	体外衝撃波疼痛治療装置，半導体レーザー治療器，人工呼吸器，人工透析器，輸液ポンプなど
管理医療機器	クラスII	不具合が生じた場合，人体へのリスクが比較的低いと考えられるもの	**多くの物理療法機器**（低周波治療器，超音波治療器，超音波骨折治療器，干渉波治療器，歩行神経筋電気刺激装置，超短波治療器，マイクロ波治療器，渦流浴装置，局所寒冷療法治療器，能動型自動間欠牽引装置，乾式ホットパックなど），多用途筋機能評価運動装置など
一般医療機器	クラスI	不具合が生じた場合でも，人体へのリスクがきわめて低いと考えられるもの	湿式ホットパック装置，ネブライザ，血液ガス分析装置，角度計など

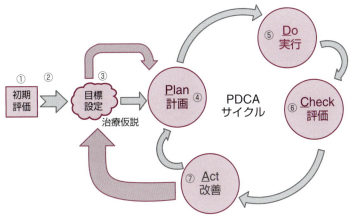

図1 PDCAサイクル
1. Plan（計画）：評価をもとに予後予測に基づいた目標設定と理学療法の計画を立てる
2. Do（実行）：理学療法の計画に沿った治療を実行する
3. Check（評価）：理学療法の結果を評価する
4. Act（改善）：実施が計画に沿っていない部分を調べて改善する

適刺激条件を選択することで最大限の効能が期待できます．

さらに，物理療法に随意的な筋収縮運動などの運動療法を併用することで効果の向上が期待できます．

● **PDCAサイクルによる治療プランの運営**

物理療法に限らず理学療法を実施するうえでは，以下のように順序立てた評価，計画，理学療法の実施，再評価が基本の流れとなります．
① 評価をする
② 問題点を抽出する
③ 目標の設定
④ 理学療法の計画の立案：P
⑤ 理学療法の計画に沿った治療の施行：D
⑥ 理学療法を実施した結果を確認（評価）：C
⑦ 必要に応じて計画を変更：A
⑧ ④以降を繰り返す

上記④〜⑦のサイクルを，**PDCAサイクル**といいます（**図1**）．PDCAは，Plan（計画）・Do（実行）・Check（評価）・Act（改善）の頭文字をとっています．よくビジネス場面で使用されるマネジメント過程の1つです．このPDCAサイクルはリハビリテーション医療のマネジメントでも応用可能です．理学療法では，初期評価をもとに目標を設定し，目標達成に向けた治療計画を立て，実行し，その結果について再評価します．再評価の結果次第で，目標・理学療法の計画などを見直し，再度PDCAサイクルに沿って理学療法を進めます．物理療法もこのPDCAサイクルに沿ってマネジメントしていくと安全で効果的な物理療法が実施できます[1]．なお，計画立案した物理療法を1〜2週間実施してもまったく変化がない場合は，計画の変更や中止を検討するべきです．

● **危険信号**

PTにとって，内科，外科，神経内科，整形外科，小児科などの，さまざまな疾患や症状を呈する患者が対象となります．なかには，PTが治療できる範疇を超えた原疾患や徴候なども含まれていることがあります．PT自身が介入してよいものかどうか，判断します．PTの介入は避けたほうがよい徴候を**危険信号**[2]といいます．**表2**に危険信号に該当する項目を表記します．これらの徴候に遭遇した場合は，医師の再処方を仰ぐことを推奨します．日本のPTは開業権を保有していないため，開業権を有し，患者が医師を経由せずに直接PTを訪ねる諸外国に比べ，危険信号に遭遇する機会は少ないと予測します．しかし，患者の容態の変化の際や**在宅リハビリテーション医療**の現場では，危険信号に遭遇する機会は今後増え

表2 危険信号（文献2より一部改変）

危険信号	症状
癌	頑固な夜間痛
	体のどこかの部位の持続的な疼痛
	原因不明な体重減少（2週間で4～7kg減少）
	食欲の消失
	異常なしこりや増殖組織
	原因不明な疲労
心血管	息切れ
	めまい
	胸部の疼痛や重苦しさ
	体のどこかの部位の脈打つような疼痛
	下腿や腕の持続的な激しい疼痛
	足部の変色や疼痛
	腫脹（外傷の既往なし）
消化管・泌尿器・生殖器	頻繁に起きる激しい腹痛
	頻繁に起きる胸焼けあるいは消化不良
	頻繁に起きる吐き気や嘔吐
	腸や膀胱機能の変化や問題（例：尿路感染）
	異常な月経不順
神経系	聴力の変化
	外傷の既往のない頻繁に起きる激しい頭痛
	嚥下の問題や発語の異常
	視覚の変化（例：視力低下、目がぼやける）
	バランスや協調運動の障害あるいは転倒
	失神（転倒発作）
	突然の転倒（転倒発作）
	急な虚弱（脱力）
その他	夜間の発熱や発汗
	最近の情緒不安定
	外傷の既往のない関節の腫脹や発赤
	妊娠

る可能性があり，介入してよいものか否かの判断が求められます．

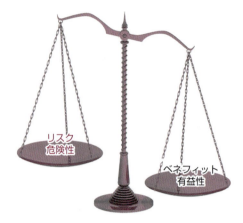

図2 リスクとベネフィットの関係
これまで禁忌とされてきた対象者や疾患，症状にも物理療法を用いるケースが最近ではみられます．治療法についてしっかりと理解をして，医師の許可を得たうえで治療に用いることです．その際に，リスクとベネフィットを天秤にかけて判断することが重要です．

禁忌・注意事項

●リスクとベネフィットの関係

物理療法には禁忌事項が必ず存在し，誤った使い方をすれば，インシデントや事故につながるリスク（危険性）があります．しかし，正しく使用することでベネフィット（有益性）を得ることができます．ベネフィットがリスクを上回る（図2）ように，各エネルギーの特性や適応，禁忌・注意事項の把握，使用目的，治療する部位などを踏まえて，事前に評価したうえで治療仮説に基づいて物理療法を実施します．

●禁忌・注意事項の説明

禁忌事項には，絶対禁忌と相対禁忌が存在します．

・絶対禁忌：禁忌とされる対象や部位に物理療法を用いると患者に悪影響を及ぼす危険性が高い場合
・相対禁忌：治療の有益性が危険性を上回る場合　注意して使用するレベルと同じ

2010年にカナダの理学療法士協会誌（Physiotherapy Canada）において物理療法の禁忌や注意事項の体系的なレビュー論文が発表されました[3]．表3に一部抜粋した内容を列挙します．レ

表3 禁忌・注意事項一覧（文献3より改変）

	超音波		超短波		電気刺激			温熱（表在）	寒冷（表在）	低出力レーザー
	連続	パルス	温熱	パルス	TENS	NMES	HVPC			
深部静脈血栓・血栓性静脈炎										
成長期の骨端部										
心不全										
出血傾向										
認知機能やコミュニケーション能力の低下										
感染										
悪性腫瘍										
妊娠										
最近放射線治療を受けた組織										
結核										
植込み型電子機器の装着（心臓ペースメーカなど）										
金属挿入部位										
眼球										
前頸部と頸動脈洞										
循環障害										
感覚障害										
胸部，心臓										
頭部										
生殖器										

■ 禁忌（絶対禁忌）
■ その部位直上や周辺が禁忌（絶対禁忌）
■ 注意しながら治療可能（相対禁忌）
□ 治療可能

第14章 安全管理

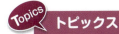
トピックス

心臓ペースメーカ植込み者

- **心臓ペースメーカ**を植込んでいる患者の場合，多くの物理療法エネルギーが**禁忌**事項に該当します．心臓ペースメーカは，心筋の活動を監視するなかで，心筋の収縮が発生しないなどの異常を感知した際に，電気刺激を心筋に与えて心筋の収縮を促す構造になっています．そのため，周囲から余計な電気信号が入り込むと，心筋の異常を検知できないことが起こりうるので注意します．最近では，心臓ペースメーカや植込み型除細動器を装着している患者でも，下肢への電気刺激は安全に実施できたという報告もあります[4, 6]．心臓ペースメーカ植込み者の下肢への電気刺激は，医師の指示のもとで実施すべきです．また，通電刺激中の異常な心電波形の発生の有無を医師と一緒に確認することが必要です．

ビューが作成されたきっかけは，2007年にバンクーバー（カナダ）で開催された世界理学療法連盟（WCPT）学会での物理療法に関するワークショップにありました．講師陣が受講者から受けた質問は禁忌や注意事項に関する内容が多く，参加者や講師陣により，禁忌や注意事項に関する見解が異なっていました．統一した見解が求められ，レビュー論文が発表されるに至っています．実際に，禁忌事項については，書籍やメーカーの取扱説明書，PTによっても意見が異なることがあり，臨床現場では判断に迷うことがあります．レビュー論文では，電気刺激療法〔経皮的神経電気刺激療法（TENS），神経筋電気刺激療法（NMES），高電圧療法（HV）〕，超音波療法（温熱，非温熱），超短波療法（連続，パルス），低出力レーザー療法，寒冷療法，温熱療法の禁忌および注意事項についてまとめています．当時の物理療法関連の書籍，ガイドライン，論文をもとに禁忌・注意事項を列挙するだけではなく，要因についても詳細に紹介しています．大切なことは，禁忌に該当する理由についてしっかりと考えて判断することです．

禁忌・注意事項については，書籍などに記載されている内容がすべてではありません．物理療法を日々の治療で用いるにあたって重要なのは，①何を目的（疼痛緩和，廃用性筋萎縮の予防，神経筋の再教育，組織の修復など）に治療を実施するのか，②**対象部位**や**組織**（神経，筋，皮膚，腱，皮膚など）は何か，③**対象部位の深さ**や**範囲**（表層，深層，局所，広範囲など）はどの程度かということです．それによって選択されるエネルギーが異なるため，禁忌事項も加味してエネルギーやその**刺激条件**を決定します．また患者に及ぶ危険性についてある程度判断します．そのためにも患者の病態を把握したうえで，各エネルギーの特徴，エネルギーの危険性を知ることが必要不可欠です．医師の判断を仰ぐ必要もありますが，医師がもつ物理療法についての詳細な専門知識が不十分なこともあります．そのようなときには，物理療法の専門家であるPTが医師へ物理療法の特性について情報を提供します．

患者側の安全管理（受ける物理療法の理解）

物理療法にかかわらず理学療法を実施する際には，当日の全身状態や**バイタルサイン**を必ず確認するようにしましょう．たとえば，発熱時や通常と異なる血圧値の場合は，物理療法は実施しないなどの判断が必要です．また，物理療法の実施中にも，ときどき声をかけて異常が生じていないかどうかを確認するとともに患者の変化を見落とさないことが大切です．

患者自身が次のように思っている場合があり注意が必要です．

・出力が高いほどよい
・痛い，熱いくらいの刺激がよい
・長く治療したほうがよい
・他人と張り合ってしまう
・気持ちがよいからずっと治療してもらいたい

物理療法を実施する前にしっかりと**オリエンテーション**を行い，その目的や感じる刺激，疼痛や熱さを我慢しないことなどを説明することも，事故の防止や過度な治療を避けるうえで大切で

先輩からのアドバイス

強い刺激ほどよいと思い込んでいる患者がいます．口頭では「問題ない」と回答していても，実際は疼痛が生じていることがあります．顔をしかめたり，逃げるような体のしぐさが生じたりしていないかなど患者の反応によく注意を向けるようにしましょう．そのような反応が生じている場合は，出力を調整するなどして，苦痛を取り除くようにしましょう．

す.

なかには疼痛や熱さを感じていても我慢して訴えない患者がいるので，物理療法を実施中も声をかけて支障がないか確認することが大切です.

物理療法機器の管理（誤作動・誤操作）

●電磁両立性

われわれの生活環境は，携帯電話，無線LAN，電子レンジ，テレビやラジオ等，電磁波を発生する機器や設備に囲まれ，これらの機器や設備は日々の生活に欠かせないものとなっています．混雑時の電車の優先席付近で，携帯電話の電源を切るよう案内があるのは，心臓ペースメーカ植込み者への配慮でもあります．携帯電話の発する電磁波によって心臓ペースメーカが誤作動を起こさないように，両者を22cm以上離すことが求められていましたが，その後の技術の進歩により離す距離が15cmに緩和されています．病院では，物理療法機器を含むさまざまな医療機器が点在し，それらが発する電磁波が互いに影響を及ぼす環境にあります．そこで日本国内では，電磁両立性（electro magnetic compatibility：EMC）の規格であるJIS T0601-1-2が2002年に制定され，2007年4月以降に販売されている医療機器には，このEMC規格に適合することが求められ，規格に対応できていない製品は販売ができなくなりました．2007年以前に販売された機器で稼働中の場合は，電磁波の影響を受けないように，環境や機器の設置場所に気をつける必要があります．

電磁両立性（EMC）とは，機器自体が発する電磁波の削減と，機器自体が受ける電磁波の防御対策を満足させる規格のことです．機器自体が発生する電磁波は，他の機器を妨害しうることから電磁波妨害（electro magnetic interference：EMI）といいます．逆に，機器自体が他の機器などから受ける電磁波妨害に対する耐性のことを電磁波妨害感受性（electro magnetic susceptibility：EMS）といいます．

つまり，EMC＝EMI＋EMSとなります．治療器自体が発信する電磁波のEMIはできるだけ少なく，また周囲から受ける電磁波に対する耐性のEMSについてはできるだけ高くします．医療機器の添付文書や取扱説明書に必ず記載があるので，詳細はそちらを確認することをお勧めします．

2018年3月1日には，JIS T0601-1-2：2018が発行され，2023年3月1日以降はこの新規格への適用が義務づけられます．これまでの，JIS T0601-1-2：2012との違いは次のとおりです.
①携帯電話やその他通信機器に使用されている複数周波数や出力での評価の追加
②使用される電磁環境を機種ごとに特定した対応が求められている．おもに，医療施設，住宅環境，戸外での使用（救急車などの救急搬送設備も含む）．MRIやCTなどが近くにある場合は特別な試験が必要とされる
③EMC規格にリスクマネジメントが取り入れられる（機器自体のリスクの評価）

今後，在宅リハビリテーション医療にかかわるPTも増加し，その際に小型の物理療法機器を患者の自宅で使用する機会も増えていくことが予測されます．使用する物理療法機器が住宅環境で受ける電磁波の影響や，逆に自宅にある電気機器や設備に与える影響にも配慮します．さらにメーカーも新しい規格に対応した製品開発を求められ，厳しい環境下に耐えうる製品の設計が要求されます．

物理療法機器がEMC規格に対応しているだけでは，電磁波による妨害を防げないことがあります．物理療法機器のなかには，周囲の機器に影響を及ぼしうることがあります．なかでも極超短波（マイクロ波）治療器や超短波治療器は周囲の機器や設備に影響を及ぼす可能性が高い機器です．海外を含め日本での極超短波の使用頻度は減少してきているものの，設置している医療機関はまだまだ多いのが現状です．

極超短波治療器は2,450MHzの周波数で波長は12.5cmと短いため，直進性の高いエネルギーです．それゆえ，極超短波エネルギーを発信するアンテナの向きによって，他の機器や人に影響を

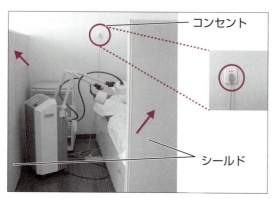

図3 電源を個別に設置し，シールドを周囲に配置します

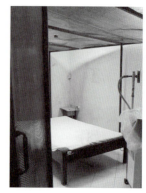

図4 機器を配置し，周囲を金属メッシュで覆います

及ぼす強さが変わります．以下に示すとおり環境に配慮することで極超短波や超短波が発する電磁波による影響を最小限にとどめることができます．

①コンセント（最大電流量：30 A）は他の機器と共有しない（図3）

②シールドを設置し，金属メッシュで治療スペース一帯を覆う（図3，4）

③アンテナの向く方向に配慮する

アンテナは治療する部位に当てて，電磁波が散乱しないための工夫や，漏れた電磁波の進む先に他の機器や心臓ペースメーカを装着した人がいないように配慮します．

電磁波は決して危ないものでも怖いものでもありません．しかし，正しい知識をもって治療に用いないと，周囲の機器や，場合によっては人の命を脅かすリスクがあります．電磁波の特性を理解したうえで最大限の治療効果を見出すべく，日々の臨床に展開していくことが重要です．

● 機器の安全性

過去に医療機関において，ホットパック療法のハイドロコレーター（加温装置）の電源が出火元となる火災事故がありました．機器も長年使用していると老朽化が進み，電源ケーブル自体の破損が生じ事故になります．電源も長時間コンセントに接続したままでは，ほこりの蓄積によるプラグのショートにより出火の原因になります．そこで日本理学療法機器工業会では，理学療法機器を安全に使用するための資料を2016年11月1日に公表しています[6]．そのなかの電源に関する注

トピックス

高周波利用設備設置のための手続き

・10 kHz（10,000 Hz）以上の周波数で50 W以上の出力を発信する高周波製品は，各地域の"総合通信局"に許可申請書の提出が義務づけられています．物理療法機器のなかでは，極超短波治療器や超短波治療器などが高周波製品に該当し，高周波利用設備の許可申請が必要となります．

・電波法の第100条（高周波利用設備）において高周波利用設備の設置にあたり，総務大臣の許可を受けるように定められています．本法律は，高周波製品の利用により，その設備や機器から電波が発射され放送や無線通信に妨害を与える恐れがあるためです．新規の申請では，許可申請書および添付資料と設備の外観図（写真でも可），設置場所の図面が必要となります．医療機関のみならず，PTを養成する教育機関も対象となります．記載の詳細は総務省の電波利用ページを参照ください．
http://www.tele.soumu.go.jp/j/material/commtab1.htm

表4 コンセントに関する注意事項（文献6より改変）

	現　象	対　処
トラッキング	・ほこりの蓄積による漏電現象をいう ・ほこりが湿気を増し，ショート現象（火花放電）が生じて発火	・電源プラグ，コンセントをこまめに清掃 ・乾いた布などでほこりを除去
テーブルタップのタコ足配線	・テーブルタップ（電源タップ）によるたこ足配線で，指定容量を超過し発熱しやすくなる ・火災の原因になりうる	・壁面のコンセントに直接電源プラグを差し込む
グロー現象	・電源コードの接続部が緩んだ状態で使用を継続すると，熱をもって発火することがある ・電線の電気抵抗が増大し，発熱する現象をいう	・電源プラグをコンセントに奥までしっかりと差し込む ・緩みが改善しない場合は電源プラグやコンセントを交換する
その他の発火現象	・電源プラグが差し込まれた近くに燃えやすい物（カーテンなど）があると，ショート現象で火災を招くことがある	・電源プラグが差し込まれている近辺には燃えやすいものを置かないこと

意・確認事項をまとめた内容を**表4**に示します．

点検チェックリスト（例）

①電源の確認：電源が正常に入るか，また切れるか
②機器本体外観の確認：傷や破損や汚れがないか
③付属品の確認：治療器の正規の付属品であるか
④付属品の外観の確認：
　・電極（導子）の状態：傷や汚れがないか（図5）
　・コードの断線：断線がないか
⑤ゼロ出力から開始することの確認：出力を上げる際にゼロから開始されるか
⑥電池で駆動する小型治療器の電池残量の確認：十分な電池残量があるか
⑦出力の確認：
　・超音波治療器：温感を感じる程度までの出力が可能であるか（図6）
　・電気刺激：感覚レベルでの通電，筋収縮が生

Point

・図5に示したとおり，新品の粘着導子と比較して導子の周囲にしわが寄り，体毛や汚れの付着が目立ちます．このような状態で使用し続けると熱傷などのリスクを高めてしまいます．導子がここまで劣化する前に新しいものと交換しましょう．

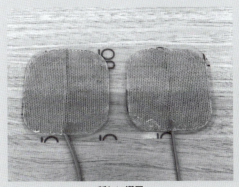

新しい導子　　　劣化した導子

図5　粘着導子

じるレベルでの通電が可能か

医療事故

●インシデントと医療事故の違い

厚生労働省が2000年に報告したリスクマネージメントマニュアル作成指針で，医療事故，医療過誤，インシデントを以下のように定義しています．

①医療事故（アクシデント）

医療にかかわる場所で，医療の全過程において発生するすべての人身事故で，以下の場合を含む．なお，医療従事者の過誤，過失の有無を問わない

ア　死亡，生命の危険，病状の悪化等の身体的被害および苦痛，不安等の精神的被害が生じた場合

イ　患者が廊下で転倒し，負傷した事例のように，医療行為とは直接関係しない場合

ウ　患者についてだけでなく，注射針の誤刺のように，医療従事者に被害が生じた場合

②医療過誤（医療ミス）

医療事故の一類型であって，医療従事者が，医療の遂行において，医療的準則に違反して患者に被害を発生させた行為

③インシデント事例（ヒヤリ・ハット）

患者に被害を及ぼすことはなかったが，日常診療の現場で，"ヒヤリ"としたり，"ハッ"とした経験を有する事例

具体的には，ある医療行為が（1）患者には実

Point

- メーカーでは，定期的な点検（1年に1回が目安）の実施を推奨しています．さらに現場での日々の点検も事故のリスクを軽減するうえで効果的です．点検すべき項目を前頁の点検チェックリストに表記します．点検チェックリストは施設ごとに作成する必要があります．

先輩からのアドバイス

親指に超音波を当てて，爪の裏で温感そして疼痛を感じるかを確認し，その強度（duty：100%，出力10 W/cm^2）を把握しておきます．温感や疼痛の感じ方には個人差があるため，ビーム不均等率（beam nonuniformity ratio：BNR）の評価などと合わせて判断することを推奨します．

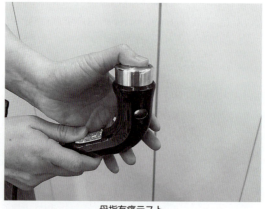

母指有痛テスト

図6　超音波の出力の確認

施されなかったが，仮に実施されたとすれば，何らかの被害が予測される場合，(2) 患者には実施されたが，結果的に被害がなく，またその後の観察も不要であった場合などを指す．

● 公益財団法人日本医療機能評価機構による医療事故情報収集等事業

医療事故の発生予防・再発防止のため，厚生労働大臣の登録を受けた登録分析機関である公益財団法人日本医療機能評価機構において，医療機関等から幅広く事故等事案に関する情報を収集し，これらを総合的に分析したうえで，その結果を医療機関などに広く情報提供していく事業です．

物理療法機器関連の事項報告として，2018年4月16日に「ホットパック使用時の熱傷」に関する事例報告がありました．http://www.med-safe.jp/pdf/med-safe_137.pdf．4月27日の日本理学療法士協会の会員向け情報でも紹介されています．http://www.japanpt.or.jp/info/20180427_02.html．

2014年1月1日〜2018年2月28日の調査期間中に，ホットパック療法による熱傷をきたした事例が10件報告されました．そのうち理学療法実施時の温熱療法において発生した事例は1件でした．原因は取扱説明書で示すタオルの厚さよりも薄いものを使用したことのようです．その他の原因として，ホットパック療法中に患者の様子を確認しなかったことや取扱説明書等で記載されている方法とは異なる方法で実施したことがあげられています．

原因の分析と改善策

上記に示したようなインシデントや事故が発生した際に大切なのは，原因を分析し同じミスが起きないよう改善策を立てたうえでそれを全スタッフで共有し，未然にミスを防止できる組織体制を作ることです．決して個人の責任にしたり，ミスを犯した個人を処罰したりするのではなく，組織の管理体制の改善に反映することが重要です．そのためにも，原因分析と改善策を見い出す指標が必要です．

医療事故やインシデントを分析するいくつかのモデルがあります．よく使用されるモデルのなかでも，SHELLモデルと4M5Eモデルについて紹介します．これ以外にも多くの方法があります．

● SHELLモデル

人間による事故や機器の不具合，インシデントなどの，安全上・品質上問題となる出来事の改善や防止に関することを取り扱う学問のことをヒューマンファクター工学といいます．ヒューマンファクター工学の代表的な分析方法の1つとしてSHELLモデルがあります．このモデルをもとに医療向けの分析モデルとして，P-mSHELLが作られました[8]．それぞれの頭文字は，P (Patient：患者)，M (Management：管理)，S (Software：ソフトウェア)，H (Hardware；ハードウェア)，E (Environment：環境)，L (Liveware：当事者)，L (Liveware：当事者以外) を指します (表5)[8]．

Point

ハインリッヒの法則

・1件の重大な事故の背景には，29件の軽微な事故と300件のヒヤリハットがあることをハインリッヒは5,000件の労災事故から導き出しました (図7)．必ずしもこの数がすべての事故に当てはまるわけではありません．重要なのは，ヒヤリ・ハットの段階で対策を立てて実践することで，重大な事故を未然に防止できることを知っておくことです．

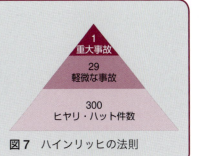

図7　ハインリッヒの法則

表5 P-mSHELL モデル[8]

P	Patient（患者）	患者自身 ・病態の急変，予測外の行動，加齢や疾患に伴う機能低下など
m	Management（管理）	経営方針，安全管理 ・安全文化の醸成，安全教育の不徹底，経営難など
S	Software（ソフトウェア）	手順書やマニュアル，規則 ・カルテ，指示票など
H	Hardware（ハードウェア）	医療機器や機材，設備，施設の構造 ・機器のインターフェース・モード切替，機器の操作性，機器の配置
E	Environment（環境）	温度や湿度，照度 ・作業環境，リハビリテーション室の配置など
L	Liveware（当事者）	インシデントに関与した人 ・個人の身体・心理・精神的な状態，個人の能力，個人の認知・状況判断
L	Liveware（当事者以外）	当事者以外のチーム，同僚 ・チーム内のコミュニケーション，チームワーク，リーダーシップなど

● **4M5E モデル**

この分析方法は，人によるヒューマンエラーを分析する手法として，米国国家運輸安全委員会が用いている事故調査手法を参考にしていて，医療現場の**インシデント**分析にも使用されています．このような分析方法を用いてインシデントの発生原因を明確にしたうえで再発防止のための対策を掲げることが重要です．4 Mの視点でインシデントの原因を分析し，5 Eで対策を考えます．4 Mは，Man（人），Machine（機器），Media（情報），Management（管理）で，5 Eは，Education（教育），Engineering（技術），Environment（環境），Enforcement（強化），Example（例）です．初めに，4 Mでインシデントや事故の要因をあげて，次に4M5Eでその要因分析を実施します．

インシデントや事故報告書，さらに当事者などへのヒアリングから情報収集を行い，**表6**に示すように**4M5E モデル**を用いてインシデントや事故の要因分析を実施します．**表6**は，以前から疼痛緩和目的で経皮的神経電気刺激（TENS）を実施している患者において発赤を発生させた事故の例です．通常と異なるPTが担当したこと，モード，周波数，治療時間，強度などの条件設定が通常と異なったこと，カルテに記載している情報の不足，治療中の患者の様子の確認を怠ったことなどさまざまな要因があげられます．

● **報告**

医療事故や**インシデント**発生時には，まず，上司，主治医，病棟看護師，本人および家族に報告したうえで，自身が勤務する施設の**安全管理委員会**へ報告します．各施設で安全管理マニュアルを作成している場合は，それに従って報告や報告書を提出してください．医療事故やインシデントの報告書の書面はそれぞれ**表7，8**を参照してください．

表6　4M5Eモデル

事例：以前から疼痛緩和目的で TENS を実施している患者でいつもと異なる PT が担当し発赤が発生した事例

4M/5E	Man 人間	Machine 機器・設備	Media 情報・環境	Management 管理・教育
具体的要因	・禁忌・注意事項の確認を怠った ・機器を使用中に患者から目を離した ・いつもと異なるPTが担当した	・電極の汚れが目立っていた	・担当しているPTと異なり，カルテに機器の設定や注意事項の記載が書かれていなかった ・カーテンで囲まれたベッドで治療中で，様子が確認しにくかった	・機器に関する職員への教育が行き届いていなかった ・カルテに記載する内容が担当者で異なり徹底されていなかった
Education 教育・訓練	・禁忌・注意事項の再確認と再教育を実施する	・機器の設定方法・操作方法・備品管理の確認を行う	・情報共有の重要性や方法の教育を実施する ・患者にも何か異常を感じたらすぐに職員へ声をかけるように教育する	・機器の点検マニュアルを作成する ・職員で再度禁忌や注意事項について復習する
Engineering 技術・工学	・間違えにくい操作方法の設定に変更する	・製造業者へ機器の点検を依頼する	・物理療法を実施中は，途中で患者の様子を確認する ・患者の様子が確認できるようにカーテンを開けるなど配慮する	・電極などの付属品の状態を必ず確認する
Enforcement 強化・徹底	・事故報告書を提出のうえ，全リハビリテーション部門の職員へ注意を喚起する	・治療前・治療中・治療後の治療部位および患者の様子を確認する ・患者にも何か異常を感じたらリハビリテーション部門の職員へ声をかけるように説明する	・物理療法を実施中に患者の様子を途中で確認するように徹底する ・治療中に疼痛などを感じたら我慢せず職員に声をかけるように患者を教育する ・カルテに記録する内容を再確認して，徹底する	・治療器の定期点検を製造業者へ依頼する
Example 模範・事例	・禁忌・注意事項を確認し，治療中も患者の様子を確認する	・機器点検の報告書を作成する	・使用している物理療法のモード，周波数，治療時間，強度などの条件設定などをカルテに記載することを徹底する	・機器の担当マニュアルをもとに機器の定期的な点検を実施する
Environment 環境・背景	・相談しやすい環境づくりを構築する	・他の機器への影響に配慮した機器の配置を行う	・情報を共有しやすい環境づくりを構築する	・カルテに記載する内容を再度教育のうえ，確認する

第14章

安全管理

表7 インシデント（ヒヤリ・ハット）報告書

報告日時	年　　　月　　　日
発生年月日と時間	年　　　月　　　日　　　曜日　（午前・午後：　　　時　　　分）
患者情報	氏名：　　　　　　　　　　　□ 入院：（病棟　　　　　　　）　　　　□ 外来
	生年月日：　　　年　　　月　　　日　　　性別：□ 男　　　□ 女
	疾患名：（　　　　　　　　　　　　　）既往（合併症）：（　　　　　　　　　　）
発生場所	□ 病棟　　　□ リハビリテーション室　　　□ 屋外　　　□ その他（　　　　　　）
発生時に実施中のプログラム	□ 評価　　　□ 運動療法　　　□ ADL 練習・指導　　　□ 作業療法　　　□ 言語聴覚療法 □ その他（　　　　　　　　　　　　　　　　　　　　　） □ 物理療法 　ホットパック療法 □　　極超短波療法 □　　超短波療法 □　　超音波療法 □　　寒冷療法 □ 　水治療法 □　　電気刺激療法 □　　牽引療法 □　　パラフィン療法 □　　レーザー療法 □ 　その他 □（　　　　　　　　　　　　　　　　　　　　）
インシデントの内容	＊記載に関する注意事項 　・起きた事象について正確に記載する 　・本件と関係のないことは記載しない 　・略語などは使用せずわかりやすく記載する 　・物理療法を実施時に生じた事象については，刺激条件をできるだけ詳細に記載する 　　例：使用した機器，エネルギー，モード，導子の種類，周波数，治療時間，治療強度など 　　　　また単位も正確に記載：例ミリセコンド（ms），マイクロセコンド（µs）など
禁忌・注意事項の事前確認	□ あり　　　　　□ なし　　　　　□ 不明
本人・家族への説明内容と質問事項	□ あり　　　　　□ なし 説明内容：（　　　　　　　　　　　　　　　　　　　　　　　　　　　　　　） 本人・家族からの質問事項：（　　　　　　　　　　　　　　　　　　　　　　）
発生要因	＊考えられる原因：憶測ではなく，事実に基づいて記載する 例：確認不足，患者への説明不足，知識不足など
改善策	＊原因ごとの改善策の例 　確認不足：事前に確認するべき事項のチェックリストを作成 　知識不足：関係スタッフへの研修を通しての教育

院長	事務長	看護部長	主治医	PT 科長	担当 PT

注意：本報告書は，提出したために提出者に対して不利益となる評価や処分がくだることはありません．

表8　医療事故報告書

報告者	部・科名：　　　　　職名：　　　　　氏名：　　　　　　　　　　　　　　　印
報告日時	年　　月　　日　　曜日　（午前・午後：　　時　　分）
発生年月日と時間	年　　月　　日　　曜日　（午前・午後：　　時　　分）
患者情報	氏名：　　　　　　　□ 入院：（病棟　　　　　）　　□ 外来 生年月日：　　年　　月　　日　　　　性別：□ 男　　□ 女 疾患名：（　　　　　　　　）既往（合併症）：（　　　　　　　　　　　　）
発生場所	□ 病棟　　□ リハビリテーション室　　□ 屋外　　□ その他（　　　　　　　）
事故の程度	□ 死亡　　　　□ 後遺症の可能性が高い　　　□ 後遺症の可能性は低い □ 後遺症の可能性なし　　　□ 不明 ・特記事項（＊後遺症の内容などを記載　　　　　　　　　　　　　　　　　　）
治療の有無と内容	□ 治療あり　　　　　　　　　　　□ 治療なし 治療内容：　　処置□ （　　　　　　　）　　服薬□ （　　　　　　　　　）
発生場面	□ 評価　　□ 運動療法　　□ ADL 練習・指導　　□ 作業療法　　□ 言語聴覚療法 □ その他（　　　　　　　　　　　　　　　　　） □ 物理療法 　ホットパック療法□　極超短波療法□　超短波療法□　超音波療法□　寒冷療法□ 　水治療法□　電気刺激療法□　牽引療法□　パラフィン療法□　レーザー療法□ 　その他□ （　　　　　　　　　　　）
事故の内容	＊記載に関する注意事項 　・起きた事故について正確に記載する 　・本事故報告案件と関係のないことは記載しない 　・略語などは使用せずわかりやすく記載する 　・物理療法を実施時に生じた事故については，刺激条件をできるだけ詳細に記載する 　　例：使用した機器，エネルギー，モード，導子の種類，周波数，治療時間，治療強度など 　　　　また単位も正確に記載：例ミリセコンド（ms），マイクロセコンド（μs）など
禁忌・注意事項の事前確認	□ あり　　　　□ なし　　　　□ 不明
医療機器等	該当する医療機器等，販売名，製造販売業者，製造年月，購入年月，直近の保守・点検年月 事故後メーカーへの医療機器の点検依頼：□あり　　　　　□なし 点検結果：（　　　　　　　　　　　　　　　　　　　　　　　　　　　）
本人・家族への説明内容と質問事項	□ あり　　　　□ なし 説明内容：（　　　　　　　　　　　　　　　　　　　　　　　　　　　） 本人・家族からの質問事項：（　　　　　　　　　　　　　　　　　　　）
事故の原因	＊考えられる原因：憶測ではなく，事実に基づいて記載する 　例：確認不足，患者への説明不足，知識不足など
事故の再発防止のための改善策	＊原因ごとの改善策の例 　確認不足：事前に確認するべき事項のチェックリストを作成 　知識不足：関係スタッフへの研修を通しての教育
警察への届出	届出：□ あり　　□ なし　　届出日時：　　年　　月　　日（　　）　　時　　分
事故設置員会の改善策	

院長	事務長	看護部長	主治医	PT 科長	担当 PT

確認してみよう！

・1つの重大事故に対して数多くの小さな事故が発生している法則を（　①　）の法則といいます．
・（　②　）は患者の死亡，生命の危険や身体的，精神的被害が生じたものをいいます．
・（　③　）は（　②　）の一種であり，医療ミスによって発生します．
・禁忌のなかでも患者に悪影響を及ぼす危険性が高いものを（　④　）禁忌といい，治療の有益性が危険性を上回ると考えられるものを（　⑤　）禁忌といいます．

解答

①ハインリッヒ（ヒヤリ・ハット）　②医療事故　③医療過誤　④絶対　⑤相対

（安孫子幸子）

引用・参考文献

1) 佐々木嘉光：EPDCA サイクルの徹底と管理者ネットワークの構築について．JPTA NEWS 303：14-15，2016.

2) Magee D J：Orthopedic Physical Assessment. 6 th edition, Saunders, Philadelphia, 2013.

3) Houghton PE, et al：ELECTROPHYSICAL AGENTS–Contraindications And Precautions: An Evidence-Based Approach To Clinical Decision Making In Physical Therapy. Physiother Can 62（5）：1-80, 2010.

4) Badger J, et al：The safety of electrical stimulation in patients with pacemakers and implantable cardioverter defibrillators：A systematic review. J Rehabil Assist Technol Eng 4：1-9, 2017.

5) Kamiya K, et al：Safety of neuromuscular electrical stimulation in patients implanted with cardiovascular defibrillators. J Electrocardiol 49（1）：99-101, 2016.

6) 日本理学療法機器工業会：理学療法機器を安全・安心にご使用いただくためのお願い．http://nichirikiko. gr.jp/pdf/161101.pdf（2016 年 11 月 1 日）

7) 厚生労働省保健医療局国立病院部リスクマネージメントスタンダードマニュアル作成委員会編：リスクマネージメントマニュアル作成指針．厚生労働省，2000.

8) 大河内彩子ほか：看護学生の臨地実習における P-mSHELL モデルを活用したインシデント報告書の改訂．横浜看護学雑誌 11（1）：48-52, 2018.

9) 松原裕之，花原雪州：なぜなぜ分析の網羅性の「見える化」についての一提案．情報処理学会研究報告 124（1）：1-8, 2014.

10) 杉元雅晴：物理療法の有効性とリスク管理．理療ジャーナル 40（2）：91-97, 2006.

11) 岡崎大資ほか：極超短波治療の鎮痛作用と環境に及ぼす影響 電波防護指針と EMC 法制化による物理療法機器への影響について．理療ジャーナル 38（3）：159-166, 2004.

12) 西田裕二，太田厚美：EMC を取り巻く医療環境の状況 メーカー側からの視点．日物理療会誌 16：20-22, 2009.

13) 松澤 正，江口勝彦監修：物理療法学．改定第 2 版，金原出版，2012，pp1-23.

14) 庄本康治編：PT・OT ビジュアルテキスト エビデンスから身につける物理療法．羊土社，2017.

15) 木村貞治編：理学療法士のための物理療法臨床判断ガイドブック．文光堂，2007，pp530-555.

第15章 疾患別物理療法

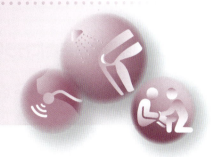

エッセンス

- 人工膝関節置換術患者のリハビリテーション医療は，手術前から始まり，術後急性期，回復期へと移行していきます．各時期の患者の状態を把握することはもちろんのこと，患者の経過についても予測し，リハビリテーション医療のプログラムを作成します．手術前は，術後に行う関節可動域運動に備えた軟部組織の柔軟性向上や術後の安静臥床に備えた予備能力の蓄積を，術後急性期は，腫脹および疼痛の緩和，深部静脈血栓症や廃用症候群の予防，関節可動域の拡大を，回復期は退院に向けた日常生活活動の獲得をおもな目的としてプログラムを作成します．それぞれの時期に温熱療法や寒冷療法，電気刺激療法，水中運動療法といった物理療法を併用することで，リハビリテーション医療を円滑に進めることができます．
- 中枢神経疾患（脳卒中，脊髄損傷）による運動麻痺は，急性期に弛緩性麻痺，亜急性期から徐々に筋緊張が亢進し，痙縮を呈します．この痙縮は，手足をこわばらせ，関節拘縮の原因となります．痙縮による関節拘縮は日常生活活動を難しくしますので治療が必要となります．
- 脳卒中患者には，急性期から理学療法士（physical therapist：PT）の積極的なかかわりがあり，回復段階に合わせた適切な理学療法が必須です．急性期，回復期では，運動機能の回復を促す目的で，**末梢神経感覚刺激，神経・筋電気刺激**や**振動刺激**が実施され，維持期では，機能再建，運動の再学習を目的に**電気刺激**が行われます．
- 物理療法の手段は多く，実施方法も多数あり，効果的に行うために患者への説明は大切です．
- 褥瘡に対する物理療法は，日本褥瘡学会のガイドライン[1]によると，創の縮小を促進する際に使用することが推奨されています．褥瘡に対して電気刺激療法を行う際は，刺激条件を厳密に決定することが大切です（第11章参照）．褥瘡の治癒は，①炎症期，②増殖期，③成熟期の順に進み，**電気刺激療法の対象となるのは②の増殖期にあたります**．つまり，黒色や黄色の壊死組織が多いときや組織の炎症徴候が強いときは，適応外となります．電気刺激療法の適応となるのは，赤色の肉芽組織が創面の大部分を覆うようになった状態です（**図1**）．

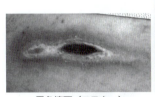
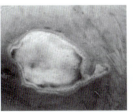
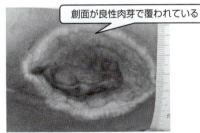

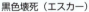

a 電気刺激の適応にならない褥瘡　　　　　b 電気刺激の適応となる褥瘡

図1 電気刺激の適応/適応外となる褥瘡
　a 黒色，黄色の壊死組織で覆われており電気刺激による肉芽増殖効果は期待できないため，電気刺激療法よりも先に炎症を抑え，肉芽組織の増殖環境を整えることが大切です．
　b 感染は認められず創面の大部分が赤色の良性肉芽で覆われているので，電気刺激療法の適応となります．

① 運動器疾患への物理療法（関節形成術）

人工膝関節置換術患者に行う物理療法

●人工膝関節置換術（total knee arthroplasty：TKA）

理学療法と薬物療法の併用による保存療法によって十分な疼痛緩和と機能改善が得られない変形性膝関節症患者に対して考慮される治療法であり（図2），QOLの低下を伴う機能制限を有する患者には有効で費用対効果が高いです[2]．DPC（包括払い制度）対象病院の全国統計によると，わが国では2016（平成28）年度だけで38,000件以上の手術が行われています．

●人工膝関節置換術患者のリハビリテーション医療

手術前から始まり術後急性期，回復期へと進んでいきます（図3）．そのため，リハビリテーション医療の時期や目的に合わせて適切な物理療法を選択します．

1）手術前

手術前のリハビリテーション医療の目的は，萎縮あるいは短縮している膝関節周囲の軟部組織（筋，腱，関節包など）の柔軟性を高めて術後の関節可動域運動を円滑にすること，術後数日の安静臥床に備えて筋力増強運動により予備能力を高めておくことです．そのため，関節可動域運動前に温熱療法を実施して軟部組織の柔軟性を高め，組織の伸張性を高めることにより関節可動域運動を容易にします．その他，筋力増強運動に神経・筋電気刺激（neuromuscular electrical stimulation：NMES）を併用し，筋力増強や萎縮筋の運動再学習を円滑に進めるなどの選択肢があります．

2）急性期（術後当日〜術後2週）

急性期のリハビリテーション医療の目的は，術創による腫脹および疼痛の緩和，深部静脈血栓症の予防，関節可動域の拡大，早期離床および術側への荷重による廃用症候群の予防です．寒冷療法は腫脹や疼痛の緩和に寄与します．間欠的空気加圧法は深部静脈血栓症の予防に有効です．ほかにも，経皮的神経電気刺激（transcutaneous electrical nerve stimulation：TENS）やNMESといった電気刺激療法は，疼痛管理を行いつつ関節可動域運動や筋力増強運動，荷重練習を行う際に役立ちます．急性期は患者の状態が刻一刻と変化していきます．患者の状態を捉え，その日の状態に合わせた物理療法を選択します．

3）回復期（術後3週〜）

回復期のリハビリテーション医療の目的は，関節可動域の拡大，筋力の増強，退院に向けた日常生活活動の獲得です．関節可動域運動に疼痛が伴

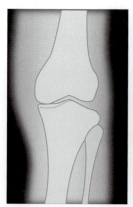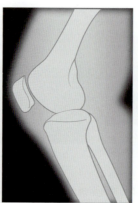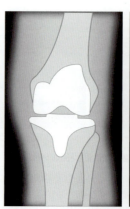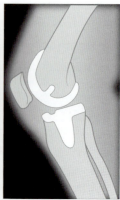

術前（左膝関節）　　　　　　　　　術後（左膝関節）

図2　人工膝関節置換術の術前および術後のX線写真のイラスト

経過	入院～手術前	術後当日	術後1日	術後2日	術後3～6日	術後1週	術後2週	術後3週～退院
安静度	制限なし	ベッド上安静	車いす移動	病棟での歩行	→			杖歩行自立
運動療法	関節可動域運動 筋力増強運動		関節可動域運動 → 筋力増強運動 → 歩行器歩行練習 →			杖歩行練習 →		階段練習
物理療法	温熱療法 NMES	寒冷療法 → 間欠的空気加圧法 →	TENS → NMES →					水中運動療法

図3　人工膝関節置換術後のクリティカルパスの一例

う場合，TENS を併用することで疼痛を緩和できます．NMES は，筋力増強運動や歩行，階段昇降といった動作練習に併用することで，筋力や歩行速度といった運動機能を改善します．また，肥満が問題となるケースでは，浮力を利用した水中運動療法が有効になります．患者の問題点を捉えて適切な物理療法を選択することで，運動療法や日常生活活動練習をサポートし，効果を高めることができます．

● 術前の物理療法の実践例（温熱療法：極超短波療法）

ＰＴ：初めまして，理学療法士の○○です．今日から手術に向けた理学療法を一緒に行っていきます．よろしくお願いします．

患者：初めまして，○○です．よろしくお願いします．

ＰＴ：早速ですが，手術前のリハビリ医療について説明させていただきます．手術を行うと骨が原因の痛みは解決しますが，しばらく動かさなかったことで膝周りの筋肉や皮膚などは硬いままです．手術したあとにスムーズに関節を動かせるよう，手術をする前から膝周りの筋肉や皮膚をストレッチングしておく必要があります．膝周りの硬く

なった筋肉に極超短波療法を行うことで筋肉を温め，柔軟性を高めることができます．また，筋肉を温めると痛みが和らぎリラクゼーション効果も得られます．そのため，極超短波療法で膝周りを温めてから関節を動かす運動やストレッチングを行っていければと思います．

患者：わかりました．よろしくお願いします．

ＰＴ：極超短波療法を行う前にいくつか確認したいことがあります．これまでに足を手術したことはありますか？（カルテ等からも事前に情報を収集し，体内に金属がないことを確認しておきます）．

患者：ありません．

ＰＴ：現在，安静にしているときに膝に痛みや腫れはありますか？

患者：とくにありません．

ＰＴ：わかりました，ありがとうございます．

ＰＴ：膝周りを少しみせてください．（必要に応じて視診，触診を行い，湿布等が貼られていないか確認します）．

ＰＴ：それでは，極超短波療法を行います．温かくて気持ちよい程度がちょうどよい強さです．熱い場合や温まってこない場合には，

第15章　疾患別物理療法

すぐに教えてください．
患者：わかりました．（機器のセッティングを行います．極超短波療法は，照射部位に対して垂直に10 cmの距離から100 W程度の出力で照射します．照射部位は，萎縮あるいは短縮している筋の筋腹です）．
ＰＴ：では温めますね．
ＰＴ：（照射を始めて1～2分後）熱くないですか？
患者：温かくて気持ちいいです．
ＰＴ：わかりました．このまま15分ほど温めます．もし途中で熱くなるようであれば，すぐに教えてください．
患者：はい．
　　　（15分経過）
ＰＴ：これで極超短波療法を終わります．痛みや違和感はありませんか？
患者：はい，とくにありません．（必要に応じて視診を行います）．
ＰＴ：では，続けて関節を動かす運動やストレッチングを行っていきますね．
患者：はい，お願いします．

● 術後の物理療法の実践例1（寒冷療法：アイスパック）

ＰＴ：○○さん，こんにちは．膝の調子はいかがですか？
患者：こんにちは．痛みどめの薬が効いているからか，痛みはあるものの我慢できないほどではありません．
ＰＴ：わかりました．まだ痛みがあるのですね．炎症や腫れの状態を確認したいので，膝をみせていただけますか？
患者：どうぞ．（術創周囲の腫脹および熱感を視診，触診により確認します．必要に応じて術創部についても視診を行います）．
ＰＴ：ありがとうございました．膝の痛みを和らげつつ，血流をよくして組織の修復や腫れの引きを早めるよう，氷を使ったアイシングと膝の曲げ伸ばし運動を行います．
患者：わかりました，お願いします．
ＰＴ：では，氷を使って膝の周りを10～15分ほど冷やします．痛みが和らいだところで膝の曲げ伸ばしの運動を30～50回行います．運動後，あるいは途中で痛みが強くなってきたらすぐに冷やします．5分ほど冷やして痛みが和らいだところでもう一度，膝の曲げ伸ばしの運動を行います．最後に，10分ほど冷やして終了です．
患者：わかりました．（アイスパックを用意します．溶け始めている氷（0℃）を氷嚢に入れ，できるかぎり空気が入らないように蓋をします）．
ＰＴ：それでは始めます．15分を目安に冷やしますが，途中で感覚がなくなったり，冷やすことによる痛みでつらくなったりした場合はアイシングを終了します．
患者：はい．
　　　（5分経過）
ＰＴ：痛みはどうですか？　何か気になることや問題はありませんか？
患者：痛みは楽になってきました．とくに問題はありません．

変形性関節症の治療ガイドライン

・変形性関節症の治療に関しては，国際学会であるOsteoarthritis Research Society International（OARSI）がガイドラインを作成しており[2]，これをもとに日本整形外科学会が変形性膝関節症診療ガイドラインを国内向けに作成しています[3]．このガイドラインでは，変形性膝関節症患者に行うことを考慮してよいものとして，疼痛緩和に対する温熱療法および経皮的神経電気刺激療法（TENS）をあげています．

ＰＴ：わかりました．何か変わったことがあれ
　　　ば，すぐに教えてください．

患者：はい．

　　　（15分経過）

ＰＴ：それでは，アイスパックを外しますね．痛
　　　みはいかがですか？

患者：痛みが和らぎ，楽になりました．

ＰＴ：では，膝の曲げ伸ばしの運動を行っていき
　　　ましょう．痛みのない範囲でゆっくり足を
　　　動かしてください．30回行います．

患者：わかりました．

　　　（30回実施）

ＰＴ：それでは，もう一度アイスパックを行いま
　　　すね．

患者：はい．

　　　（アイシング５分，膝の屈伸運動30回実施）

ＰＴ：最後に，10分ほどアイスパックを実施し
　　　て終了です．

患者：はい．

●術後急性期の物理療法の実践例２（電気刺
　激療法：TENS）

ＰＴ：○○さん，こんにちは．膝の調子はいかが
　　　ですか？

患者：まだ痛みや重たい感じはありますが，腫れ
　　　は引いてきました．

ＰＴ：腫れが引いてきたのですね，順調で何より
　　　です．これから運動を始めていきますが，
　　　膝を曲げ伸ばししたり体重をかけたりする

と痛みが強くなると思います．そこで，電
気で刺激しながら運動を行っていきたいと
思います．電気で刺激を行うと痛みが減り
ます．痛みが減ると，余分な力が抜けてス
ムーズに膝を曲げ伸ばしすることができま
す．また，立ち上がって手術した側に体重
をかける練習も，痛みが減ることでスムー
ズに行えます．これから40分程度，電気
刺激を行いながら膝の曲げ伸ばしや立ち上
がりなどの運動を行いたいと思います．

患者：わかりました．よろしくお願いします．

ＰＴ：電極を貼る部分をアルコール綿で拭きま
　　　す．アルコールによるアレルギーはありま
　　　せんか？

患者：はい，アレルギーはありません．

ＰＴ：わかりました．では，拭きますね．（電極
　　　を貼る部位をアルコール綿で拭き，汚れを
　　　落とします）．

ＰＴ：それでは，電極を貼ります．〔電極は，疼
　　　痛部位に合わせて，スクレロトームまたは
　　　デルマトームを選択します．疼痛部位を支
　　　配する皮神経の走行に沿って貼り付けます
　　　（図４，５）．TENSの刺激条件は，二相性
　　　パルス波，周波数80 Hz，刺激持続時間
　　　60 μs に設定しておきます〕．

ＰＴ：電気による刺激は，痛みのない範囲で行い
　　　ます．これから電気を流していきますので，
　　　痛みが生じたときは教えてください．

Topics トピックス

・術後３日間に寒冷および圧迫を行ったグループは，対照群と比較して術後３週の膝関節可動域が有意
　に改善しており，退院までの日数が有意に短い結果であったと報告されています[4]．

Point

・凍傷を避けるため，アイスパックの氷は，冷凍庫から出してしばらく経ち，溶け始めたものを使いま
　す．冷凍庫から出したばかりの氷は冷凍庫内の温度（−18℃）と同じ温度になっており，すぐに使う
　と凍傷のリスクが高くなります．冷凍庫内の氷をすぐに使いたい場合は，タオルやガーゼをアイスパッ
　クと皮膚のあいだに入れます．

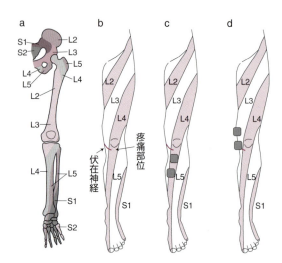

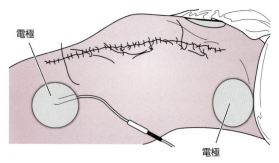

図5 術後早期に実施するTENSの一例

図では,膝蓋骨下方の疼痛に対する電極の設置例を示している.
a：スクレロトームを示している.
b：疼痛部位と皮神経を示している.
c：疼痛部位と同じデルマトームへ電極を設置している.
d：疼痛部位の皮神経に電極を設置している.

図4 TENSによる刺激部位（文献5, 6より改変）

（出力を上げていきます）.
患者：痛みが出てきました.
ＰＴ：少し出力を下げますね.痛みはありますか？
患者：ありません.
ＰＴ：それではこの強さで刺激していきます（筋収縮が起こらず,痛みの生じない範囲で最大の強度）.
患者：はい.（10〜15分経過したところで,電気刺激を行ったまま術側膝関節の関節可動域運動や筋力増強運動,術側への荷重練習等を開始します）.
（40分経過）
ＰＴ：では,運動と電気刺激を終わりにします.
患者：はい.
ＰＴ：膝の炎症や腫れ,熱感（皮膚温）などの状態を確認したいので膝をみせてください.
患者：はい.（必要に応じて術側膝周囲の視診や触診を行い,炎症の状態を確認します）.
ＰＴ：しびれや痛み,違和感など気になることはありますか？
患者：膝の痛みは少しありますが,とくに気になることはありません.
ＰＴ：わかりました.では,理学療法を終わりますね.お疲れさまでした.（炎症の状態によってはアイシングを行います）.
患者：はい,ありがとうございました.

 先輩からのアドバイス

術創部に電気が流れないよう,2つの電極は術創部を挟まないように貼り付けます.

 トピックス

・術後のTENSは,関節の自動運動時および歩行時の疼痛を低下させます[7].

● 術後急性期の物理療法の実践例 3（電気刺激療法：NMES）

ＰＴ：○○さん，こんにちは．膝の調子はいかがですか？

患者：まだ痛みはありますが，だいぶ楽になりました．

ＰＴ：だいぶ楽になったのですね，よかったです．まだ痛みが残っていてたいへんですが，太ももの筋肉の筋力増強運動を行っていければと思います．筋肉は，使わないでいるとすぐに衰えてしまいます．必要以上に安静にしていると，しばらく経って痛みがとれたときには筋力が落ちてしまい，歩けなくなってしまうことがあります．これを防ぐことが目的です．

患者：わかりました．

ＰＴ：まだ痛みが残っており，うまく力を入れられない可能性があります．そこで，電気刺激の助けを借りて筋力増強運動から始めていきたいと思います．2つの電極を使って体に電気を流し，運動神経を刺激して筋肉に力が入るようにします．これを10分ほど行います．

患者：わかりました．

ＰＴ：電極を貼る部分をアルコール綿で拭きます．アルコールによるアレルギーはありませんか？

患者：はい，アレルギーはありません．

ＰＴ：わかりました．では，拭きますね．（電極を貼る部位をアルコール綿で拭き，汚れを落とします．アルコールアレルギーがある場合は，ポビドンヨードやクロルヘキシジン等の使用を検討します）．

ＰＴ：それでは，電極を貼り付けますね．〔内側広筋の運動点（図6），および内側広筋を支配している大腿神経の走行に沿って面積の大きな電極を貼ります．NMESの刺激条件は，二相性対称性パルス波，周波数50 Hz，パルス持続時間200 μs，ON/OFF時間は5秒/25秒に設定します〕．

ＰＴ：痛みがない範囲のできるかぎり強い刺激を加えます．出力をゆっくり上げていきますので，痛くなったところ，あるいは，出力をこれ以上上げると痛くなりそうなところで教えてください．

患者：わかりました．（出力をゆっくり上げてい

先輩からのアドバイス

内側広筋のように大きな筋を刺激するときは，使用する電極が大きいと疼痛が生じにくく，筋が収縮しやすくなります．

- 術後48時間経過後から標準的なリハビリテーション医療に加えてNMESを実施すると大腿四頭筋およびハムストリングスの筋力，膝関節伸展のROM Test, Timed "Up &Go" Test (TUG), Stair-Climbing Test (SCT), 6分間歩行テスト，主観的膝機能評価（Global rating scale：GRS）の値が有意に良好になります[8]．
- 術後のNMESは，Western Ontario McMaster Osteoarthritis Index：WOMAC（膝OAに特異的なQOLの尺度）の疼痛，身体のこわばり，総得点のスコアが有意に良好になります[9]．

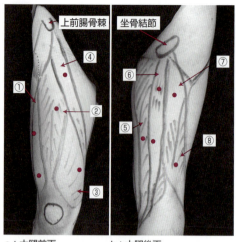

図6　大腿部の運動点（文献5より改変）

a：大腿前面
　①外側広筋
　②大腿直筋
　③内側広筋
　④縫工筋

b：大腿後面
　⑤半膜様筋
　⑥半腱様筋
　⑦大腿二頭筋（長頭）
　⑧大腿二頭筋（短頭）

体表に示している線は骨格筋の輪郭を示します．
各骨格筋の運動点は●で示しました．

きます）．

患者：はい，これ以上上げると痛くなりそうです．

ＰＴ：わかりました．では，この強さで刺激をしていきますね．

患者：はい．
　　　（1〜2分経過）

ＰＴ：痛みや嫌な感じはありませんか？

患者：はい，大丈夫です．

ＰＴ：わかりました．では，この強さで10分間，刺激していきます．電気刺激に合わせて膝を伸ばすように筋肉に力を入れてください．また，途中で痛みや不快感などがあったときは教えてください．

患者：はい，わかりました．
　　　（10分経過）

ＰＴ：では，電気刺激を終わりにします．しびれや痛み，違和感など気になることはありますか？

患者：とくにありません．（必要に応じて術側膝周囲の視診や触診を行い，炎症の状態を確認します）．

ＰＴ：わかりました．では，理学療法を終わりますね．お疲れさまでした．（炎症の状態によってはアイスパックを行います）．

患者：はい，ありがとうございました．

（太箸　俊宏）

② 中枢神経疾患への物理療法（痙縮筋への物理療法）

脳卒中の回復段階における物理療法

物理療法は個々の回復段階，症状に合わせて選択されます．急性期，回復期，生活期のそれぞれの段階で廃用の予防，機能改善の促進，機能改善の維持が目的となります（図7）．そのために，運動麻痺，筋緊張異常（痙縮），感覚異常の程度，高次脳機能障害，摂食嚥下障害の有無を評価し，適切な物理療法を提供します．

痙縮の問題点と治療方法

●痙縮の問題点

脳卒中をはじめ，脊髄損傷，脳性麻痺は，痙縮の治療が必要となる代表的な疾患です．痙縮は，手足をこわばらせ関節拘縮を引き起こし，日常生活活動を難しくします．また，痙縮による特徴的な姿勢や異常歩行パターンは，患者にとって大きな問題です．

このほかに，痙縮により肩関節亜脱臼，内反尖足歩行，手指の屈曲拘縮，足趾が屈曲したハン

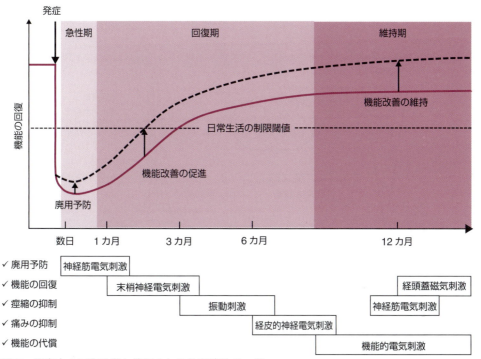

図7 脳卒中の回復段階と使用される物理療法の一例
自然な回復（赤い実線）から，物理療法を用いることによる廃用予防，機能改善の促進，機能改善の維持を期待します（黒い破線）．

マートウ（槌指）変形が生じます．

肩関節亜脱臼の原因は，棘上筋や三角筋の弛緩性麻痺と合わせて，大胸筋，大円筋，広背筋などの痙縮により骨頭が前下方へ引かれることによります．そのため，棘上筋や三角筋の筋活動を促すとともに痙縮の抑制が必要です．また，内反尖足歩行は，腓腹筋，後脛骨筋，長母趾屈筋，長趾屈筋の痙縮により，足関節の背屈が不十分となります．この痙縮は歩行スピードを低下させるだけでなく，転倒の原因にもなります．さらに内反尖足歩行を続けていると反張膝が生じるため痙縮の抑制は重要です．

● **痙縮の治療**

痙縮の治療はリハビリテーション医療では積極的に行われています．医師による薬物治療としては，筋弛緩剤，抗痙攣薬であるバクロフェンを持続的に脊髄周辺（髄腔内）に注入する<u>バクロフェン髄腔内投与法</u>，過緊張が認められる筋にボツリヌス毒素製剤を注射する<u>ボツリヌス療法</u>が行われます（図8）．

ストレッチングや温熱療法・寒冷療法，振動刺激療法，電気刺激療法，装具療法などが行われます（図8）．

脳卒中急性期の物理療法

脳卒中では，発症後，安静や弛緩性麻痺により廃用性の筋萎縮が生じることが予測されます．そのため，早期離床や早期の理学療法が行われ，廃用による筋萎縮や臥床による合併症（肺炎，尿路感染症）を予防します．この廃用による筋萎縮には，<u>神経・筋電気刺激</u>（neuromuscular electrical stimulation：NMES）が使用できます．NMESによる筋収縮は，筋タンパク質を保持し，廃用性筋萎縮の予防ができます．とくにNMESでは，患者の能動的な努力を必要としないため，重度の麻痺があっても使用できます．

一方，脳卒中の急性期では，安静臥床により静脈灌流が阻害され，静脈血管内に血栓（深部静脈血栓）が生じます（図9a）．深部静脈血栓が生じ

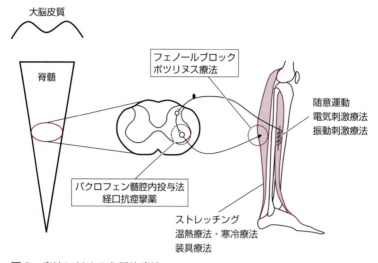

図8 痙縮に対する各種治療法
赤い破線で囲まれた部位が薬剤による標的を示します．脊髄や神経筋接合部位に対して治療が行われます．

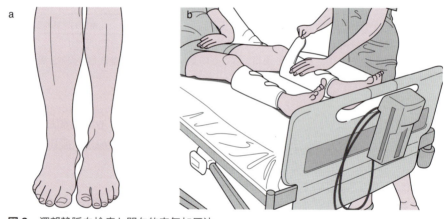

図9 深部静脈血栓症と間欠的空気加圧法
a：深部静脈血栓症による浮腫
b：間欠的空気加圧装置の装着

ると，離床した際に血栓が剥離して肺塞栓症（pulmonary embolism：PE）を引き起こします．**深部静脈血栓症**には，早期の離床が重要ですが，『脳卒中治療ガイドライン2015［追補2017］』[11]では「脳出血急性期の患者で麻痺を伴う場合，**間欠的空気圧迫法**（機械的な圧迫装置）により深部静脈血栓症および肺塞栓症を予防することが勧められる」としています（**図9b**）．リスクに対す

> **Point**
> ・痙縮による関節可動域制限に対するボツリヌス療法（保険適用）がよく行われています．標的となる筋の特定にはPTがかかわり，担当医師と連携して痙縮に対する治療を試みましょう．また，ボツリヌス療法は，3カ月間は再投与ができませんので，NMESを活用することで効果を持続させることができるでしょう．また，PTは，運動の共同（協調性や連動性）筋や拮抗筋も考え，単一の筋だけでなく，全体をみるとよいでしょう．

る対策にも物理療法が利用されています．

脳卒中回復期の物理療法

脳卒中の運動麻痺に対して，運動機能の回復を目的に，単収縮レベルの運動閾値や感覚閾値で通電する方法があります．この通電は，大脳皮質の興奮性を増大させ，運動機能の回復を目的として行う**末梢神経感覚刺激**（peripheral nerve sensory stimulation：PSS），あるいは**体性感覚刺激**（somatosensory stimulation）とよばれています．この方法では，電気刺激中，あるいは電気刺激後に随意的な運動を組み合わせることで効果を出します．

脳卒中は，運動機能の回復とともに筋緊張が亢進し痙縮を呈し動作が難しくなります．そのため，痙縮筋の拮抗筋への電気刺激（NMES）や動筋（痙縮筋），拮抗筋への振動刺激を使って痙縮を抑制する方法があります．

NMESでは，痙縮筋の拮抗筋を強縮レベルの運動閾値で電気刺激し，相反神経支配を使った痙縮筋の抑制（**GIa相反抑制**）を図っていきます．痙縮筋の**腱への振動刺激**では，ゴルジ腱器官からのGIb神経線維の活動を促し，動筋（痙縮筋）を抑制（**GIb抑制**）します（**図11a，c**）．**筋上への振動刺激**は，動筋に対して促通的（緊張性振動反

トピックス

- 脳卒中では，運動神経線維の興奮性が高まることで**type I線維（遅筋線維）の肥大**と運動制御の損失により**type II線維（速筋線維）の萎縮**が生じるとされています[10]．そのため，速筋線維への治療が必要です．

末梢神経への電気刺激では，太い神経線維の興奮閾値が低く速筋線維が動員されやすくなります．また，筋上への電気刺激では，速筋線維と遅筋線維には周波数特性があり，刺激周波数30～40 ppsで遅筋線維，60～80 ppsで速筋線維が動員されます．しかし，表層部分に速筋線維が多いことにより速筋線維が多く動員されやすい特徴があります．そのため，脳卒中による速筋線維の萎縮に対して，電気刺激が有効であるといえます（**図10**）．また，皮膚への冷刺激は，速筋線維に促通的に作用することもわかっていますので，皮膚感覚刺激を使うこともできます（**図10**）．

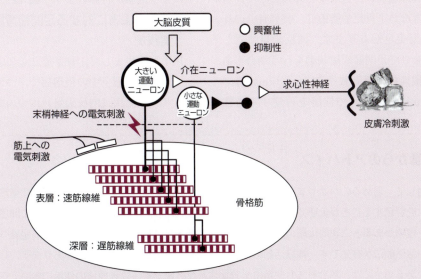

図10　電気刺激，皮膚冷刺激による速筋線維の動員
冷刺激は皮膚や軟部組織への刺激であって筋組織を冷やしていません．

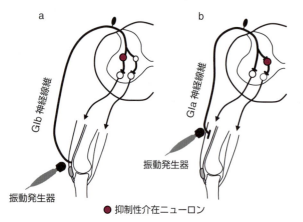
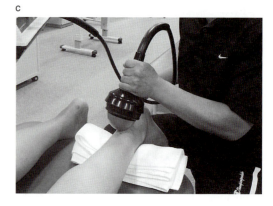

図11 振動刺激療法による神経・筋活動の興奮と抑制
a：ゴルジ腱器官（GIb 神経線維）の興奮による動筋の抑制
b：筋紡錘（GIa 神経線維）の興奮による動筋の促通
c：アキレス腱への振動刺激療法

射）に，拮抗筋に対して抑制的（GIa 相反抑制）に作用します（図11b）．

振動刺激は，刺激条件により作用が異なります．低周波数振動（5〜50 Hz）では，動筋への GIb 抑制作用が，高周波数振動（100〜200 Hz）では，動筋への促通作用と拮抗筋への GIa 相反抑制が期待できます．

脳卒中維持期の物理療法

脳卒中片麻痺患者に特有な歩行障害として，背屈が十分できない下垂足や腓腹筋，後脛骨筋の痙縮による内反尖足があります．内反尖足に対して，短下肢装具で足関節底屈制動を行う場合もありますが，機能的電気刺激療法（functional electrical stimulation：FES）で機能を再建する方法があります．電気刺激により歩行時の足関節背屈機能を再建し，歩行の機能的な改善を図ります．『脳卒中治療ガイドライン2015［追補2017］』では，FES により足関節背屈筋力や歩行の改善に効果があります[11]．残存している機能を最大限に使用でき，運動機能の維持・改善を図るのに有効です．

また，生活期では，末梢神経や筋への電気刺激だけでなく，大脳皮質への磁気刺激や直流刺激が行われます．皮質活動の興奮性を変化させることによる治療が行われます（図12）

●脳卒中患者に対する足関節背屈のFESの実践例
ＰＴ：初めまして，理学療法士の○○です．今日は，脳卒中の後遺症で，つま先が上がらない症状（内反尖足）についてのご相談でご

 先輩からのアドバイス

痙縮に対して，温めるのか冷やすのか選択に悩むことがあります．まずは，標的とする痙縮筋と位置（表層・深層）を評価することが大切です．標的の痙縮筋が絞れたら，筋組織と神経のどちらに問題が大きいか考えます．痙縮があると二次的に筋の粘性増大と弾性の低下が生じます．その場合は，筋組織への介入となりますので温熱療法が有効です．神経活動の抑制には，寒冷療法を選択する必要があります．しかし，表在感覚異常がある場合には，寒冷療法も使用に十分な注意が必要です．物理療法の使用において安全管理ができなければ適応ではありません．

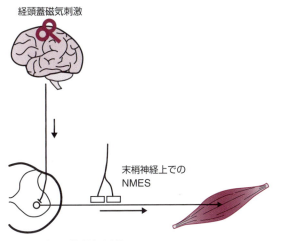

図12 経頭蓋磁気刺激とNMES

来院されたと伺っております．
患者：初めまして，○○と申します．自力でつま先を上げることがなんとかできる程度で，まだまだ弱いのでプラスチック装具をつけて通勤しています．もう少し力をつけ，歩きやすくする方法はありますか？
ＰＴ：歩いて通勤しているのですね．自宅内でも装具は装着していますか？
患者：いいえ．自宅内では装具を外して歩いています．ゆっくり歩けば自宅内の階段も装具なしで昇降可能です．しかし，屋外では長く歩くとだんだん足がこわばり，つま先が上がらなくなり困っています．
ＰＴ：その原因は，つま先を上げる筋肉の疲れによる筋力低下とふくらはぎの筋肉のこわばりが原因ですね．このこわばりを痙縮といいますが，電気刺激はこの痙縮に有効です．それでは，つま先を引き上げる神経と筋肉に電気刺激を加えて歩く機能を向上させるFESを試してみましょう．
患者：はい．
ＰＴ：まずは，つま先を上げるための神経が多く集まっている部位（モーターポイント）を探します．電気刺激を加えますので，痛みや違和感があったら教えてください（**図13a**）．
患者：痛くありません．電気刺激をくわえるとつま先が上がるのですね．
ＰＴ：そうですね．ここがモーターポイントのようです．それでは，再度，電極パッドを貼付して，専用カフで固定します（**図13b**）．また，靴の中敷きの踵部分に薄いセンサーを設置します．歩行の際，麻痺側の脚の踵が地面から離れることがトリガー（引き金）となり，つま先が上がるように筋肉に電気刺激が加わることになります．さあ歩いてみましょう．

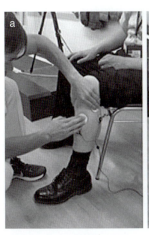 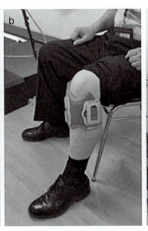 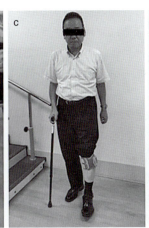 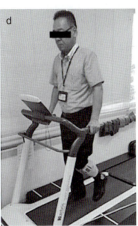

図13 FESの装着と歩行
a：総腓骨神経と前脛骨筋上への電極接地
b：電気刺激装置の装着
c：FESを使用したT字杖歩行
d：FESを使用したトレッドミル歩行

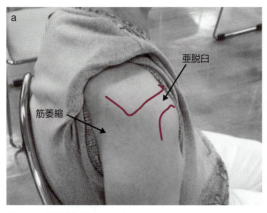 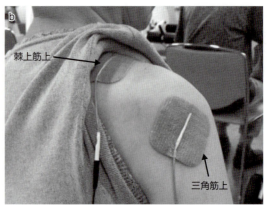

図14 肩関節亜脱臼に対するNMES
a：肩関節亜脱臼の確認と棘下筋の筋萎縮が認められます．
b：棘上筋，三角筋へのNMESによって上腕骨骨頭の挙上運動を認めます．

患者：いいタイミングでつま先が上がって，とても歩きやすいです（図13c）．
ＰＴ：今後ですが，通院は可能ですか．
患者：週に1回程度であれば通院はできます．
ＰＴ：では，通勤を考えて運動量を多くしたとき痙縮の様子もみたいので，トレッドミルを使った評価とトレーニングをしましょう（図13d）．その後にFESを日常生活でも使えるように進めましょう．
患者：はい，わかりました．お願いいたします．

● 脳卒中患者に対する肩関節亜脱臼のNMESの実践例

ＰＴ：理学療法士の○○です．腕の動きはいかがですか？　力が入るようになりましたか？
患者：まだまだです．頑張って上げるようにしているのですが，腕が重く感じます．肩の付け根に隙間があるような気がしますが，なにもしないで大丈夫でしょうか？
ＰＴ：運動麻痺によって，肩関節周辺の筋肉に力が入らず，亜脱臼している状況です（図14a）．痛みはありますか？
患者：痛みはほとんどありませんが，肩を動かそうとすると胸と脇の筋肉のこわばりを感じます．
ＰＴ：わかりました．筋肉をストレッチングしてみると，大胸筋や広背筋に筋のこわばりである痙縮を感じます．

患者：肩関節の亜脱臼は麻痺と痙縮によるのですね．
ＰＴ：はいそうです．自分で力を入れづらい状態ですので，電気刺激による筋力増強運動（NMES）を行うとよいかと思います．
患者：はい，わかりました．
ＰＴ：肩関節の亜脱臼は，長期化すると肩関節周辺の軟部組織に損傷を与える可能性もありますので，本日から始めましょう．腕を懸垂する肩関節周辺の筋群に電極パッドを貼付し，一定時間電気刺激を加えます（図14b）．また，電気刺激を加えながら肩をすくめるような運動や腕を上げるような運動も合わせて行っていきます．上肢の運動麻痺自体を改善させることを目標にしましょう．
患者：はい，わかりました．お願いいたします．

● 脳卒中患者の痙性筋に対する振動刺激の実践例

ＰＴ：初めまして，理学療法士の○○です．今日は，脳卒中後遺症により手足がこわばる症状があり，ご来院されたと伺っております．
患者：以前よりも麻痺側の手がこわばって，自分の意思に反して握り込んでしまいます．また，歩いているときにふくらはぎがこわばり，つま先が上がりづらくなってきていま

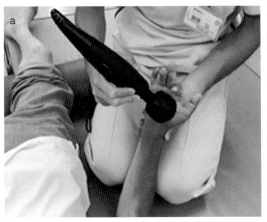 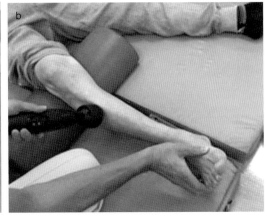

図 15　振動刺激と痙縮の抑制
a：振動刺激を付加し，手指屈筋群の痙縮を抑制します．低周波数振動（5〜50 Hz）ではゴルジ腱器官の活動により抑制されます．
b：前脛骨筋に対して振動刺激と随意的な背屈運動を同時に行うことで，拮抗筋である下腿三頭筋に相反抑制を引き起こします．高周波数振動（100〜200 Hz）で，筋収縮が促されます．

　す．このこわばりを軽くする方法はありますか？
ＰＴ：振動刺激を使ってこわばり感をとる方法があります．皮膚のトラブルがなければ安全に行える方法ですので試してみましょう．
患者：はい．
ＰＴ：それでは，最初に手のこわばり感をとっていきましょう．力を抜いて腕を私に預けてください．手のひらに振動を加えて，こわばっている指を曲げる筋肉を緩めます．振動刺激の頻度を少なくして1分ほど刺激を加えていきます（図15a）．
ＰＴ：それでは始めます．振動は不快ですか？
患者：不快ではありません．心地よい程度の刺激です．振動を与える場所のポイントはあるのですか？
ＰＴ：指を曲げるための筋肉が多数ありますが，それらの筋肉の腱が手のひらの付け根にあります．その周辺の箇所に刺激を加えると効果が高いようです．腱に刺激が入りやすい部位を探しながら実施しましょう．いくつか箇所を変えてみながら改善効果を比べてみましょう．
患者：はい，わかりました．
ＰＴ：次に，ふくらはぎのこわばりをとっていき

ましょう．
ＰＴ：つま先を上げるための筋肉が向こう脛にあります．この筋肉に対して，振動刺激の頻度を多くして繰り返し刺激を加えます．刺激を加えた際，同時につま先を上げるよう努力してください．刺激に合わせて運動を行うことで，ふくらはぎの筋肉のこわばり感が減少します（図15b）．
患者：向こう脛そばの筋肉に振動刺激が加わったときにつま先を上げるように力を入れればよいのですね．
ＰＴ：そうです．
患者：振動を与えると筋肉はどのようになるのですか？
ＰＴ：筋肉の中に，筋紡錘といわれる受容器があります．その受容器に振動刺激が加わると反射的に筋肉が収縮します．つま先を持ち上げる筋肉の反射的な収縮と力を自ら入れることでふくらはぎの筋肉が緩むことになります．
患者：はい，わかりました．
ＰＴ：では，振動刺激を加えていきましょう．

（齋藤　弘，菅原　仁）

③ 組織障害への物理療法（褥瘡への物理療法）

実際に褥瘡患者へ電気刺激療法を行う際の手順を以下に説明します．なお，実際の褥瘡患者は，意識や認知機能低下により意思疎通が図れない人もいるため，その際は患者家族に説明するようにしましょう．

電気刺激療法を実施する前には，微温湯（35〜37℃）の生理食塩水または水道水で褥瘡を十分に洗浄します．創に付着している外用薬や排泄物を，創を傷つけないよう，グローブをはめた手指で創周囲の皮膚や創をなでるように弱酸性の洗浄液で洗浄します．ポケットを有する褥瘡の場合，ポケットに負担をかけない範囲で指先を入れて洗い，ポケット内部もシリンジを用いて洗浄液が残らないよう洗い流します．このとき，無理に指を入れるとポケットを拡大させる危険性があるのでシリンジによる水圧で洗い流しましょう．

症例

仙骨部に，皮下組織まで達する，治癒が停滞している褥瘡を有しています．NPUAP のステージ分類（**表1**）[12] はⅢで，表面は赤色の良性肉芽で覆われています．麻痺があり，自力での体位変換は難しく治癒が遷延化しているため，電気刺激療法を行い，褥瘡治癒を促進させることにしました．電気刺激療法によって創の治癒が促進されるので，再発予防のために電気刺激療法と並行して，関節可動域の維持や良肢位をとるようにします．

治療場面

治療を開始する前に，患者本人へ電気刺激療法の目的と期待される効果について説明します．意思疎通困難な患者の場合，患者家族へ説明しま

表1 NPUAP のステージ分類（文献 12 より一部改変）

ステージ	状態
Ⅰ：消退しない発赤	皮膚の損傷はないが，消退しない発赤を伴う褥瘡．
Ⅱ：部分欠損	真皮の部分欠損で黄色の壊死組織（スラフ）や皮下出血は伴わない．水疱を呈することもある．
Ⅲ：全層皮膚欠損	皮下組織にまで達する褥瘡．骨，腱，筋の露出はないが，スラフや黒色の壊死組織（エスカー），ポケットを伴うこともある．
Ⅳ：全層皮膚欠損	皮下組織を超え，骨，腱，筋の露出を伴う褥瘡．Ⅲと同様，スラフやエスカー，ポケットを伴うこともある．
判定不能：深さ不明	創底にスラフやエスカーがあり，実際の深さがわからない状態．
DTI 疑い：深さ不明	皮下の軟部組織が損傷されており，表皮の欠損はないが，紫色や茶色の皮膚変色や血疱を生じている状態．皮膚表面からは実際の深さはわからない．

Point

- ・NPUAP のステージ分類は，褥瘡の深達度で分類しています．Deep Tissue Injury（DTI）は皮膚表面からは深達度がわからないため，正確な断面の評価のためには超音波検査が必要です．
- ・エスカーは乾燥した硬い黒色の壊死組織です（図1aの左）．スラフは，水分を含んだ黄色の軟らかい壊死組織です（図1aの右）．

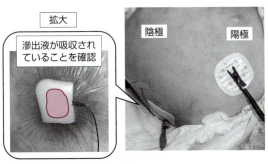
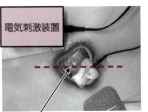
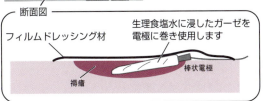

図16 電極の設置方法[13]
滲出液を吸収したフォームドレッシング材に関電極（陰極）を挿入し、不関電極（陰極）を周囲の健常皮膚に貼付します．

図17 ガーゼを用いた電極の設置方法

PT：初めまして，理学療法士の○○です．今日から褥瘡の自然治癒を促すために，電気刺激療法を実施します．

患者（患者家族）：よろしくお願いします．

PT：電気刺激療法の治療効果について説明いたします．電気刺激によって，傷の修復に必要な細胞を活動的にして増やして傷口に集め，傷の治りを早くする効果が期待できます．傷口と傷の周りに電極を置いて，電気刺激を60分間実施します．電気刺激は，電流を流しても感じられない強度なので，安心してください．

患者（患者家族）：わかりました．よろしくおねがいします．

（フォームドレッシング材が貼付されている場合）

①フォームドレッシング材に滲出液が十分吸収されているかを確認し，棒状の関電極（陰極）をドレッシング材に挿し込みます（図16）[13]．このとき，棒状電極で創を傷つけないよう，慎重に挿入し，ドレッシング材の内部に電極をとどめるようにしましょう．棒状電極は，ポケットなどの治癒を最も促進させたい部位に挿入し，電場を作ります．

（フォームドレッシング材以外のものが貼付されている場合／フォームドレッシング材に滲出液が十分吸収されていない場合）

PT：治療を始めるので，いまから傷をきれいに洗いますね．

①あらかじめシャワーボトルに微温湯を入れておきます．ドレッシング材をていねいに剝がし，微温湯を創部にかけてやさしく創部や周囲の皮膚をぬらします．泡を用いて洗浄したあとは，清潔なガーゼで水分を吸収します．生理食塩水に浸したガーゼで電極を挟んで創上に置き，上からフィルムドレッシング材で固定します（**図17**）．

PT：いまから傷口のそばに電極を貼りますね．

②周囲の健常皮膚に異常がないことを確認します．

③不関電極（陽極）を創部からできるだけ近い場所（5～10 cm以内）の健常皮膚上に貼付します．

④電極が外れないようにかぶれない（接触性皮膚炎を誘発しない）医療用テープでコードを固定します．

PT：電極を設置しました．傷がベッドに当たらないよう左向きに体の向きを変えますね．

⑤治療中は体位変換ができないので，電極コードや刺激装置が体の下に巻き込まれないような安楽な肢位に設定します．仙骨部が治療部位なので，治療中の体位は左下30°側臥位とし，大腿骨の左側大転子や肩峰などの骨突出部に過剰な圧がかかっていないか，体幹のねじれがないかを確認しましょう．

PT：この姿勢のまま60分ほど過ごすことになります．傷以外にも，肩，背中，腰などに

痛いところ気になるところはありませんか？
患者：腰に痛みがあります．（疼痛や不快感がある際は，疼痛の原因を説明し，上半身と下半身を別々の枕やクッションを用いて再度肢位を設定しましょう．治療開始すぐには症状が出ないので，数分後に再度確認します）
ＰＴ：この姿勢はどうですか？
患者：これなら大丈夫です．
ＰＴ：それでは，いまから電気を流しますね．
⑥刺激条件（刺激強度：200μA付近，周波数：2 Hz）を設定し，60分間電気刺激を行います．
ＰＴ：なにか感じますか？
患者：いいえ，何も感じません．
ＰＴ：人の皮膚では感じられないくらい弱い刺激ですが，途中で気分が悪くなったり，痛みやかゆみなどの不快感が生じたらすぐに教えてください．
ＰＴ：電気刺激を60分後に終了します．

　　　（治療中）
ＰＴ：30分経ちましたが，痛みや不快感などはありませんか？
患者：ありません．
ＰＴ：残りあと30分です．なにか違和感などがあれば教えてくださいね．
患者：わかりました．
　　　（治療終了直前）
ＰＴ：もうすぐ電気刺激療法が終わります．治療前と比べてかゆみなど変化はありますか？
患者：とくにありません．
ＰＴ：電気刺激を実施すると体に電子が蓄電されますが，その電荷を放出しないといままで流した電流と逆向きに放電されてしまいます．せっかく傷口に集めた細胞が別の方向へ逃げる可能性があるので，治療終了後に電荷を放出する作業（1分間）を行います．もう少しお待ちください．
患者：わかりました．
⑦終了後は生体内に蓄積された電荷を放出するた

> **Topics トピックス**
>
> ・生体に通電すると生体内がコンデンサーの役割を果たし，電荷が生体内に蓄積されます．通電が終わると蓄積された電荷が放出され，刺激した向きと逆方向の電流（逆向き電流）が生じます．逆向き電流が発生すると，電気刺激により創部に集められた線維芽細胞が反対方向へ遊走してしまうことがある[14]ため，電気刺激終了後は必ずシャント作業を行いましょう（図18）．
>
>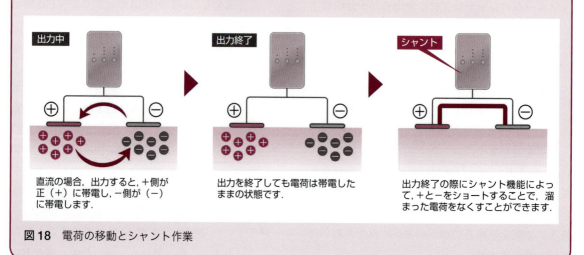
>
> **図18　電荷の移動とシャント作業**

めに，自動シャント機能のない機器を使用した際は1分間のシャント作業を行い（図19），その後，健常皮膚に赤みがないか確認します．また，フォームドレッシング材に電極を差し込んでできた穴にはフィルムドレッシング材を上から貼付し，滲出液がもれないようにします．

PT：これで電気刺激療法は終了です．治療中，痛みや不快感はありませんでしたか？

患者：ありません．

PT：では，これからも続けていきましょう．また，関節拘縮を予防するために，関節を動かす練習をしましょう．

⑧使用した関電極，不関電極のコード等はアルコールで消毒します．継続して治療するので，治療終了まで器具はその患者専用とし，院内感染を予防します．治療期間中に新たな創部感染

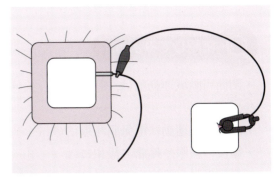

図19　シャント作業
通電後，生体内に蓄電している電荷を放電するため両電極間をコードでつなぎ，シャント作業を行います（シャント機能を内蔵している機器は不要）．

を認めた場合，速やかに電気刺激療法を中止し，医師に相談しましょう．

 先輩からのアドバイス

線維芽細胞は陰極方向へ遊走するため，傷を縮小させたい方向に電気が流れるように電極を設置しましょう（図20）．

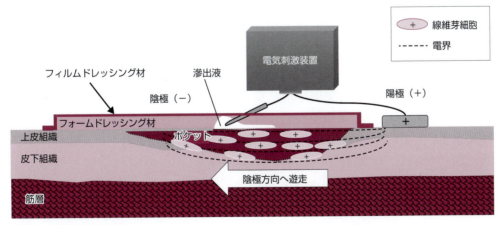

図20　電極を貼る位置
陽極帯電している線維芽細胞は陰極へと遊走（電気走性）するため，肉芽組織を増加させたい場所に陰極を設置します．図のように，褥瘡の深い部分やポケットがある場所に線維芽細胞が遊走するように工夫しましょう．

（植村弥希子）

確認してみよう！

- 関節可動域運動前は，軟部組織の柔軟性を高めるために（　①　）を行うと効果的です．
- 筋力増強運動は電気刺激療法の（　②　）を併用すると効果的です．
- 術後の腫脹や疼痛の緩和には（　③　）が有効です．
- 深部静脈血栓症の予防には（　④　）が有効です．
- 疼痛管理には，電気刺激療法の（　⑤　）が有効です．
- 体重の超過が問題となる場合は（　⑥　）が有効です．
- アイスパックは（　⑦　）分ほど冷やして 30 分から 1 時間ほど休憩することを繰り返します．
- 疼痛を緩和する目的で電気刺激を行うとき，電極は疼痛部位と同じ（　⑧　）あるいは疼痛部位を支配する皮神経の走行に沿って貼ります．
- 術後急性期に電気刺激を行うときは，2 つの電極が（　⑨　）を挟まないようにします．
- 筋を電気刺激するときは，電極のサイズが（　⑩　）と疼痛が生じにくくなります．
- 脳卒中後遺症の肩関節亜脱臼の原因は，棘上筋や三角筋の弛緩性麻痺と合わせて，大胸筋，大円筋，広背筋などの（　⑪　）により骨頭が前下方へ引かれることによります．
- 痙縮に対する治療としては，筋弛緩剤の内服や服薬，抗痙攣薬であるバクロフェンを持続的に脊髄周辺（髄腔内）に注入する（　⑫　），過緊張が認められる筋にボツリヌス毒素製剤を注射する（　⑬　）が行われています．
- 脳出血急性期の患者で麻痺を伴う場合，「間欠的空気圧迫法（機械的な圧迫装置）により（　⑭　）および肺塞栓症を予防することが勧められる」とされています．
- 脳卒中では，運動神経線維の興奮性が高まることで（　⑮　）の肥大と運動制御の損失により（　⑯　）の萎縮が生じるとされています．末梢神経への電気刺激では，太い神経線維の興奮閾値が低く（　⑰　）が動員されやすくなるので，脳卒中による（　⑰　）の萎縮に対して，電気刺激が有効であるといえます．
- （　②　）では，痙縮筋の（　⑱　）を強縮レベルの運動閾値で電気刺激し，（　⑲　）の抑制を図っていきます．
- 痙縮筋の腱への振動刺激では，ゴルジ腱器官からの（　⑳　）の活動を促し，動筋（痙縮筋）を抑制できます．
- 褥瘡に対する電気刺激療法の対象となるのは（　㉑　）期で，黒色や黄色の（　㉒　）があるときは適応外となります．
- 創部が（　㉓　）色の肉芽組織で覆われている状態が電気刺激療法の適応となりま

す.
・滲出液の量が不十分なときは,（　㉔　）でぬらしたガーゼで電極を巻き，創部の
　上に置いてフィルムドレッシング材で固定します.
・創を小さくしたい向きに電流が流れるよう，創部に（　㉕　）極を，健常皮膚に
　（　㉖　）極を置いて電気刺激を行います.
・実施中は体位変換ができないため安楽な肢位を設定し，電気強度は（　㉗　）μA,
　周波数は（　㉘　）Hz，刺激時間は（　㉙　）分で行います.
・逆向き電流が生じないため，刺激終了後には（　㉚　）を行います.

解答

①温熱療法　②神経・筋電気刺激（NMES）　③寒冷療法　④間欠的空気加圧法　⑤経皮的
神経電気刺激（TENS）　⑥水中運動療法　⑦5～15　⑧デルマトーム　⑨術創部　⑩大き
い　⑪痙縮　⑫バクロフェン髄腔内投与法　⑬ボツリヌス療法　⑭深部静脈血栓症
⑮type Ⅰ線維（遅筋線維）　⑯type Ⅱ線維（速筋線維）　⑰速筋線維　⑱拮抗筋　⑲痙縮
筋　⑳GIb神経線維　㉑増殖　㉒壊死組織　㉓赤　㉔生理食塩水　㉕陰　㉖陽　㉗200
㉘2　㉙60　㉚シャント作業

引用・参考文献

1) 日本褥瘡学会ほか：褥瘡予防・管理ガイドライン．第4版，褥瘡会誌 17（4）：535，2015．

2) Zhang W et al：OARSI recommendations for the management of hip and knee osteoarthritis, Part II：OARSI evidence-based, expert consensus guidelines. Osteoarthritis Cartilage 16（2）：137-162, 2008.

3) 津村 弘：変形性膝関節症の管理に関する OARSI 勧告 OARSI によるエビデンスに基づくエキスパートコンセンサスガイドライン（日本整形外科学会変形性膝関節症診療ガイドライン策定委員会による適合化終了版）．日本内科学会雑誌 106（1）：75-83，2017．

4) Kullenberg B et al：Postoperative cryotherapy after total knee arthroplasty：a prospective study of 86 patients. J Arthroplasty 21（8）：1175-1179, 2006.

5) 中山 孝：ビジュアルレクチャー理学療法基礎治療学II物理療法．医歯薬出版，2012，pp38-59．

6) 伊黒浩二，庄本康治：変形性膝関節症に対しスクレロトームをデルマトーム領域に反映させた電極貼付による経皮的電気刺激（TENS）の鎮痛効果．物理療法学会誌 20：35-42，2013．

7) Rakel B A et al：Transcutaneous electrical nerve stimulation for the control of pain during rehabilitation after total knee arthroplasty：A randomized, blinded, placebo-controlled trial. Pain 155（12）：2599-2611, 2014.

8) Stevens-Lapsley J E et al：Early neuromuscular electrical stimulation to improve quadriceps muscle strength after total knee arthroplasty：a randomized controlled trial. Phys Ther 92（2）：210-226, 2012.

9) Demircioglu D T et al：The effect of neuromuscular electrical stimulation on functional status and quality of life after knee arthroplasty：a randomized controlled study. J Phys Ther Sci 27（8）：2501-2506, 2015.

10) Sions JM et al：Age- and stroke-related skeletal muscle changes：a review for the geriatric clinician. J Geriatr Phys Ther 35（3）：155-161, 2012.

11) 日本脳卒中学会脳卒中ガイドライン委員会編：脳卒中治療ガイドライン 2015［追補 2017］．協和企画，2015．

12) NPUAP（米国褥瘡諮問委員会）ほか著，真田弘美ほか監訳：褥瘡の予防と治療：クイックリファレンスガイド．メンリッケヘルスケア．

13) 吉川義之ほか：仙骨部褥瘡患者に対する直流微弱電流刺激療法の試み．褥瘡会誌 14（4）：582-586，2012．

14) 吉川義之ほか：ヒト皮膚由来線維芽細胞の電気走性における放電操作の有効性．第 46 回日本創傷治癒学会，2016．

索 引

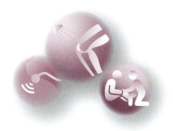

和文

あ
アイスパック療法　53, 59, 208, 209
アイスマッサージ　59
アクアヌードル　84
悪性腫瘍　47, 68, 71, 73, 82, 97, 129, 170
圧覚　101
圧刺激　110
圧電効果　44
圧迫　58, 209
圧迫法　73, 170, 172 ～ 175
アデノシン三リン酸　147
アトピー性皮膚炎　67, 68
アプリケーター　33
アルントシュルツの法則　167, 168
アレルギー性皮膚炎　97, 117
アロディニア　97, 107, 117
安全管理　8, 188
安全管理委員会　198

い
イオントフォレーシス　90, 145, 146, 149
痛み指数　102
痛み対応電流閾値　102
医薬品医療機器等法　8, 188
医療過誤　196
医療機器のクラス分類　188
医療事故　187, 196 ～ 198
医療事故報告書　201
入れ墨（タトゥー）　37
インキュベーター　10
陰極抑圧の法則　109, 111, 113
インシデント　187, 190, 196 ～ 198
インシデント報告書　200

う
植込み型電極　138
渦抵抗　79
運動閾値レベルの刺激　110, 113
運動点　90, 91, 99, 130

え
エネルギー変換熱　25, 43
エンケファリン　108, 167, 169
炎症の制御　53, 65
円錐金属経皮電極　5
遠赤外線療法　64, 69
エンドルフィン　167, 169

お
オイルマッサージ　176, 177
オームの法則　92
オピオイド　167, 169
温覚受容器　21
温覚センサーの特徴　21
温熱作用　41, 43, 63, 64
温熱手段と組織加温効果　13
温熱素材の冷却曲線　13
温熱療法　2, 14, 206, 207

か
ガードナー牽引　160
介達牽引　157, 158, 160
回転法　41, 47, 48
カウザルギー　108
加温器　16, 17
拡散減衰　43
下行性疼痛制御　110, 171
可視光線　26, 64
カップリング材　46, 47
過分極　92, 93, 109
渦流浴療法　13, 81, 82, 85
感覚閾値レベルの刺激　110, 113
感覚異常　47, 58, 71, 97, 117, 151
間欠圧迫法　173
間欠牽引　157, 158, 162, 163
間欠的空気圧迫法　167, 177, 178, 180, 214
間欠的空気加圧法　206, 214
間欠腰椎牽引療法　163
干渉波電流刺激　90, 105, 113, 115
関節リウマチ　19, 170
乾癬　67, 68
関電極　113
関導子　130

き
管理医療機器　8
寒冷過敏症　58
寒冷療法　53, 54, 56, 206, 208, 209
関連痛　114

き
機械的刺激効果　41, 44
気化冷却　53, 54
危険信号　106, 189, 190
基電流　98
機能改善　124
機能再建　89, 124
機能的電気刺激療法　89, 91, 123, 124, 136, 141, 145, 216
気泡浴装置　82
逆二乗の法則　25, 30, 31
逆ピエゾ効果　44
吸収減衰　43
急性疼痛　106, 116
強擦法　170, 172, 173
強縮　131, 132
極興奮の法則　111
棘状波　96
極低温療法　53
筋厚評価　50
筋萎縮　123, 125
筋衛星細胞　126
筋緊張評価スケール　73, 74
筋硬結　175
筋硬度計　164
筋スパズム　34, 57, 82, 158, 159, 161, 163, 164
近赤外線療法　63, 64, 69
緊張性振動反射　215
筋疲労　65, 113, 170
筋膜リリース　177
筋力増強　50, 89, 123, 125

く
空間平均時間最高強度　41, 44
空間平均時間平均強度　41, 44
矩形波　96, 126
クライオキネティクス　54, 59
クライオセラピー　53, 54
クラッチフィールド牽引　160

227

クリッカー　58
グローブ法　19
クロナキシー　98 〜 100

け

軽擦法　168, 170
痙縮　57, 71, 135, 212 〜 214, 216
形状抵抗　79
痙性の抑制　125
痙性抑制作用　123, 127, 135
経腟プローブ　151
頸椎牽引療法　157, 160
経頭蓋磁気刺激　217
経皮的神経電気刺激　4, 90, 105, 106, 206
ゲートコントロール仮説　109, 110, 167, 169
血液循環の改善　2
血液・リンパの循環改善　167, 168
血栓性静脈炎　47, 129
牽引角度　158
牽引時間　161, 163
牽引性振動法　176
牽引療法　157, 158
牽引力　158, 161, 163
腱への振動刺激　215

こ

高閾値侵害受容器　101
高温浴　81
光化学作用　63, 64
高輝度　63, 72
光線　1, 2, 64
光線過敏症　68, 71
光線療法　2, 63
　　——の生体への影響　65
交代浴　82
叩打法　170, 174
鉱泥　16
高電圧パルス電流刺激療法　145, 146, 148
光電効果　66
紅斑作用　68
抗利尿ホルモン　80
交流電流　92, 94, 129
高齢者の皮膚　148
コールドパック　53, 58
股関節と水中運動療法　86
国際疼痛学会　106
極超短波　5, 26, 32, 36
　　——による組織の誘電率　28
　　——の照射適応量　33
極超短波療法　13, 25, 30, 32, 33, 35, 207
骨折に対する超音波療法　49

骨セメント　47
骨電気刺激　90
骨盤底筋群のトレーニング　152, 164
骨盤ベルト　158, 162
骨癒合の促進　90
固定法　41
ゴルジ腱器官　169, 175

さ

細菌の死滅する温度・時間　18
最小感知電流閾値　102
最小強度の電流値　101
最小紅斑量テスト　63, 67 〜 69
再神経支配所見　100
再生・修復　91
再分極　92, 93
サイン波　96
錯乱減衰　43
殺菌・細胞損傷作用　64
サテライト細胞　126
サルコペニア　128

し

シールド　194
紫外線療法　7, 63, 64, 66 〜 68
視覚的評価スケール　74
磁気刺激装置　91
直達牽引法　157, 158, 160
軸索反射　114
軸索変性　101
刺激周波数と筋張力の関係　132
指向性　63, 72
持続圧迫法　173
持続牽引　157, 158
肢体容積測定　183
時値　98, 99
シャント作業　222, 223
周径の測定　182, 183
自由神経終末　101
揉捏法　171, 172
揉捻法　170
修復の促進　89
ジュール熱　28
主観的感覚　59
シュテンマーサイン　182, 183
循環改善　145, 146, 149
循環不全　70
照射時間率　44
情動反応　106, 171
触圧刺激　110, 167
褥瘡　83, 205, 220
触覚　101
シリカゲル　16
侵害受容器　101, 108

神経・筋再教育　125, 126
神経筋接合部　98
神経・筋電気刺激療法　90, 123 〜 125, 205, 206, 213
神経系の興奮や抑制　167, 168
神経選択的知覚閾値測定器　102
心臓ペースメーカ　32, 47, 91, 97, 116, 139, 151, 191
振動刺激　205, 215, 216, 219
　　——の実践例　128
振動法　170, 175, 176
深部温熱療法　25
深部静脈血栓症　97, 129, 214
　　——の局所　116
心不全　77, 85, 178
心房ナトリウムペプチド　80

す

水泳　84
水腫　179
水中 PNF　84
水中運動療法　84, 207
水中エアロビクス　84, 85
水中トレッドミル　84
水中歩行　84
水中リラクゼーション療法　83
水治療法　2, 13, 77, 78
数値評価スケール　74
スクレロトーム　105, 111, 113
スクロール法　41
ストローク法　47, 48
スネルの法則　42

せ

正弦波　96
静止膜電位　92
星状神経節ブロック　70
静水圧　77 〜 80, 177
赤外線療法　13, 26, 63, 64, 69
脊髄視床路　109
石灰化沈着　50
接触性皮膚炎　116
切打法　174
セミファーラー位　161
ゼロ位置開始保護機構　8
全身浴　78

そ

双極性パルス電流　94, 110, 130
創傷治癒効果　48, 49, 77, 145, 146
相対禁忌　187, 190
相反抑制　128, 135
層流　79
組織　192
　　——の再生　89

228

──の代謝亢進　56
──の治療　90
──への電気刺激療法　145, 146
組織硬度計　74
速筋　95, 125, 215
損傷電流　147

た

体液平衡の改善　178
体温の恒常性維持　56
台形波　96
対向流熱交換　57
　　──と乱調反応　57
対称性二相矩形波　125
ダイノルフィン　108, 110
対流　13
対流冷却　53, 54
立ち上がり時間　96
立ち下がり時間　96
脱神経筋　99, 125
脱髄変性　101
脱分極　92, 93, 109, 111, 126
タトゥー　37
多能性幹細胞　136
単極性パルス電流　94, 110
単色性　63, 72
弾性包帯　167, 182, 183
単相性パルス電流　94, 109
単相性パルス波　110, 111
単相性パルス微弱電流刺激療法
　　145, 146, 148
短波長紫外線　66

ち

知覚・痛覚定量分析検査　7, 102
遅筋線維　125, 215
中間赤外線　69
中波長紫外線　66
超音波画像診断装置　50
超音波ゲル　46
超音波の周波数　42
超音波の吸収と反射　42
超音波の出力　45, 196
超音波の伝播　42
超音波療法　13, 25, 41, 42, 47
聴覚補綴　91
超短波療法　13, 25, 26, 33, 35
　　──の機器　30
長波長紫外線　66
長方形アプリケーター　36
直線偏光近赤外線療法　69, 71
直流電流療法　92, 94, 129, 145
直流パルス微弱電流刺激療法　145,
　　146
治療的電気刺激療法　90, 123, 124,

145, 146

つ

椎間関節の離開　158, 159
椎間孔　158, 159
ツインピークパルス　148
通電率　89, 97, 116
強さ−時間曲線　98

て

低温浴　80
抵抗　77, 78, 84, 86, 92, 93
低周波治療器　4
定電圧制御　95
定電流制御　95
低反応レベルレーザー療法　64, 71,
　　73
デューティーサイクル　97
デルマトーム　105, 111, 113
電気緊張の法則　111
電気刺激の分類　124, 205
電気刺激療法　2, 89, 90, 105, 123,
　　209, 211
　　──の分類　90, 124
電気伝導率　29
電極間距離　111
　　──による深度の違い　131
電極貼付位置　110 〜 112, 115, 223
電極の設置方法　221
電極の選択　138
点検　187, 195, 196
電磁波　25 〜 27, 29, 36, 193
電磁波妨害　193
電磁両立性　6, 193
電子励起　66
伝導冷却　53, 54
電場　98
伝播物質　46
　　──と伝播率　46
電離　66
電流　92, 93, 98
電流，電圧，抵抗の関係　93
電流強度　89, 98, 116
電流密度　94, 95, 150

と

凍傷　209
動水圧　78
等速性運動　79
疼痛　70, 82
　　──の閾値　101
　　──の脳関連領域　169
　　──の評価方法　7, 164
疼痛緩和　2, 89, 90, 105 〜 107, 115,
　　177

糖尿病性糸球体腎炎　178
ドーパミン　171
特異的な不連続線　100
徒手牽引　159
徒手的リンパドレナージ　180, 181
塗布法　19
ドラム型　28

な

内因性オピオイド　90, 108, 110, 112
内側広筋　211
ナトリウムイオン　92
ナローバンド UVB　7, 67
軟式サウナ浴　85
軟部組織短縮の改善　48
軟部組織の伸張　159, 161, 163

に

二相性パルス波　94, 110, 111, 135
日本医療機能評価機構　197
ニュートンの冷却の法則　54
尿失禁質問表　153
妊娠中の運動　84
妊婦の腹部　32, 73, 97, 117, 151, 170

ね

熱傷の臨界温度曲線　18, 19, 116
熱伝導　77 〜 79
熱伝導率　14, 54
粘性抵抗　77, 78
粘着パッド電極　118, 195

の

脳卒中　129, 205, 212
　　──の回復段階と使用される物理
　　療法　213

は

バートラガッツ法　84
バイオフィードバック療法　145,
　　146, 150 〜 152
肺塞栓症　214
バイタルサイン　192
ハイドロコレーター　16
排尿ペースメーカ　91
ハインリッヒの法則　197
パウダーマッサージ　176
拍打法　174
バクロフェン髄腔内投与法　213
発痛物質　54
ハバード浴療法　82, 83
パラフィン浴療法　13, 19, 20
ハロウィック法　84
ハローリング　160
反回抑制　128, 135

229

半価層値　43, 46, 48
半球形アプリケーター　36
反射性交感神経性ジストロフィー　108
半導体レーザー　71

ひ

ヒートショックプロテイン　15, 16
ビーム不均等率　41, 45, 46
ピエゾ効果　44
微温浴　80
微弱電流刺激　90, 91
比重　78
非侵害刺激　108
非接触法　73
比熱　77 〜 79
皮膚温度の変化　59, 168
皮膚の処理　115
皮膚面の治療快適温　16
ヒヤリ・ハット　196, 200
ヒューマンエラー　8
表在温熱療法　14

ふ

ファーラー位　164
ファント・ホッフの法則　15
フィードバック　150
フェイススケール　164
フォノフォレーシス　50
不感温度　79, 80
不関電極　113, 130
腹圧上昇　163
腹圧性尿失禁　152
複合性局所疼痛症候群　82, 107, 116
浮腫　82, 84, 170, 179, 180, 182
物理療法機器の管理　193
物理療法手段と治療効果　3
物理療法の分類　1, 2
部分浴　78
ブラジキニン　54
フリューゲル第1法則　111
フリューゲル第2法則　109, 111
フリューゲル第3法則　109, 111
浮力　77, 78, 80, 84
フレイル　128

へ

平均電流量　148
ペインマトリックス　169
変換熱　13
変形性関節症のTENSとIFB実践例　117, 208
変形性膝関節症　18, 34
変性筋　96

ほ

放射線障害　178
放熱作用　13
母指有痛テスト　196
発疹　170
発赤　116
ホットパック療法　13, 15, 17
ボツリヌス療法　213, 214
ポリモーダル受容器　101

ま

マイクロカレント　146, 147
マッサージ　2, 167 〜 170, 172
末梢循環不全　58, 170
末梢循環の改善　13
末梢神経　98
末梢神経感覚刺激　205, 215
慢性創傷　146
慢性疼痛　82, 106, 116
　──の分類　107
慢性腰痛症のTENSとIFC実践例　118

み

右ねじの法則　26
水置換法　183
水分子の極性　27

め

免疫機能への作用　64
メントール　20

も

モーターポイント　90, 91, 99, 130, 131, 133
モーターライン　90, 91, 133

や

薬剤導入法　145

ゆ

有効照射面積　41, 45, 46
誘電加熱　27, 28
誘電喪失　27
誘電率　28
誘導加熱　28
誘導コイル型　28, 29
誘発筋電図　98, 100

よ

腰椎牽引療法　157, 162, 163
腰痛予防体操　164

ら

乱調反応　57
乱流　79

り

理学療法の概念図　2
リスク　187, 188, 190, 193
リドカインテープ　55
利用時　98
臨床意思決定プロセス　2, 3
臨床推論　2, 3
リンパのながれ　179
リンパ浮腫　179, 180
リンパマッサージ療法　178 〜 180, 182

れ

冷却スプレー療法　53
冷水浴療法　53, 59, 80
レイノー病　58
レーザー光線　5, 72
レーザー療法　63, 64
連続モード　44, 49

わ

和温療法　77, 85
ワッツ法　84, 85

ギリシャ文字

α運動神経線維　126
α線維　101
βエンドルフィン　108, 109
Ω　92

数字　欧文

4M5Eモデル　197 〜 199
acute pain　106
adenosine tri-phosphate　147
ADH　80
allodynia　107
ANP　80
antidiuretic hormone　80
aqua floating relaxation　84
ATP　147
atrial natriuretic peptide　80
Aβ線維　101, 110, 169
Aδ線維　101, 109, 169
Bad Ragaz method　84
beam non-uniformity ratio　45
bio-feedback　150
BNR　41, 45, 47
Causalgia　108
central transmission cell　110

chronaxie 98
chronic pain 106
complex regional pain syndrome 82, 107
compression 58
constant current 95
constant voltage 95
CPT 101
CRPS 82, 107
cryokinetics 54, 59
cryotherapy 53, 54
current perception threshold 101
C 線維 101, 169
dermatomes 105, 111
duty cycle 97
effective radiation area 45
electro magnetic interference 193
electromagnetic compatibility 6
EMC 6, 193
EMI 193
EMS 90, 193
endogenous opioids 90
ERA 41, 45, 46
face rating scale 60
failsafe-proof 8
feedback 150
FES 89, 91, 123, 124, 136, 137, 139, 141, 145, 216, 217
FES 実践例 216
free nerve ending 101
FRS 60
functional electrical stimulation 91, 124, 136, 216
F 波 126
GIa 線維 127
GIa 相反抑制 215, 216
GIb 抑制作用 216
Halliwick method 84
heat shock protein 15, 16
high-voltage pulsed current 146, 148
HSP 15, 16
human error 8
hunting reaction 57
HVPC 146, 148
hydrotherapy 78
H 波 100, 101, 126
IASP 106
ICD-11 107
icing 58
ICU-acquired weakness 128
IFC 90, 105, 113
incubator 10

interferential current 90, 105, 113
International Association for the Study of Pain 106
iontophoresis 90, 149
iPS 細胞 136
Isokinetic 79
kink 100
Lambert の法則 25, 30, 31
laminar flow 79
law of cathodal depression 111
law of electrotonus 111
law of polar excitation 111
LLLT 71
low-reactive level laser therapy 71
massage 168
microcurrent electrical stimulation 91
modified ashworth scale 73, 74
monophasic pulsed microcurrent 146
motor line 90, 91
motor point 90, 91, 99
M 波 100, 126
neuromuscular electrical stimulation 90, 125
neuromuscular eleetrical stimulation 206
NMES 90, 123 〜 125, 206, 211, 214, 217
nociceptor 101
NPUAP のステージ分類 220
NRS 7, 34, 60, 73, 74, 164
numerical rating scale 7, 34, 60, 73, 74, 164
PA 69
pain tolerance threshold 102
PDCA サイクル 189
PE 214
peripheral nerve sensory stimulation 215
phase width 148
phonophoresis 50
P-mSHELL モデル 198
proprioceptive neuromuscular facilitation 84
protection grade of UVA 69
PSS 215
pulmonary embolism 214
referred pain 114
reflex sympathetic dystrophy 108
remodeling 106
rheobase 98
RICE 58

RSD 108
SATA 41, 44
SATP 41, 44
sclerotomes 105, 111
S-D 曲線 98, 148, 149
SG 細胞 169
SHELL モデル 197
silver spike point 5
SLR 35, 86
somatosensory stimulation 215
spatial average temporal average intensity 44
spatial average temporal peak intensity 44
SPF 値 69
SSP 5
Stemmer sign 182
straight leg raising 35, 86
strength duration curve 98
stretching exercise 18
sun protection factor 69
TENS 4, 90, 105, 106, 108, 206, 209, 210
TES 90, 123, 124, 145
therapeutic electrical stimulation 90, 124
TKA 206
total knee arthroplasty 206
transcutaneous electrical nerve stimulation 4, 90, 105, 106, 206
transient receptor potential vanilloid 1 55
TRPV1 55
turbulent fiow 79
twin-peak pulse 148
type II 線維 215
type I 線維 215
T 細胞 110, 169
ultraviolet 66
utilization time 98
UV 66
UVA 7, 66
UVB 66
UVC 66
Van't Holf の法則 15
VAS 7, 34, 60, 73, 74, 164
verval rating scale 60
visual analogue scale 7, 34, 60, 64, 73, 74
VRS 60
water shiatsu 84
WATSU 84

231

【監修者略歴】

上杉 雅之（うえすぎ まさゆき）

1988年	行岡医学技術専門学校（現・大阪行岡医療大学）卒業
同 年	高槻市立療育園勤務
2001年	佛教大学社会学部卒業
2006年	神戸大学大学院博士課程前期課程修了
2009年	神戸大学大学院博士課程後期課程修了
同 年	神戸国際大学リハビリテーション学部教授

【編集者略歴】

杉元 雅晴（すぎもと まさはる）

1972年	国立療養所東京病院附属リハビリテーション学院卒業
同 年	伊豆通信病院，宇治病院，国立療養所石川病院勤務
1977年	花園大学文学部社会福祉学科卒業
1983年	藍野医療技術専門学校教務主任
1993年	富山県高志リハビリテーション病院科長
2003年	金沢大学大学院医学系研究科保健学修士課程修了
2004年	神戸大学大学院医学系研究科助教授
2007年	神戸大学大学院保健学研究科准教授
2012年	神戸学院大学総合リハビリテーション学部教授
同 年	神戸大学客員教授
2021年	富山リハビリテーション医療福祉大学校理学療法学科

菅原 仁（すがわら ひとし）

1989年	高知医療学院理学療法学科卒業
同 年	湘南鎌倉病院勤務
1990年	牛久愛和総合病院勤務
1996年	茨城県立医療大学附属病院勤務
1998年	常葉学園医療専門学校理学療法学科勤務
2006年	日本工学院専門学校理学療法学科勤務
2011年	東京工科大学医療保健学部理学療法学科准教授
2013年	東邦大学大学院医学研究科修了
2018年	一般社団法人日本物理療法学会理事
2019年	東京工科大学医療保健学部理学療法学科教授

イラストでわかる物理療法　　ISBN978-4-263-26600-7

2019年6月15日　第1版第1刷発行
2021年9月10日　第1版第3刷発行

監修者　上　杉　雅　之
編集者　杉　元　雅　晴
　　　　菅　原　　　仁
発行者　白　石　泰　夫

発行所　医歯薬出版株式会社

〒113-8612　東京都文京区本駒込1-7-10
TEL.（03）5395-7628（編集）・7616（販売）
FAX.（03）5395-7609（編集）・8563（販売）
https://www.ishiyaku.co.jp/
郵便振替番号 00190-5-13816

乱丁，落丁の際はお取り替えいたします　　印刷・あづま堂印刷／製本・皆川製本所

© Ishiyaku Publishers, Inc., 2019. Printed in Japan

本書の複製権・翻訳権・翻案権・上映権・譲渡権・貸与権・公衆送信権（送信可能化権を含む）・口述権は，医歯薬出版（株）が保有します．
本書を無断で複製する行為（コピー，スキャン，デジタルデータ化など）は，「私的使用のための複製」などの著作権法上の限られた例外を除き禁じられています．また私的使用に該当する場合であっても，請負業者等の第三者に依頼し上記の行為を行うことは違法となります．

JCOPY ＜出版者著作権管理機構　委託出版物＞

本書をコピーやスキャン等により複製される場合は，そのつど事前に出版者著作権管理機構（電話 03-5244-5088，FAX 03-5244-5089，e-mail : info@jcopy.or.jp）の許諾を得てください．

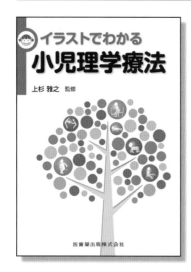

イラストでわかる 小児理学療法

◆上杉雅之　監修
◆B5判　280頁
　定価4,620円（本体4,200円＋税10%）
　ISBN978-4-263-21425-1

目次＆本文サンプルはこちらから！
こちらを読み取ると▶
詳しい情報がご覧いただけます

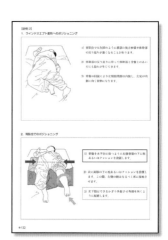

- イラスト・写真などを豊富に使用し，小児理学療法をわかりやすく解説．国家試験の出題範囲を押さえつつもコンパクトにまとめた一冊！
- 各章の冒頭に『エッセンス』を配置して全体のイメージ作りを促し，本文では単に疾患などの解説にとどまらず，学生や新人理学療法士にとって必要な項目を解説．また，『先輩からのアドバイス』，『トピックス』などのコラムを配置して具体的な介入や役立つ情報を掲載！

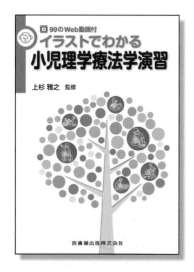

イラストでわかる 小児理学療法学演習

◆99のWeb動画付

◆上杉雅之　監修
◆B5判　136頁
　定価3,960円（本体3,600円＋税10%）
　ISBN978-4-263-26557-4

Web動画のサンプルはこちらから！
こちらを読み取ると▶
詳しい情報がご覧いただけます

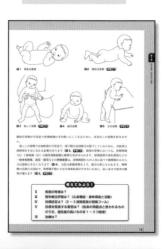

- 早産・新生児仮死などのリスク児，脳性麻痺，ダウン症候群，デュシャンヌ型筋ジストロフィー，先天性多発性関節拘縮症，二分脊椎，広汎性発達障害など，重要な12疾患を取り上げて，豊富なイラストや図表をもとにわかりやすく説明．
- イメージしにくい障害児の臨床像をつかみ，理解を深めることができるように，99本の豊富なWeb動画とリンク．

医歯薬出版株式会社　☎113-8612 東京都文京区本駒込1-7-10　https://www.ishiyaku.co.jp/